マイオチューニング
アプローチ入門
痛みと麻痺に対する治療的手技

高田治実 著

協同医書出版社

はじめに

　2001年にアメリカ議会で採択された「痛みの10年」運動が世界規模で展開されている．日本人成人の41.4％が骨格系に関連する痛みを持っており，痛みによって日常生活動作（Activities of Daily Living：ADL）に支障を来たしている人は，8.5％（910万人）に及んでいる*．痛みは，障害を持つ者にとって非常な苦痛であるとともに，リハビリテーションの阻害因子となり効果を著しく低下させる．また，慢性痛では廃用症候群が加わり，ADLを大きく低下させることが多い．そのため，痛みの治療における身体機能回復および寝たきり予防のためのリハビリテーションの重要性が指摘されている．しかし，コ・メディカルスタッフは，痛みに対する効果的な治療手技をほとんど持ち合わせていないのが現状である．

　筆者は2000年に有志と共に，「マイオチューニングアプローチ（Myotuning approach：MTA）」（以下，MTA）を中心とした治療技術により，患者様を治せる臨床家を養成することを目標に研究会を作り，痛み，痺れおよび筋緊張の異常，中枢・末梢神経障害後遺症による運動障害などを改善する治療的アプローチを提唱し紹介してきた．

　今後，MTAが発展するには，EBMTA（Evidence-based Myotuning approach：根拠に基づくMTA）が必要である．そこで，日本マイオチューニングアプローチ研究会では，会員と共に臨床現場および大学院修士課程・博士課程などにおいて，MTAの効果に関してシングルケース研究法および統計的処理を用いた研究を行い効果の検証を積み重ねている．また，2001年に第1回日本マイオチューニングアプローチ研究会学術集会を開催し現在まで継続している（第7回の学術集会は，松山市で開催された）．

　さらに，MTAの理論と技術は，平成18年度文部科学省委託事業，「理学療法士養成課程への筋調整法導入のための教育プログラム作成」の中で再構築された．委託事業では，東京医科大学名誉教授であり臨床福祉専門学校校長の内野滋雄先生を事業統括とし，順天堂大学医学部の坂井建雄教授，東京医科歯科大学の佐藤達夫名誉教授，新潟大学医学部の熊木克治名誉教授に実施委員としてご指導を頂いた（所属施設五十音順）．また，東京医科大学の山田仁三主任教授にはアドバイザーとして理論に関するご助言を頂き，「MTAテキスト」とDVDを作成した．

　本書は，前記委託事業により作成した「MTAテキスト」を加筆し，痛み，痺れおよび筋緊張の異常，中枢・末梢神経障害後遺症による運動障害をより改善できるセラピストを養成することを目的として，作成した入門書である．そこで，本書ではMTAを習得するために必要な基礎理論，MTAに必要な筋触察および基本的な治療的手技を紹介している．また，付属のDVDでは治療的手技の習得を容易にする目的で，基本的な筋触察法，MTAの中心となる手技である「基本手技」の静的施行法・動的施行法および「MTAストレッチング」を動画で解説してある．

　MTAは，主に筋が原因で起こる症状を改善する手技であるため，筋を個別に触察する技術が必要であり，筋触察能力が高くなるほどMTAの治療技術は向上する．なお，本テキストは日本マイオチューニングアプローチ研究会による基礎講習会の教材としても使用できるように構成した．また，MTAは運動療法の効果を高めるための治療的アプローチでもあるので，標準的な運動療法手技として発展していくことを希望している．しかし，MTAの理論・手技は完成されたものではない．会員・読者諸氏にご教授を頂き，より多くの患者様の運動機能を，より改善できるアプローチに改善していきたい．なお，臨床現場ではPNF，関節モビライゼーション，ボバースアプローチなどの他の手技と併用することにより効果を高めていただくことを願っている．

　MTAは，触圧覚受容器，侵害受容器および固有受容器の刺激によって起こる神経生理学的現象が関与すると推測される5つの治療手技に大別されているが，本書ではMTAの中心となる手技である「基本手技」および「MTAストレッチング」の基礎的な手技を習得させることを目的として作成している．

　本書により，読者の皆様の臨床能力が高まり，患者様を治せるコ・メディカルになる一助となれば幸いである．

平成21年3月

高田　治実

*理学療法士養成課程用　MTAテキスト：平成18年度文部科学省「専修学校教育重点支援プラン」委託事業「理学療法士養成課程への筋調整法導入のための教育プログラム作成」，2007.
※日本マイオチューニングアプローチ研究会は，2011年4月1日，日本マイオチューニングアプローチ学会（JSMTA）に名称を変更した．

CONTENTS

はじめに …iii

第1章 マイオチューニングアプローチ（MTA）の概要 … 1
Ⅰ．MTAの定義・目的 …2
Ⅱ．MTAの基本的な考え方・手技 …3
Ⅲ．MTAの施行と注意点 …6

第2章 痛みの基礎知識とMTAの基本的治療原理 … 9
Ⅰ．痛みの基礎知識 …10
Ⅱ．MTAの基本的治療原理 …12
Ⅲ．MTAで作用すると考えられる主な作用機序 …14
Ⅳ．MTAで対象とする痺れと治療 …16
Ⅴ．各治療的手技の神経生理学的理論背景 …17

第3章 評価，適応，禁忌，治療プログラムの立案 … 21
Ⅰ．評価 …22
Ⅱ．適応 …26
Ⅲ．禁忌 …27
Ⅳ．治療プログラムの立案 …27
　評価表　28

第4章 MTAの実際 … 31
Ⅰ．症例集1 …32
Ⅱ．症例集2 …36
Ⅲ．症例集3 …44
Ⅳ．整形外科疾患に対するMTAの基本的な施行方法 …49
Ⅴ．その他の症状および障害に対する基本的な施行方法 …51

第5章 触察法 … 55
　本書で用いる身体の面，位置，方向を示す用語　55
Ⅰ．**骨指標の触察** …56
　　1．肩甲骨 …56
　　2．骨盤 …60
　　3．その他 …62
Ⅱ．**筋の触察** …64
　　1．触察の原則 …64
　　2．施行者の基本肢位 …65
　　3．触察の方法（例：最長筋） …66

Ⅲ．各筋の触察 …70

- 1. 僧帽筋（上部・中部） …70
- 2. 肩甲挙筋 …73
- 3. 小菱形筋 …76
- 4. 大菱形筋 …78
- 5. 棘上筋 …81
- 6. 棘下筋 …83
- 7. 小円筋 …86
- 8. 大円筋 …89
- 9. 広背筋 …92
- 10. 最長筋 …95
- 11. 腸肋筋 …98
- 12. 腰方形筋 …101
- 13. 大殿筋 …104
- 14. 中殿筋 …107
- 15. 大胸筋 …110
- 16. 小胸筋 …113
- 17. 腸腰筋（大腰筋・腸骨筋） …116
- 18. 三角筋 …120
- 19. 上腕二頭筋 …124
- 20. 上腕三頭筋 …127
- 21. 大腿筋膜張筋 …131
- 22. 縫工筋 …133

第6章　MTAの治療技術 …137

Ⅰ．基本手技──安静時痛に対する静的施行法 …138

- 1. 僧帽筋 …138
- 2. 肩甲挙筋 …140
- 3. 小菱形筋 …142
- 4. 大菱形筋 …144
- 5. 棘上筋 …146
- 6. 棘下筋 …148
- 7. 小円筋 …150
- 8. 大円筋 …152
- 9. 広背筋 …154
- 10. 最長筋 …156
- 11. 腸肋筋 …158
- 12. 腰方形筋 …160
- 13. 大殿筋 …162
- 14. 中殿筋 …164
- 15. 大胸筋 …166
- 16. 小胸筋 …168
- 17. 腸腰筋 …170
- 18. 三角筋 …172
- 19. 上腕二頭筋 …174
- 20. 上腕三頭筋 …176
- 21. 大腿筋膜張筋 …178
- 22. 縫工筋 …180

Ⅱ．基本手技──動的施行法 …182

- 1. 安静時痛に対する動的施行法（肩甲挙筋による演習） …182
- 2. 運動時痛に対する動的施行法 …184
  - A．基本的な運動時痛に対する動的施行法 …184
  - B．上肢挙上時に生じる痛みに対する動的施行法の演習（座位での施行法） …187
  - C．上肢挙上時に生じる痛みに対する動的施行法の演習（臥位での施行法） …190
  - D．頸部の伸展時に生じる痛みに対する動的施行法の演習（臥位での施行法） …193
- 3. 結帯動作障害に対する動的施行法 …196

Ⅲ．MTAストレッチング …200

- 1. 僧帽筋（頸部屈曲により僧帽筋に伸張痛が起きる場合の施行方法） …200
- 2. 僧帽筋（頸部伸展により僧帽筋に収縮痛が起きる場合の施行方法） …202
- 3. 最長筋（体幹屈曲により最長筋に伸張痛が起きる場合の施行方法） …204
- 4. 腸肋筋（体幹伸展により腸肋筋に収縮痛が起きる場合の施行方法） …206

Ⅳ．症　例 …208

- 脳血管障害後遺症による運動麻痺に対する治療 …208

※ マークが付いた項目は，付録DVDに動画が収録されています．

第1章
マイオチューニングアプローチ（MTA）の概要

　マイオチューニングアプローチ（MTA）は，主に痛み，痺れ，筋緊張の異常，および末梢・中枢神経麻痺による運動機能障害を改善する画期的な治療的アプローチである．問題の症状を再現でき，問題の部位をピンポイントで確定できれば，症状を確実に改善できる可能性が高い手技である．

　本章では，MTAの概要について述べる．MTAの定義，目的，使用する用語，基本的な考え方，施行時の考え方，症状の改善と施行上の注意点，施行による筋出力の変化，作用すると推測される神経生理学的現象に分類して記載した．

　MTAの定義および目的は，日本マイオチューニングアプローチ研究会が平成19年に変更したものを記載した．MTAで使用する用語は，MTAのなかで専用用語として用いている4つを説明してある．基本的な考え方では，痛みと筋緊張の異常，痺れ，末梢および中枢神経麻痺による運動機能障害の3つに分類して記載した．MTA施行時の考え方では，本手技を効率的に習得するために必要な「仮説思考」について簡単に記載した．MTAによる症状の改善と施行上の注意点では，基本手技による症状の改善に関する概略と，施行後に最も注意すべき事項を記載した．

　MTA施行による筋出力の変化では，基本手技施行前後の筋力および筋電図積分値の変化を記載し，MTAの有効性を示した．MTAで作用すると推測される神経生理学的現象では，MTAで作用すると考えられる主な神経生理学的現象を触圧覚刺激と痛覚刺激により起こる現象に分類して記載した．

第1章 マイオチューニングアプローチ（MTA）の概要

マイオチューニングアプローチ（以下，MTA）は，筋（myo）を調整（tuning）するアプローチという意味で名付けた．以下に，MTAの定義，目的および基本的考え方について概略を述べる．

I. MTAの定義・目的

1. MTAの定義

MTAは，日本マイオチューニングアプローチ研究会により，「神経生理学的現象を利用して主に筋が原因（稀に皮膚から皮下組織）で生じる症状を改善すると共に，筋を活性化させる治療的アプローチである」と定義されている．

以前は，「神経生理学的現象を利用し，主に筋が原因（稀に皮膚から皮下組織）で起きている症状を改善する治療法である」と定義していた．研究会発足時には，末梢および中枢神経麻痺の筋を活性化させるアプローチは定義の中に含めていなかった．しかし，筆者は発足前から末梢および中枢神経麻痺に対するアプローチを施行していたので，平成17年に研究会の理事にこれを紹介した結果，理事会で定義の変更を承認され，「筋を活性化させる治療的アプローチである」を追加し変更された．

2. MTAの目的

目的は，痛み，痺れ，筋緊張の異常および筋の活動効率を改善することにより，関節可動域（Range of Motion：ROM）や運動能力を向上させ，日常生活活動（Activities of Daily Living：ADL）および生活の質（Quality of Life：QOL）を高め，精神的苦痛を和らげることである．

これは，平成19年9月に研究会で変更されたMTAの目的である．

3. MTAで使用する用語

MTAで使用する専用の用語について表1-1で説明する．

「再現症状」とは，患者が訴えている症状と全く同じ症状であり，筋触察や症状が出現する動作による「原因筋線維」の刺激によって再現できる症状（再現

表1-1 ▶ MTAで使用する用語とその意味

用 語	意 味
再現症状[*1]	① 患者が訴えている症状と種類および部位が全く同じ症状である． ② 原因筋線維の刺激により再現できる症状である（再現痛，再現痺れなどがある）．
原因筋[*2]	① 症状の原因になっている筋である． ② 刺激により再現症状を生じる筋である． ③ 身体の動きを抑制している筋である．
原因筋線維	① 原因筋に含まれる筋線維[*3]である． ② 症状の原因になっている筋線維である． ③ 刺激により再現症状を生じる筋線維である． ④ 動きを阻害している筋線維である．
抑制部位[*4]	① 刺激することにより，再現症状を改善できる部位である．

[*1]：MTAでは，生体を徒手的に刺激したり，自動運動を行うことによって患者が訴えている症状と全く同じ症状が再現した時に用いる用語である．
[*2]：平成19年に変更された用語である．変更前は「責任筋線維」としていたが，症状の原因となっている筋線維という意味からすれば「原因筋線維」のほうがより適切であると考えられる．
[*3]：MTAでは，筋線維束を筋線維と表現する．
[*4]：平成19年に変更された用語である．変更前は「責任筋線維」としていた．

第1章 マイオチューニングアプローチ（MTA）の概要

痛, 再現痺れなど）を示す用語である.「原因筋」とは, 症状の原因になっている筋であり, 動きを抑制していると考えられる筋を示す.「原因筋線維」とは, 原因筋の中にある限局された筋線維であり, 刺激により再現症状を生じる筋線維である. この筋線維が治療対象であると考えられる.「抑制部位」とは, 痛覚神経線維のインパルスを抑制し, 再現症状を改善できる部位を示す.

II. MTAの基本的な考え方・手技

1. MTAの基本的な考え方

MTAは, 最大限に患者を治すために数種類の手技を患者の反応に対応して使い分け, 主に痛み, 痺れ, 筋緊張の異常, および末梢・中枢神経麻痺による運動機能障害を改善する治療的アプローチである.

筋が原因で起こる痛み, 痺れ, 筋緊張の異常は, 運動能力を低下させADLおよびQOLの阻害因子となり精神的苦痛を増強させる. それらの阻害因子を改善できれば, 難渋していた運動が即時的に可能となり, 運動療法の質および患者のモチベーションが顕著に向上する. その結果, 治療効果が飛躍的に高まりゴール達成までの期間を短縮できる. MTAは, 前記の阻害因子を改善できる可能性が高いアプローチである.

一方, 運動神経麻痺による運動機能障害では, 筋不全を改善し固有受容器を刺激することによって筋が活性化し, 随意運動が向上すると推測される.

実際に, 筆者らのデータ[1,2]では, MTAにより痛み, 痺れ, 筋緊張の異常あるいは運動神経麻痺後遺症による運動機能障害などが即時的に改善し, 筋力, 筋積分値および関節可動域が顕著に増加している. そのため, 整形外科疾患, 内科疾患および脳血管障害後遺症による運動麻痺などの中枢性疾患まで幅広い適応がある.

MTAの治療手技は, ①基本手技, ②MTAストレッチング, ③触圧覚刺激と痛覚刺激により施行する手技, ④痛覚刺激により施行する手技, ⑤末梢・中枢神経麻痺に施行する手技, の5つに大別できる. 治療の大部分は, ①基本手技を用いて施行する. ③触圧覚刺激と痛覚刺激により施行する手技と④痛覚刺激により施行する手技は, ①基本手技で症状を改善できない場合に施行する（それぞれの手技については後述する）.

5つの手技の施行方法には,「静的施行法」と「動的施行法」があり, 後者を中心として施行する. 静的施行法は, 臥位, 座位, あるいは立位などの静的状態で施行する方法である. 動的施行法は, 症状を改善した状態を維持しながら運動療法を施行することによって筋の収縮機能および伸張される機能を改善し, 筋本来の機能を回復させる自動能動的な治療的アプローチである.

施行時の評価には,「静的評価」と「動的評価」がある. 運動時痛は, 静的評価のみで治療した場合には症状を改善できないことがある. しかし, 動的評価を施行することによって運動時痛を確実に改善できる. そのため, 安静時痛では静的評価のみを行うが, 運動時痛では静的評価と動的評価の両方を行うことが重要である.

本書で紹介する基本手技は, 筋触察によって侵害受容器を刺激し, 患者が訴えている症状と同じ症状（再現症状）が出現する部位（原因筋線維）を探し, その症状を抑制部位への触圧覚刺激によって改善する手技である. 重要なことは, 筋触察によって再現症状を基に原因筋線維を探し出すことであり, 原因筋線維を探し出せたときにはその症状はほとんど改善できる. そのため, 筋触察の能力がMTAの効果を大きく作用する. なお, 再現症状の改善には, 主にゲートコントロール説[3,4]が関与すると推測される. 基本手技は, 症状を触圧覚刺激によって改善する手技であるため, 組織を損傷し症状を悪化させる危険性が少ないアプローチでもある.

MTAストレッチングは, 基本手技の動的施行法で症状を改善し筋機能を正常な状態に近づけた後, 最終可動域から原因筋線維を主にセルフストレッチングさせる手技である. セルフストレッチングを行えない場合のみ, 自動介助あるいは介助にてストレッチングを行う. なお, MTAストレッチングは, 主に触圧覚刺激によりアプローチしているため, 基本手技と同様に組織を損傷し症状を悪化させる危険性が少ない.

以上述べたように, MTAは筋の損傷や緊張などが原因で起こる多くの症状や運動機能障害を改善し, 治療効率および効果を顕著に向上できる可能性があ

る．以下に，痛み，筋緊張の異常，痺れ，および末梢・中枢神経麻痺による運動機能障害に対するMTAの基本的な考え方を述べる．

1）痛み，筋緊張の異常などに対する基本的な考え方

痛みは，侵害受容器が刺激されて起こる痛覚神経線維のインパルスが脳に到達したときに発生する．筋の損傷などが原因で脳に認識された痛みは，運動神経を興奮させ筋緊張を亢進させる．また，交感神経を興奮させると共にカテコラミンの分泌を促進させ血管収縮を起こし，図1-1に示すような悪循環を発生させる．また，図1-2に示すような悪循環も考えられている．その結果，痛み，痺れ，筋緊張の異常などの症状が増悪する．それらの症状は，リハビリテーションの阻害因子となり，ROM，筋力，ADLあるいは歩行などの練習を困難にし，治療効果および患者のモチベーションを低下させる原因となるのみでなく，腰痛などの疾患の治療効果を大きく低下させることが多い．症状が重篤な場合には，運動そのものがほとんど不能となる．しかし，筋が原因で起こる痛み，筋緊張の異常などの阻害因子を改善できれば，リハビリテーションの効果およびモチベーションを飛躍的に向上できる．

Menseら[5]は，疼痛は筋緊張あるいは阻血状態のみでは起こりにくく，阻血状態で筋が緊張することにより起こることを証明した．疼痛は，筋緊張あるいは血流障害のどちらかあるいは両方を改善することにより消失できる可能性がある．

筋緊張亢進による局所血流障害は酸素供給不足を起こし，ATP（アデノシン3リン酸）産生不足による筋緊張の持続，発痛物質や発痛増強物質の増加などによる痛みを起こす．このような場合は，局所血流障害を改善させることによりATP産生が増加し筋が弛緩し痛みを改善できる．

疼痛の原因の1つに筋・結合組織の変化があげられる．遅発性筋痛のマラソン走者では，筋形質膜の破壊，Z帯の破壊などが観察されている[6]．また，疼痛による安静により筋の不動萎縮が生じ，筋内膜，筋周膜の結合組織が増殖し，運動により疼痛を生じる．筋・結合組織に破壊が生じている場合には，組織を修復するために炎症反応が起こり，破壊されて

図1-1▶ 痛みによって起こる生体の変化—痛みの悪循環

花岡一雄：疼痛コントロールのABC．日本医師会雑誌特別号．日本医師会，1998，p.32 より

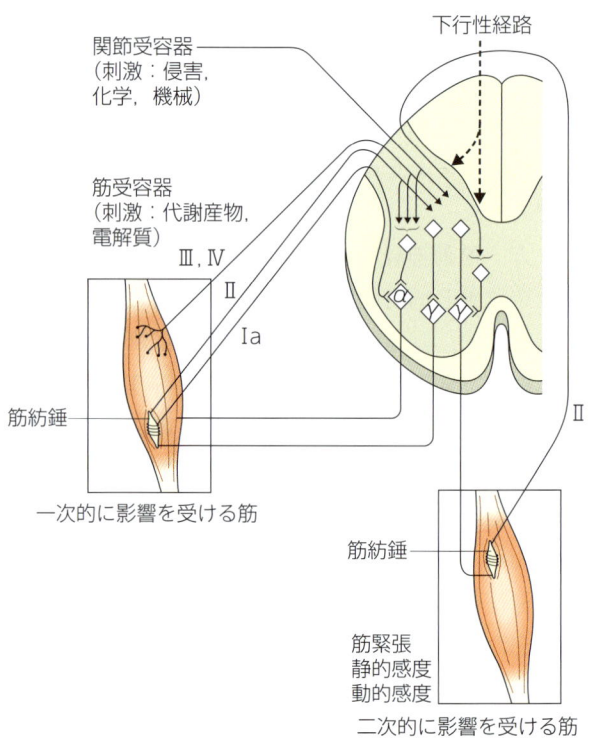

図1-2▶ 職業性の筋痛や慢性筋痛における，筋緊張の発生および広がりを起こすメカニズムの悪循環仮説による病態生理学的モデル

AM Unruh, J Strong, 他編（熊澤孝朗・監訳）：ペイン臨床痛み学テキスト．エンタプライズ，2007 より

第1章　マイオチューニングアプローチ（MTA）の概要

いる組織に発痛物質や疼痛増強物質が増加し，侵害受容器が刺激され痛みが起こる．このような場合には，まず，血流の改善による発痛物質や疼痛増強物質の産生を抑制し，増加した物質を還流系へ戻すことが必要である．また，組織の修復も必要である．破壊された組織は，血流および筋緊張を改善することによって修復され，炎症反応が消失し痛みが再発しなくなる．しかし，組織の修復には数週間から数ヵ月の期間が必要であり，1回のMTA施行のみでは痛みが再発する可能性が高い．そのため，治療期間は数週間から数ヵ月が必要であり，試行回数も数回から数十回は必要である．

神経ブロック療法は麻酔薬などを体内に注入し，問題の部位からの痛覚神経線維のインパルスを，脳に到達する前に消失させ痛みなどの症状を改善する治療法である．一方，MTAは徒手を用いて生体を刺激し，後述する神経生理学的現象を起こすことによって痛覚神経線維のインパルスを消失させ，痛み，筋緊張の異常などの症状を改善する治療的アプローチであると推測している．

痛みがない場合でも筋緊張が亢進していれば，ROMが制限され運動能力が低下する．例えば，脳卒中片麻痺の症例で体幹と腰部の筋緊張亢進により，体幹前屈のROM制限があるために靴を履く動作を行えない場合には，ROM制限の原因になっている筋を探し出し，MTAで緊張を低下させることにより，即時的に靴を履く動作が可能となる．

2）痺れに対する基本的な考え方

MTAで対象とする痺れは，主に末梢神経絞扼障害が原因で起こる痺れであると推測している．末梢神経絞扼障害では，最初に痺れ感を訴える．痺れ感が増強すると痛みの感覚が加わる．末梢神経の圧迫，阻血によって，まず，感覚に関係がある太い有髄神経線維が機能を失った後，痛覚を司る細い線維（C線維，とくに灼熱感のようなslow pain）からの刺激だけが高位中枢へ伝達されるためである[7]．絞扼障害は，最初に痺れを起こし，症状が重度になれば痛みが加わることが多いために，初期の段階で改善すべきであると考えている．また，運動感覚が障害され筋力低下が起こるため，十分に力が入らず滑らかに動かないような運動障害も起こる可能性が高い．そのため，痺れを改善することによって，スムーズな運動を行えるようになる可能性がある．

MTAでは，痛覚神経線維のインパルスの遮断，阻血および筋緊張の改善によって，絞扼障害による痺れおよび運動障害を改善できると推測される．

3）末梢および中枢神経麻痺による運動機能障害に対する基本的な考え方

末梢および中枢神経麻痺は，麻痺，痛みなどによって起こる筋不全や末梢神経終末（神経－筋移行部）から筋へ放出される神経伝達物質の量の減少あるいはスライディングセオリーの効率低下などを起こすと考えられる．その結果，筋の収縮効率が低下し，運動機能障害が助長されると推測される．

MTAでは，筋不全の改善および固有受容器への刺激によって前記の問題が改善し運動機能が向上する．中枢神経麻痺に対するMTAが，末梢神経麻痺に対するアプローチと同様の方法で効果があることから，中枢神経麻痺による運動機能障害は末梢での影響も推測できる．

なお，筋を活性化させた後，筋力強化，持久力向上を図り，実用性を獲得させることが必要である．MTAが脳神経にどのような影響を与えるかに関しては，今後の研究が必要とされる．

2. MTAの手技

MTAの手技は，先に述べたように，以下の5つに大別される．

1）基本手技

MTAの中心手技であり，原因筋線維と抑制部位の両方に触圧覚刺激を加えて施行する．本手技では，可能な限り動的施行法により症状を改善し，その後，残存している原因筋線維を静的施行法で改善する．動的施行法では，筋の活動を阻害する因子を改善した理想的な状態で，原因筋の収縮および弛緩の機能を活性化させることが可能であると推測される．

2）MTAストレッチング

MTAストレッチングは，主に基本手技で再現症状を改善しながら可能な限り原因筋線維の拮抗筋上層の軟部組織にも触圧覚刺激を加えた状態で行わせるストレッチングである．理想的には，基本手技の

動的施行法において，最終可動域で原因筋線維を意識的にストレッチングさせる手技である．MTAストレッチングでは，症状が改善するのみでなく筋の収縮と弛緩の機能も向上し，原因筋が活性化すると推測される．しかし，患者が自動運動を行えない場合には，基本手技で症状を抑制しながら，自動介助運動または介助運動で施行する．

3）触圧覚刺激と痛覚刺激により施行する手技

本手技は，基本手技およびMTAストレッチングで症状が改善しない場合に施行する．

原因筋線維には触圧覚刺激，抑制部位には気持ちが良い程度の痛覚刺激を加えて施行する．抑制部位は，症状を改善できる部位であればどこでもよい．施行手順は，基本手技と同様である．

4）原因筋線維への痛覚刺激により施行する手技

原因筋線維だけに痛覚刺激を加えて施行する．

基本的には，抑制部位を用いての疼痛抑制は行わない．

5）末梢・中枢神経麻痺による運動機能障害に施行する手技

まず，随意運動を活性化させたい筋を触察し，痛みなどの症状を基本手技で改善する．その後，筋を起始部から停止部まで刺激し，固有受容器を活性化させる．刺激は，骨を直角に圧迫し，筋束を直交し切るように加える．それによって固有受容器を効率的に刺激できる．

Ⅲ．MTAの施行と注意点

1．MTA施行時の考え方

MTAは，「仮説思考」による仮説検証型の治療的アプローチである．基本手技では，まず患者からの情報を基に原因筋線維を推測し筋触察によって検証する．さらに，抑制部位を推測し抑制効果を検証する．最後に，治療効果の仮説を立て治療後に効果を検証する．仮説と同じ効果が認められたときは，仮説が正しかったということになる．もしも，仮説どおりの効果が認められなかった場合は，仮説が間違いだったとして別の仮説を設定し，治療を行い検証する作業を効果が出現するまで繰り返し行う．本思考法により治療することで，仮説の精度が徐々に高まり，治療のスピードが速まり，質が向上してくる．

なお，検証は数字データにより分析する定量分析，および患者の意見により分析する定性分析の両方で行う．

2．MTAの基本手技による症状の改善と施行上の注意点

MTAの基本手技は，神経ブロック療法と同様に痛覚神経線維のインパルスを一時的に遮断して症状を消失させる手技であり，直接，筋の損傷を修復することはできない．MTAの基本手技では，主にゲートコントロール説により痛みなどの症状を消失させ，悪循環を一時的に遮断するとともに組織の損傷を修復させる機序を活性化させると考えられる．しかし，MTAの基本手技はあくまでも痛みなどの症状を一時的に遮断するのみであり，症状が消失しても組織が修復されたのではないと推測される．そのために，初回施行後に症状が改善しても，施行直後および数日間は無理な動きをすれば，さらに組織が損傷され症状が増悪する可能性が高い．施行者はこのことを十分認識し，患者にも十分に説明し理解させることが重要である．また，外来患者など十分にフォローできない症例では，初回から数回目までは症状をある程度残した状態でMTAを終了することによって，患者の日常生活での動き過ぎを防止することも必要である．

図1-3は，頚椎ヘルニアの症例に対する施行効果の経時的変化を示している．痛みと痺れは，1回目施行前VAS10→施行直後にはほとんど消失している．しかし，2回目施行前には痛み，痺れともにVAS6に症状が戻っている．その後も，8回目までは同様に施行前の症状がある程度戻っている．このことは，少なくとも筋の損傷が8回目までは修復されていないことを示していると推測される．しかし，症状の戻りは回数を重ねるごとに減少していることから，回を重ねるごとに筋が修復されていると推測される．また，9回目以降は症状が消失した状態が持続しているが，初回施行時から9回目までは20日以上の日数を要している．これは，9回目施行後は，筋の損傷が修復されたために症状が出現しなくなっ

第1章 マイオチューニングアプローチ（MTA）の概要

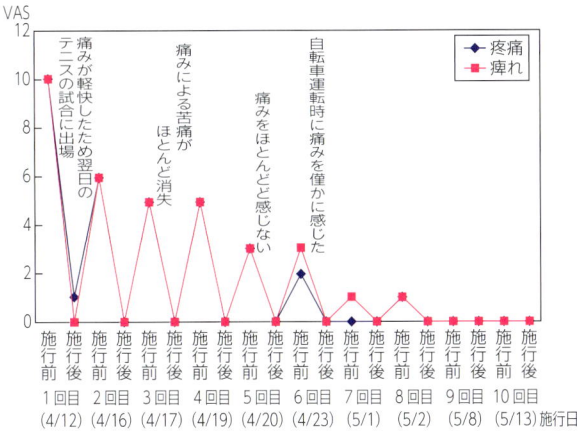

図1-3 ▶ 疼痛および痺れの施行前・直後の経時的変化

たものと考えられる．また，修復するまでに20日以上の日数が必要であったことを示していると推測される．

3. MTA施行による筋出力の変化

著者は，筋・筋膜性腰痛，腰椎ヘルニア，頚椎捻挫，左肩関節周囲炎の症例で痛みを訴えている原因筋線維に対して基本手技を施行し，施行前・後の筋力と最大等尺性収縮での筋電図積分値（integrated electromyogram：IEMG）を計測した（表1-2，表1-3）．なお，筋力はμTASMT-1（アニマ社製）を，

IEMGはホルダー筋電計ME3000P（メガエレクトロニクス社製）を使用し測定した．その結果，筋力は向上しIEMGは増加している．

脳血管障害後遺症による運動麻痺では，MTA施行により筋の随意運動が顕著に改善する症例が多い．筋電図および筋力計による上記のデータでは，MTA施行により筋力およびIEMGの増加が認められており，それらが中枢神経麻痺による運動麻痺にも関与している可能性を示唆している．

4. MTAで作用すると推測される神経生理学的現象

MTAで作用すると考えられる主な神経生理学的現象を以下に示す．なお，詳細に関しては第2章で述べる．

1) 触圧覚刺激により起こる現象
    ① ゲートコントロール説による抑制．
    ② 交感神経活動の抑制[8]．
    ③ α運動ニューロンの抑制[9]．
2) 痛覚刺激により起こる現象
    ① 内因性モルヒネ様物質（エンドルフィンなど）による抑制．
    ② 下行性疼痛抑制系による抑制．
    ③ 広汎性侵害抑制調節[10]による抑制．

表1-2 ▶ MTA施行前・後の筋力の変化

疾患名	計測部位	施行前・後の筋力の変化（筋力計：μTASMT-1）左		
		施行前(kg)	施行後(kg)	変化率(%)
筋・筋膜性腰痛	股関節外転	14	19	135.7%
	股関節伸展	35	49	140.0%
筋・筋膜性腰痛	股関節外転	16.0	18.0	112.5%
	股関節伸展	38.2	54.6	142.9%
筋・筋膜性腰痛	股関節外転	18.6	21.0	112.9%
	股関節伸展	26.1	41.0	157.1%
頚椎捻挫	肩甲骨挙上	9.2	16.4	178.3%
	肩関節屈曲	16.1	16.4	101.9%
	肩関節伸展	14.8	23.2	156.8%
左肩関節周囲炎	肩関節屈曲	16.8	17.5	104.2%
	肩関節伸展	13.8	15.2	110.2%

表1-3 ▶ MTA施行前・後の最大等尺性収縮でのIEMGの変化

疾患名	計測原因筋	初回施行前・後の最大等尺性収縮でのIEMG（ホルダー筋電計：ME3000P）		
		施行前(μVS)	施行後(μVS)	変化率(%)
筋・筋膜性腰痛	右最長筋	159	268	168.6%
	左最長筋	164	295	179.9%
左腰椎ヘルニア	左腹直筋	290	397	136.9%
	左最長筋	289	308	106.6%
	左中殿筋	61	68	111.5%
	左大殿筋	45	65	144.5%
頸椎捻挫	左僧帽筋	102	186	182.4%
	右僧帽筋	112	168	150.0%
	右三角筋後部線維	723	896	123.9%
	左三角筋後部線維	625	827	132.3%
筋・筋膜性腰痛	右最長筋	182	443	243.4%
	左最長筋	182	382	209.9%
	左大殿筋	160	325	203.1%
	左外側広筋	365	406	111.2%
	左大腿二頭筋	221	439	198.6%
腰椎ヘルニア	中殿筋	247	293	118.6%
	大殿筋	265	388	146.4%
	腹直筋	324	451	139.2%
	最長筋	444	553	124.6%

文献

1) 高田治実：マイオチューニングアプローチ．専門リハビリテーション4：2-13, 2005.
2) 高田治実, 坂本 雄・他：疼痛筋に対するストレッチングの効果．理学療法12：1456-1467, 2004.
3) Melzack R, Wall PD: Pain mechanisms: a new theory, Science 150:971-979, 1965.
4) Melzack R, Wall PD: The Challenge of Pain. Basic Book, New York, 1982.
5) Mense S and Stahnke M: Responses in muscle afferent fibers of slow conduction velocity to contractions and ischaemia in the cat. J physiol (Lond) 342:383-397, 1983.
6) Fréden J, et al.: Myofibrillar damage following intense eccentric exercise in man. Int J Sports Med 4:170-176, 1983.
7) 廣谷速人：しびれと痛み 末梢神経絞扼障害．金原出版, 1997.
8) Araki T, et al.: Responses of adrenal sympathetic nerve activity and catecholamine secretion to cutaneous stimulation in anesthetized rats. Neuroscience 12:289-299, 1984.
9) Oscasson O: Functional organization of olivary projection to the cerebellar anterior lobe. The Inferior Olivary Nucleus. Anatomy and Physiology (Courville J, et al. eds.), Raven, New York, 1980, pp. 279-289.
10) Le Bars D, Dickenson AH and Besson J-M: Diffuse noxious inhibitory controls (DNIC). I. Effects on dorsal horn convergent neurons in the rat. Pain 6:283-304, 1979.

第 2 章
痛みの基礎知識と MTA の基本的治療原理

　本章では，痛みの基礎知識，MTA の基本的治療原理，MTA で作用すると考えられる主な作用機序，MTA で対象とする痺れと治療，各治療的手技の神経生理学的理論背景について概要を述べる．

　痛みの基礎知識では，MTA 施行に必要な基礎知識として痛みの種類，受容器，神経線維，および伝達経路と役割について簡単に述べる．

　MTA の基本的治療原理では，MTA で作用すると推測される主な神経生理学的現象による痛みの抑制機序を，触圧覚刺激と痛覚刺激によって起こる現象に分類して述べる．

　MTA で作用すると考えられる主な作用機序では，9 種類の主な機序を述べる．

　MTA で対象とする痺れと治療では，痺れの神経線維，病態などを簡単に紹介し，MTA で対象とする痺れの種類と簡単な治療の考え方を述べる．

　各治療的手技の神経生理学的理論背景では，基本手技と MTA ストレッチングを中心として，5 つの治療的手技の基本的な神経生理学的理論背景を述べる．

I. 痛みの基礎知識

　国際疼痛学会では，「疼痛は，不快な感覚性・情動性の体験であり，それには組織の損傷を伴うものと，そのような損傷があるように表現されるものがある」と定義している[1]．我々が治療する痛みは，心と身体の両方で感じており，患者の主観が強く反映されているのである．アリストテレスは，「疼痛は人の人格を変え，そして奪う」と述べているが，疼痛が持続し強まれば，恐怖，不安，怒り，そして苦しみなどさまざまな感情が生まれ，精神的な変化が生じてくる．Scott Fishman[2] は，「疼痛の謎がなかなか解けないのは，客観的に疼痛を評価する方法がないことも1つの原因だ」と述べている．痛みの治療が非常に難しいのは，痛みが症状の1つであり病気ではないために，組織や血液などの検査のみでは完全に診断できないことが大きな要因である．

　この章では，MTA施行に必要な基礎知識として，痛みの種類，受容器，神経線維，および伝達経路と役割について簡単に述べる．

1. 痛みの種類

　痛みの種類には，色々な分類方法があるが，ここでは持続時間および原因別などに分けて簡単に説明する．

1) 持続時間による分類

　痛みは，持続時間により以下の2つに分類される．MTAの主な適応となるのは主に②の慢性痛である．

　① 急性痛

　　急性痛は，組織の損傷を知らせて組織を防御する危険信号であり短時間で消失する．

　② 慢性痛

　　慢性痛は，末梢組織あるいは末梢神経終末部の異常のみでなく，急性疾患や組織の損傷が治癒した後でも，正常では痛みを起こさない程度の軽い刺激や交感神経系の興奮，また心理的要因によって出現する非常に複雑なものである．さらに最近の研究で，痛みが持続する病態時には痛覚系に過興奮状態が生じ，神経回路にクロストーク（混線現象）が起こり，それが可塑的な歪みとして残ったものが慢性痛であると考えられている[3]．我々が対応する痛みのほとんどが慢性痛である．慢性痛は，急性痛の段階で十分な除痛処置を施すと，一部の慢性痛の発現を予防できる[4]．つまり，痛みは早期の対応により，改善できる可能性が高いので，早期からの治療が必要である．

2) 原因による分類

原因別では以下の3つに分類される．侵害受容性疼痛が，MTAの主な適応となる．

　① 侵害受容性疼痛

　　皮膚，粘膜，筋，腱，関節，内臓などにある侵害受容器への刺激（機械的刺激，熱刺激，化学的刺激）により生じる．ほとんどの痛みが，この痛みであると考えられている．機械的刺激は，筋および結合組織などにかかる圧迫や摩擦による侵害受容器への刺激である．化学的刺激は，炎症や組織損傷などによって生じるカリウム，ブラジキニンなどの発痛物質やプロスタグランジンなどの疼痛増強物質による侵害受容器への刺激である．組織の損傷による炎症や阻血により，無髄神経であるC線維が敏感になり，上記の刺激が加わることによって起こる．

　② 神経因性疼痛

　　神経線維の異常により起こる痛みで，視床痛，カウザルギーなどがある．これらの痛みは，交感神経の亢進による循環障害や筋緊張亢進を起こし，二次的に侵害受容性疼痛を生じることが多い．二次的に生じた侵害受容性疼痛に関してはMTAで改善可能である．

　③ 精神心因性疼痛

　　心理的な要素によって起こる痛みである．精神的なストレスは，交感神経を亢進させるとともに循環障害や筋緊張による二次的な侵害受容性疼痛を生じる．二次的に生じた侵害受容性疼痛に関しては，MTAにより一時的には改善可能であるが，心理面の問題を解決しない限り症状が戻りやすい．

3) その他の痛みの分類

筋の痛みは，以下の3つに分類できる．

　① 短縮痛

　　筋が短くなる方向に関節を動かしたときに起こる痛みであり，他動運動で起こる．

② 収縮痛

筋が収縮したときに起こる痛みであり，自動運動で起こる．

③ 伸張痛

筋が伸ばされる方向に関節を動かした時に起こる痛みである．

MTAでは，収縮痛および短縮痛を優先してアプローチする．例えば，膝関節屈曲のROM制限がある場合には，まず膝関節屈筋群の痛みを探しMTAで改善し，その後，他の阻害因子にアプローチすることにより，可動域制限が改善することが多い．

2. 痛みの受容器

痛みの受容器は，侵害受容器と呼ばれており高閾値機械受容器とポリモーダル受容器の2種類がある．前者は，組織を傷害する可能性のある侵害刺激に反応する．後者は，皮膚，筋膜，靭帯，関節包，内臓などに分布し，非侵害刺激から侵害刺激までに反応し機械的刺激，熱および発痛物質などの化学物質にも反応する．

3. 痛みの神経線維（図2-1）

痛みの神経線維は，侵害受容線維と呼ばれておりAδ線維とC線維の2種類がある．

Aδ線維は，高閾値機械受容器が刺激されて起こるインパルスを中枢に伝達する．C線維は，主にポリモーダル受容器が刺激されて起こるインパルスを中枢に伝達する．

4. 痛みの伝達経路と役割

「痛みに関しては，緒家の意見はヒトの経路において統一されていない」[5]のが現状である．本書では，横田による痛みの主要伝導路を図2-2に示して説明する．痛みのインパルスは，侵害受容器→侵害受容線維→脊髄後角→前外側索→視床→大脳皮質体性感覚野の経路で上行するとされている．なお，上行するインパルスは脳幹で外側系と内側系に分かれ，前者は急性痛，後者は慢性痛を伝えるとされている．内側系は視床髄板内核を通り，前脊髄視床路の一部が視床下部から帯状回（大脳辺縁系）に投射する．

急性痛は，高閾値機械受容器の刺激により生じたインパルスがAδ線維により脊髄後角に伝達され，脊髄を上行して視床から大脳皮質体性感覚野に到達するとされている．Aδ線維のインパルスは伝達が早く，部位がはっきりしている鋭い痛みを脳に伝達するので，急性痛は組織の損傷を知らせて組織を防

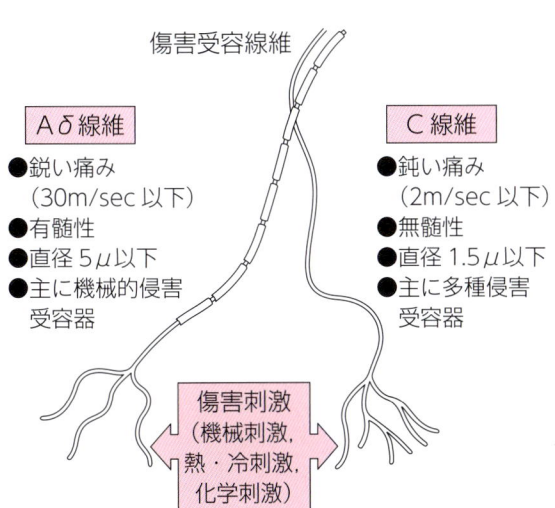

図2-1 ▶ Aδ線維とC線維が伝える痛み

「横田敏勝，他：ナースのための痛みの基礎知識，改訂第2版，p.12，2000，南江堂」より許諾を得て転載

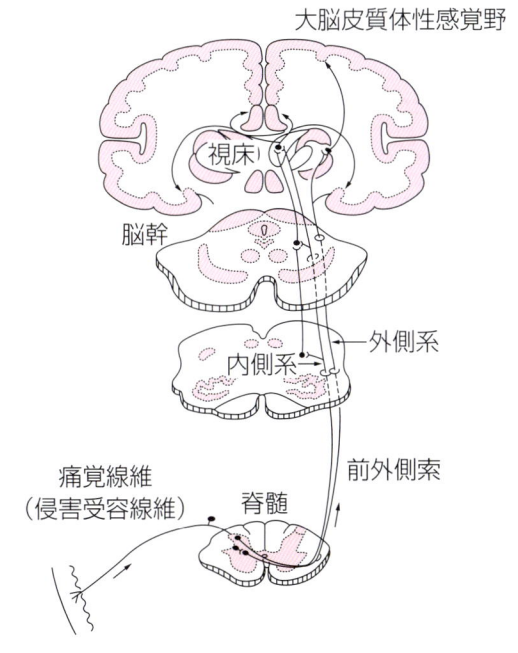

図2-2 ▶ 痛みの伝わり方

「横田敏勝，他：ナースのための痛みの基礎知識，改訂第2版，p.11，2000，南江堂」より許諾を得て転載

御する危険信号として脳に認識される．なお，短時間で消失するために我々の治療対象になることは少ない．

慢性痛は，ポリモーダル受容器の刺激により生じたインパルスがC線維により脊髄後角に伝達されて脊髄を上行し，その一部が視床下部から大脳辺縁系に投射するとされている．大脳辺縁系は情動などにも関与するので，不快感，不安，恐怖など主観的で複雑な症状を起こす．また，C線維のインパルスは，伝達速度が遅く，局在性が低い漠然とした鈍い痛みを伝達する．そのために，ほとんどの慢性痛患者は自分の痛みの部位および種類を明確に自覚できない．痛みの評価および治療が困難である理由は，我々が対応する多くの痛みが慢性痛であることが大きく影響している．いずれにしても，侵害受容性疼痛は，主に侵害受容器が刺激されて生じる侵害受容線維のインパルスが，脳に到達した時点で初めて認識される．

II. MTAの基本的治療原理

1. 神経生理学的現象による痛みの抑制機序

侵害受容器からの情報は，脳に到達した時点で初めて痛みや情動として認識される．そのため，痛みなどの症状は，侵害受容器からの求心性の情報が途中で遮断されれば消失する．神経ブロックによる治療は，この機序を利用して痛みの情報を途中で遮断する方法である．一方，生体内には鎮痛物質を体内で生成したり，別の刺激による痛みの情報による修飾により，痛みの情報を脳に到達する前に遮断する抑制機構がある．

MTAで作用すると推測される主な神経生理学的機序を以下に述べる．

1）触圧覚刺激により起こる機序
① ゲートコントロール説（図2-3）

1965年にMelzackとWallによって提唱された説[6]である．最初に発表されたシナプス前抑制は否定され，その後シナプス後抑制に修正されてい

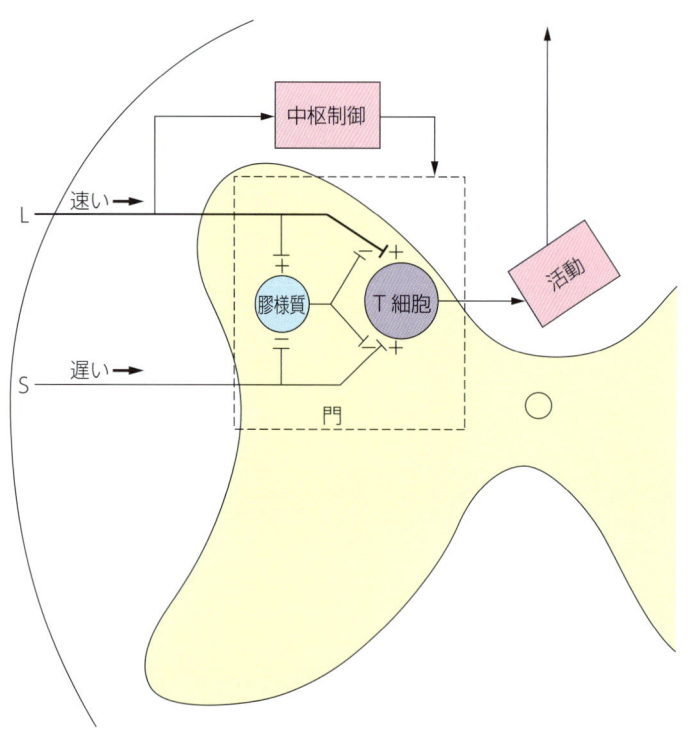

点線で囲まれた部分は脊髄の後角域である（その領域のレックス層ⅠとⅡは膠様質である）．侵害受容（C神経の速い痛み）信号を運ぶ感覚線維は膠様質を活性化（＋）し，それから脊髄網状視床路と脊髄視床路（SST）を介して網状形成物に上行する線維に進み，視床および網状系までいく．これらの信号が最終的に痛みと解釈される．速い神経線維と機械的Aの速い神経線維が抑制（－）線維（L）を刺激して，その線維がより遅い活動中のC神経線維の程度を調整している．点線で囲まれた領域が門の領域である．

図2-3▶ 後角レベルでの侵害受容伝導および抑制（ゲートコントロール説）
L：太い神経線維（Aβ），S：細い神経線維（Aδ，C）
R Cailliet（荻島秀男・訳）：軟部組織の痛みと機能障害 原著第3版．医歯薬出版，1998，p.30 図2-12より

第2章 痛みの基礎知識とMTAの基本的治療原理

る[7]．この説は，触圧覚神経線維のインパルスにより，痛覚神経線維のインパルスが抑制されて痛みが改善されるというものであり，痛みが起こる部位と同じ皮膚節の圧刺激で起こると考えられている（図2-4）．腹部が痛いときに腹部を擦ったり，腕が痛いときに腕を擦ることによって痛みが楽になるのは，本理論が関与していると考えられている．なお，本説は下行性脊髄路の関与も想定されている．

触覚と痛覚神経のインパルスは，脊髄後角の膠様質細胞（SG細胞）から伝達細胞（T細胞）を通り，上位中枢へと伝達されていく．SG細胞は，常にT細胞のインパルスを抑制しているので，SG細胞が活性化すると，T細胞を通り中枢へ伝達されるインパルスが抑制され，痛みが抑制される．触圧覚神経線維（太い神経）のインパルスはSG細胞に対して促通的に働き，逆に痛覚神経線維（細い神経）のインパルスは，SG細胞に対して抑制的に働く．そのため，触圧覚の神経線維のインパルスが痛覚の神経線維のインパルスより多ければ痛みが抑制される．触圧覚の神経線維は，痛覚の神経線維より閾値が低いため，徒手的に痛覚神経を興奮させず，触圧覚神経のみを興奮させる強さの刺激を選択して，アプローチを行うことが可能であると推測される．つまり，痛みを生じない刺激で痛みを抑制することが可能であると考えられる．触覚の皮膚節は，複数の髄節にまたがっていると言われているので，痛みが起こる皮膚節以外の部位を圧迫しても痛みを抑制できる可能性がある．また，数箇所の圧刺激により，抑制の加重効果も期待できると推測される．

本説では，痛みは末梢からのインパルスだけで制御されているのではなく，中枢からも下行性に制御されており，情動や過去の記憶などによってもSG細胞が制御されていると考えられている．

② 交感神経活動の抑制[8]

ソフトで緩やかな触圧覚受容器（皮膚）への刺激は，交感神経の活動を減少させるとともに，副腎髄質からのカテコールアミン分泌量を減少させる．カテコールアミンは，交感神経を活性化させるので，分泌量が減少すれば交感神経の活動が低下し，副交感神経の活動が向上する．その結果，持続的な筋緊張の亢進が改善し，痛みが軽減あるいは消失すると推測される．

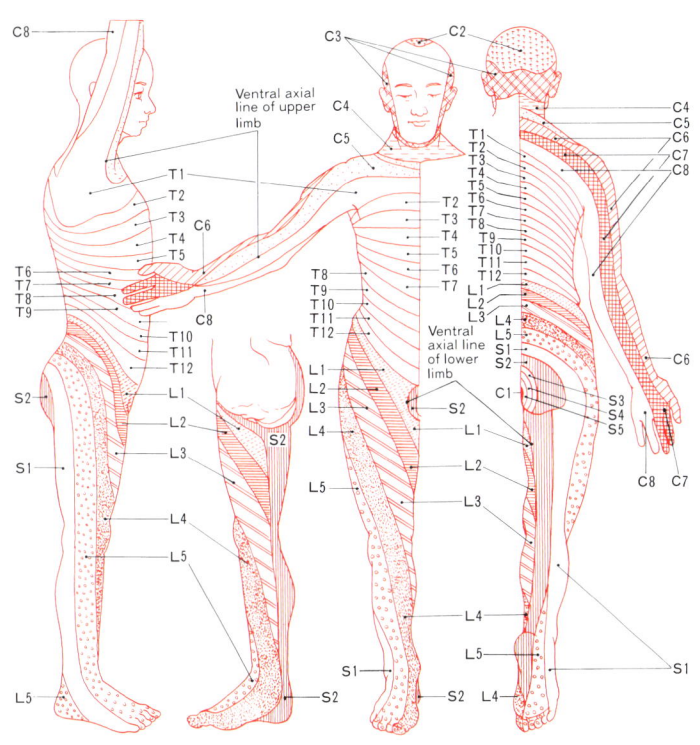

図2-4▶皮膚節（dermatome）：発生学的体節をもとにしたもの

Maitland GD, Hengeveld E, Banksk K, English K(ed): vertebral manipulation (7rd ed). Elsevier, 2005 より

③α運動ニューロンの抑制

Oscasson によれば[9]，触圧覚刺激により起こったインパルスは，α運動ニューロンに対して抑制的に作用する．

MTAの基本手技では，前記のゲートコントロール説による痛覚神経線維のインパルスの遮断，交感神経活動およびα運動ニューロンの抑制などの相乗効果が生じ，持続的な筋緊張の亢進が改善し痛みが軽減あるいは消失すると推測される．

2）痛覚刺激によって起こる機序
① 内因性モルヒネ様物質による抑制（脳内疼痛抑制系）

本抑制系は，痛覚刺激が身体に加わることによって内因性オピオイド（モルヒネ様）物質が脳内で生成され，生体内のオピオイド受容体と結合し，モルヒネ様の鎮痛作用によって痛みを抑制する系である．内因性オピオイド（モルヒネ様）物質には，エンドルフィン，エンケファリンなどがある．臨床的には，痛みのある部位に強力な痛覚刺激を与え内因性オピオイド物質を生成させ，受容器に取り込ませることによって侵害受容線維のインパルスを抑制し，症状を改善できると考えられている．

② 下行性疼痛抑制系（図2-5）による抑制

本抑制系では，皮膚や筋からの痛覚刺激が中枢に伝えられた後，逆に下行性の神経線維によって神経伝達物質が脊髄後角へ分泌され，上行性の侵害受容線維のインパルスが脊髄後角で抑制される．神経伝達物質は，ノルアドレナリンとセロトニンがよく知られている．前者は橋の青斑核（A7）と延髄外側網様核，後者は延髄大縫線核から出ている神経線維により脊髄後角に放出される．

③ 広汎性侵害抑制調節による抑制

これは，1979年に Daniel Le Bars ら[10]によって麻酔下のラットによる実験で確認された現象であり，日本では広範囲侵害抑制性調整[11]とも呼ばれている．実験では，麻酔下のラットの脊髄後角や三叉神経脊髄路核から広作動域ニューロンを記録し，その受容野に強い電気刺激を加えて誘発されたニューロンの活動が，全身の皮膚，筋，内臓などに与えられた侵害刺激によって抑制されている．この抑制機構は，古くより過剰刺激誘発鎮痛療法

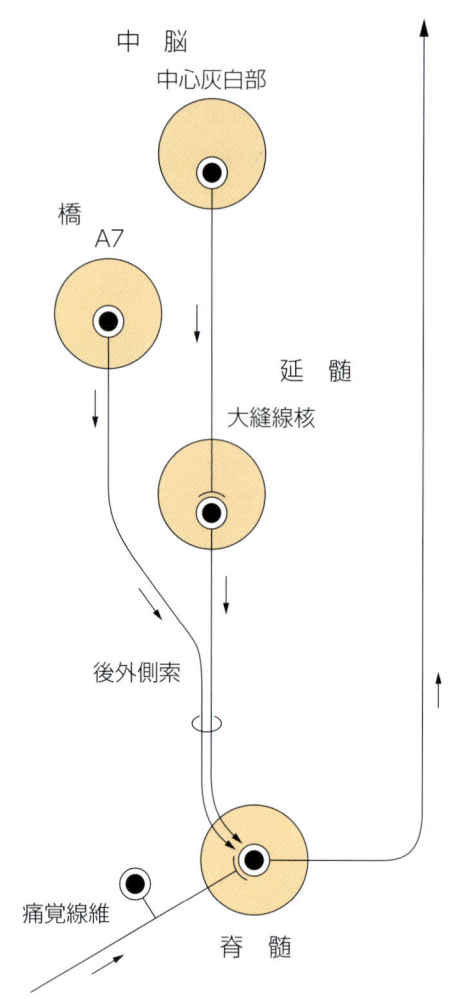

図2-5 ▶ 下行性疼痛抑制系
「横田敏勝：臨床医のための痛みのメカニズム，改訂第2版，p.74，1997，南江堂」より許諾を得て転載

などで治療に利用されてきたが，西條と熊澤[12]により，鍼治療の理論的背景の説明にも用いられている．

III. MTAで作用すると考えられる主な作用機序

MTAで関与すると推測される主な作用機序を以下に述べる．

1）痛みの悪循環の遮断

慢性痛では，第1章の図1-1，図1-2で述べた身体面のみでなく，心理面や社会生活においても負の連鎖による悪循環（図2-6）を起こし，徐々に症状が

第2章　痛みの基礎知識とMTAの基本的治療原理

悪化していくことが多い．MTAは，痛みのインパルスを一時的に遮断することによって，悪循環を遮断し身体的にも心理的にも負の連鎖を断ち切り，悪循環のサイクルから抜け出させることによって，症状を改善する方法である．

2）筋緊張の改善

痛みの悪循環の遮断，交感神経活動の低下による副交感神経の活性化，α運動ニューロンの抑制あるいは筋収縮機能の改善などにより，筋緊張が低下すると推測される．

3）循環不全の改善

筋緊張の改善および副交感神経の活性化により，循環不全が改善すると推測される．

4）筋収縮機能の改善

循環不全の改善によってATPが産生され，筋線維のスライディング説による筋の収縮および弛緩の機能が改善すると推測される．また，固有受容器を直接刺激した場合にはα運動ニューロンのインパルスが増加し，筋の収縮機能が向上する．

5）発痛物質の患部からの除去

血流の改善により，患部から発痛物質が除去されて痛みが軽減すると推測される．

6）侵害受容器の閾値の改善

組織損傷による筋緊張亢進および循環障害は，侵害受容器の閾値を低下させ痛みを出現させる．そのため，痛みの治療では筋緊張亢進と循環障害を改善し，侵害受容器の閾値を正常に戻す必要がある．

7）反射性筋肉痛の改善

筋の損傷などにより生じた痛みは，脊髄反射により血管収縮や屈筋収縮などを起こし，周りの筋に反射性筋肉痛（図2-7）を発生させる．これが持続すると反射性収縮に参加する筋が増え，多くの筋に虚

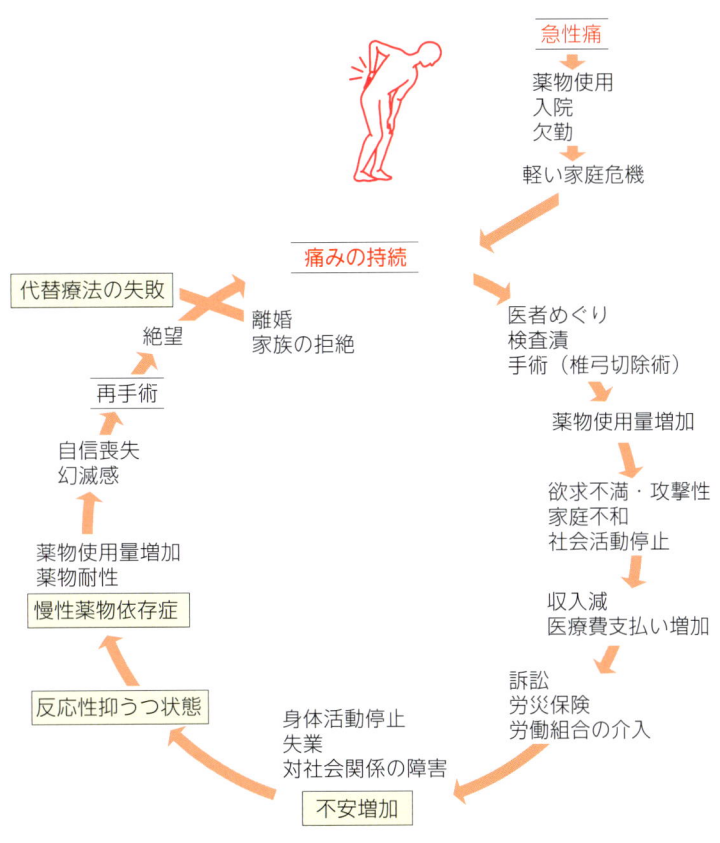

図2-6▶慢性痛サイクル

「横田敏勝：臨床医のための痛みのメカニズム，改訂第2版，p.109，1997，南江堂」より許諾を得て転載

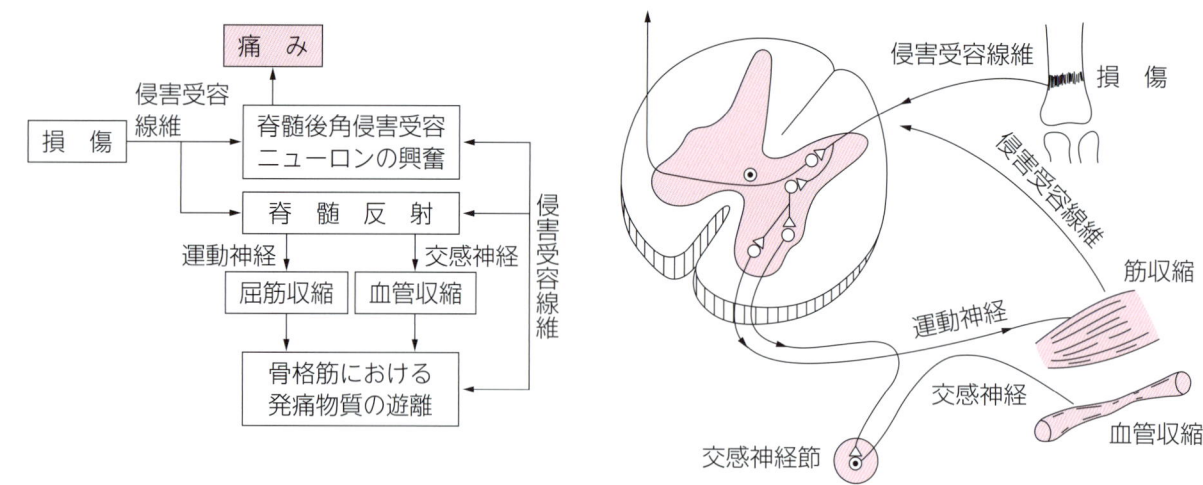

図 2-7 ▶ 反射性筋肉痛の発生機序

「横田敏勝：臨床医のための痛みのメカニズム，改訂第2版, p.101, 1997, 南江堂」より許諾を得て転載

血と筋収縮の亢進による筋肉痛が起き疼痛の悪循環が形成される．反射性筋肉痛は，MTAで痛みを消失させることによって改善できる可能性が高いと推測される．

8）相反神経支配の作用機序の改善

痛みは，相反神経支配の作用機序を低下させる．相反神経支配の作用機序は，MTAで主動筋および拮抗筋の痛み，痺れおよび筋緊張の異常を改善することによって改善できる可能性があると推測される．

9）変性や壊死により壊された組織の再生

詳しい機序は不明であるが，筋は筋自体あるいは筋を支配する神経の何らかの原因により，変性や壊死を起こす．また，筋は細胞膜が破壊されて細胞外液が細胞内に流入すると，蛋白分解酵素が活性化し筋原線維が消化され壊死に陥ると考えられている．筋が壊死に陥ると貪食細胞により壊死線維は清掃され，その後，筋衛星細胞が活性化する．活性化した筋衛星細胞は分裂していき，数が増加して筋線維が再生する．実験的に筋を壊死させた場合には，神経や血管に損傷がなければ2週間後には再生線維は非壊死線維径の約1/2となり，1ヵ月後には再生を完了する[13]ことが知られている．しかし，変性や壊死を起こした筋は，神経や血管に損傷が生じているため，再生にもう少し時間が必要であると考えられる．

VI．MTAで対象とする痺れと治療

痺れは，ジンジン，ビリビリ，振動する感覚などの奇妙な感覚である．ジンジン，ビリビリなどの感覚は，Merkel触板を持つ求心性神経線維とMeissner小体を持つ求心性神経線維のインパルス，振動する感覚はPacini小体を持つ求心性神経線維のインパルスによって脳に伝達され認識されると考えられる．末梢神経の絞扼障害は最初に痺れを起こし，障害が増強すると痛みが加わることが多い．これは，末梢神経の圧迫，阻血によって，まず，太い線維である触覚神経線維の機能が障害された後，細い線維である痛覚神経線維の刺激のみが脳へ伝達されるためであると考えられる．そのために，症状が軽い場合は痺れのみであるが，症状が重度になれば痺れと痛みが同時に出現する．また，運動感覚も障害されるために，十分に力が入らず滑らかな動きも障害される．

MTAで対象となる痺れは，主に末梢神経絞扼障害が原因で起こる痺れであると考えられる．そのために，MTAでは痛覚神経線維のインパルスを一時的に遮断し症状を消失させるとともに，筋緊張の亢進による神経線維の圧迫や阻血を改善することによって，絞扼障害による痺れを治療できると推測される．また，痺れを改善することによって，十分に力が入らず滑らかに動かないような運動障害も改善できる可能性が高い．

第2章 痛みの基礎知識とMTAの基本的治療原理

V. 各治療的手技の神経生理学的理論背景

以下に，基本手技とMTAストレッチングを中心として，5つの治療的手技の基本的な神経生理学的理論背景を述べる．

1. 基本手技の神経生理学的理論背景

基本手技は，原因筋線維と抑制部位の両方に触圧覚刺激を加えて施行する．原因筋線維への触圧覚刺激では，ゲートコントロール説，交感神経活動およびα運動ニューロンの抑制などが作用し症状が改善すると考えられる．同時に抑制部位へ触圧覚刺激を加えることによって，さらにゲートコントロール説による抑制機序が活性化され治療効果が向上すると推測される．

なお，基本手技による症状の改善は主にゲートコントロール説による脊髄後角での痛覚神経線維のインパルスの抑制によって即時的に起こり，交感神経とα運動ニューロンの抑制が症状をさらに改善すると推察される．また，相反神経支配の作用機序や反射性筋肉痛が改善し，症状が軽減するとともに，筋機能が向上すると推測される．

原因筋線維の治療後に原因筋線維の拮抗筋および他の筋に再現痛以外の痛みが残存している場合には，反射性筋肉痛や筋連結[14]などの影響によって原因筋線維が再び緊張し症状が戻りやすい．そのためMTAでは，拮抗筋および再現痛以外の痛みも改善することにより効果を高めることができると推測される．

また，体幹や頸部のように原因筋線維の部位と同じ皮膚節が原因筋線維の拮抗筋上層にある場合には，その部位を抑制部位として基本手技を施行することによって，原因筋線維の症状が改善すると同時に拮抗筋への触圧覚刺激によって拮抗筋自体も弛緩する可能性が高い．その結果，相反神経支配の作用機序がより効果的に働くようになり，筋の収縮と伸張される機能が改善され，筋を有効に働かせることができるようになると推測される．

筋・筋膜性腰痛および腰椎ヘルニア患者に対して筆者が施行した基本手技の動的施行法の施行前，施行中および施行後の痛み（図2-8）と指床間距離のデータ（図2-9）では，最も痛みが軽減し筋緊張が低下していたのは施行中であった．前記データより，筋が効率的かつ十分に収縮し伸張される機能は，原因筋線維と抑制部位の両方を同時に圧迫し症状を抑制しながら運動を行わせることによって生じると推測される．また，筋肉は短すぎても長すぎても，硬くなったり痛みが生じたりすることがある[15]．筋が長時間伸張され続けることによって痛みが生じてい

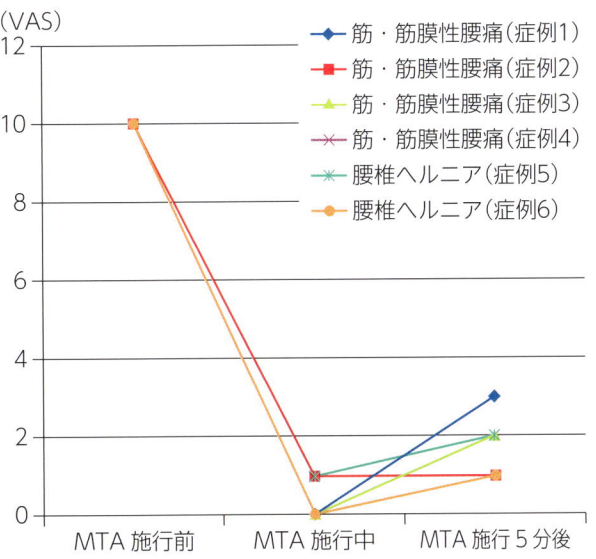

図2-8 ▶ MTA施行による痛みの経時的変化

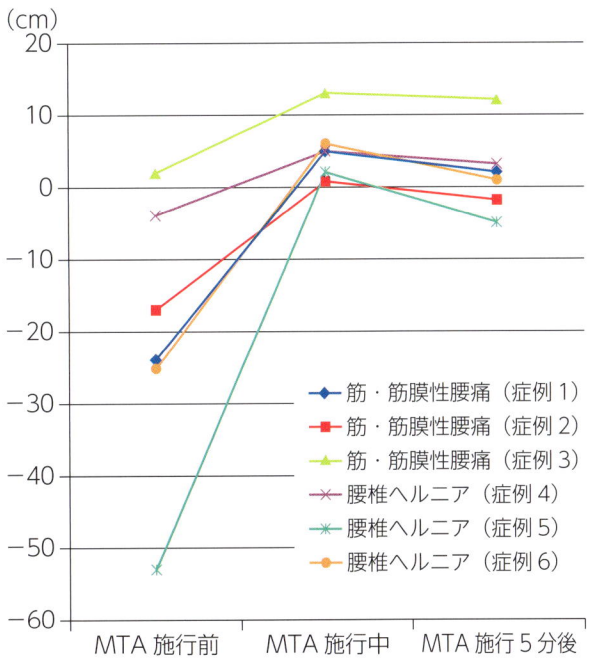

図2-9 ▶ MTA施行による指床間距離の経時的変化

る可能性がある場合には，原因筋線維の収縮機能を改善することが必要である．基本手技の動的施行法は，これらの理論やデータを基に開発した施行法であり，原因筋線維と抑制部位の両方に圧刺激を加えながら施行する方法であるため，筋機能を理想的な状態で活性化でき，効果的な運動療法を行えると推測される．

2. MTAストレッチングの神経生理学的理論背景

ストレッチングは，痛覚線維の興奮に対して脊髄運動ニューロンの興奮性を低下させる効果がある[16]．しかし，疼痛筋では筋が緊張し神経は過敏な状態になるため，疼痛筋のストレッチングによる僅かな刺激でも，疼痛の増強や反射性筋収縮による筋緊張の亢進を誘発し十分な効果を得られないことが多い．MTAストレッチングは，前項で述べた理論やデータを基に，後述する他の神経生理学的理論を加えて開発した施行法であり，疼痛を抑制しながら筋を伸張するため，疼痛の増強や反射性筋収縮による筋緊張の亢進を抑制できる．また，本法は基本手技の動的施行法によって，痛みなどの症状を改善し筋緊張を低下させ，筋の収縮機能と伸張される機能をより活性化し，その後も原因筋線維と抑制部位の触圧覚刺激を持続しながら施行するストレッチングである．原因筋線維と抑制部位の圧刺激を持続しながら施行することによって，図2-8，図2-9で紹介したように最も痛みと筋緊張が改善された状態を維持しながら施行できるため，効率的かつ効果的なストレッチングを行えると考えられる．

MTAストレッチングは，可能な限り原因筋線維，抑制部位および原因筋線維の拮抗筋の3ヶ所の触圧覚刺激によって施行する．前項で述べたように，原因筋線維の皮膚節内に原因筋線維の拮抗筋がある場合には，拮抗筋とその上層の触圧覚受容器を圧迫し抑制部位として施行することによって，再現症状を改善できるのみでなく拮抗筋自体の筋緊張や痛みが軽減し，効率的なセルフストレッチングを行えると推測される．

MTAストレッチングは，Ib抑制，相反性抑制，筋の過剰収縮の抑制および交感神経活動の抑制などの相乗効果により緊張が低下した状態で施行できる．Ib抑制の効果は，拮抗筋の弱い随意収縮によって増大し，リラクゼーションが起こり易い[17]．また，ゆっくりとした伸張は，筋の過剰収縮の抑制，Ib抑制および相反性抑制の相乗効果を高めることができると推測できる．そこで，MTAストレッチングでは拮抗筋を軽く収縮させながら，ゆっくりと疼痛を感じない程度の強さで，呼吸に合わせて原因筋のストレッチングを行う．

さらに，触圧覚神経のインパルスによる抑制は，筋の収縮あるいは関節運動が増加することによって促進される[18]．そのために，最終可動域から自動運動によりストレッチングする本法は，抑制効果をより向上させると推測される．

以上により，MTAストレッチングは，痛みを抑制し筋緊張を低下させ理想的な状態で原因筋線維のセルフストレッチングを施行できるため，ROM制限，疼痛，痺れおよび筋緊張などを効率的に改善できる可能性がある．なお，患者自身で十分に伸張できない場合には，疼痛を感じない程度の強さで介助し，ストレッチングを行う．

3. 触圧覚刺激と痛覚刺激により施行する手技の神経生理学的理論背景

原因筋線維への触圧覚刺激では，基本手技と同様の神経生理学的機序により症状が改善すると考えられる．抑制部位への痛覚刺激では，下行性疼痛抑制系，広汎性侵害抑制調節および脳内疼痛抑制系などが作用し症状が改善すると推察される．

4. 原因筋線維への痛覚刺激により施行する手技

本手技は，原因筋線維のみに強い痛覚刺激を入力することによって，主に脳内疼痛抑制系，下行性疼痛抑制系および広汎性侵害抑制調節などが作用し痛みが改善するとともに交感神経の活動が低下すると考えられる．また，ポリモーダル受容器の刺激により神経性炎症が誘発され，原因筋線維を中心とした組織の修復が促進されると推測される．

5. 末梢・中枢神経麻痺による運動機能障害に施行する手技の神経生理学的理論背景

本手技では，神経麻痺による運動機能障害に対しては，主に基本手技と固有受容器の直接刺激の2つの治療的アプローチを行う．

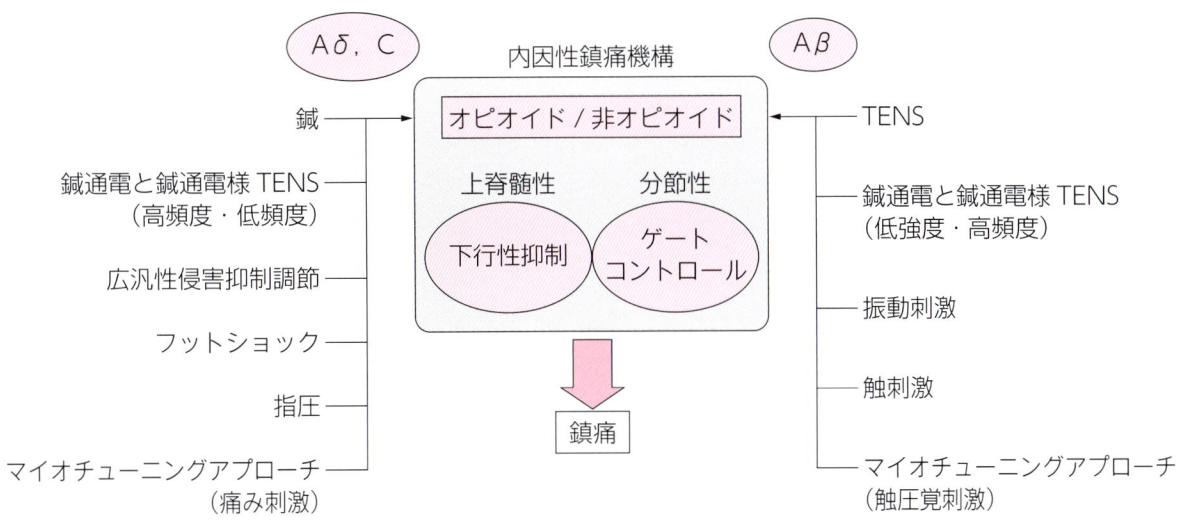

図 2-10 ▶ 各種条件刺激によって賦活される内因性鎮痛系
西條一止，熊澤孝朗・監修，西條一止，川喜田健司・編：鍼灸臨床の科学．医歯薬出版，2000，p. 479 図10を一部改変

前者では，痛みなどの症状の軽減による筋不全の改善，末梢神経終末（神経-筋移行部）から筋へ放出される神経伝達物質の量の増加，およびスライディングセオリーの効率改善などによって筋が活性化し随意運動が向上すると推測される．後者では，固有受容器の直接刺激によってα運動ニューロンのインパルスが増加し，筋が活性化し随意運動が向上すると推測している．なお，施行時には，随意運動を活性化させる部位を見るように指示し，直接刺激と同時に目的の動きを行うように声を掛け，四肢では非麻痺側の関節を目的の動作と同様に動かすなど，視覚および聴覚に対する刺激の入力とともに，非麻痺側の関節の動きに対するフィードバックを利用することも重要である．その他，随意運動が出現しない場合には，伸張反射を誘発し徐々に随意運動に変化させ収縮能力を高めることも必要である．

6. 各手技の条件刺激と神経生理学的理論背景の関係

前述のとおり，MTAでは刺激を与える受容器の種類によって神経生理学的理論背景が異なる．

図2-10は，川喜田らが作成した図にMTAを加え，説明したものである．図2-10に示すとおり，痛みを起こさない触圧覚刺激により触圧覚受容器を刺激した場合には，Aβ線維によりゲートコントロール説が関与し症状が改善される．また，痛覚刺激により侵害受容器を刺激した場合は，Aδ線維とC線維のインパルスによりオピオイド物質（鎮痛物質）が生成され症状が改善されると推測される．

文 献

1) IASP Subcommittee of Taxonomy: Pain6:3, 1986.
2) Scott Fishman（橋本須美子・訳）：心と体の「痛み学」．原書房，2003，pp. 20-21.
3) 熊澤孝朗：慢性痛の神経生理学的メカニズム．関節外科 20：7-14，2001．
4) 横田敏勝：臨床医のための痛みのメカニズム 改定第2版．南江堂，1997，pp. 1-7.
5) 片山容一・専門編集：脳神経外科学体系．第1版，10 定位・機能神経外科学．中山書店，2005，pp. 228-238.
6) Melzack R, Wall PD: Pain mechanisms: a new theory, Science 150:971-979, 1965.
7) Melzack R, Wall PD: The Challenge of Pain. Basic Book, New York, 1982.
8) Araki T, et al.: Responses of adrenal sympathetic nerve activity and catecholamine secretion to cutaneous stimulation in anesthetized rats. Neuroscience 12:289-299, 1984.
9) Oscasson O: Functional organization of olivary projection to the cerebellar anterior lobe. The Inferior Olivary Nucleus. Anatomy and Physiol-

ogy (Courville J, et al. eds.), Raven, New York, 1980, pp. 279-289.
10) Le Bars D, Dickenson AH and Besson J-M: Diffuse noxious inhibitory controls (DNIC). I. Effects on dorsal horn convergent neurons in the rat. Pain 6:283-304, 1979.
11) 佐藤昭夫:広範囲侵害抑制性調整(DNIC). Clin Neurosci 6(5):571, 1988.
12) 西條一止,熊澤孝朗・監修:鍼灸臨床の科学. TENS, DNICと鍼鎮痛,医歯薬出版,2000, pp. 469-481.
13) 埜中征哉:臨床のための筋病理 第3版. 日本医事新報社,1999, pp. 36-39.
14) 河上敬介・他:骨格筋の形と触察法. 大峰閣, 1999, p. 10.
15) 宗形美代子:宗形テクニック. 三輪書店,2005, p. 26.
16) 森谷敏夫・他:腰痛患者における形態分析と筋放電から見た運動効果. 神奈川県立衛生短期大学紀要. 21:27-33, 2000.
17) 横田敏勝:臨床医のための痛みのメカニズム. 改定第2版,南江堂,1997, pp. 91-130.
18) Ferrell WR: The response of slowly adapting mechanoreceptors in the cat knee joint to tetanic contraction of hind limb muscles. Quarterly Journal of Experimental Physiology 70:337-345, 1985.

第3章

評価，適応，禁忌，治療プログラムの立案

　本章では，評価，適応，禁忌および治療プログラムの立案に関して概要を述べる．

　評価では，一般的な評価と基本手技施行に必要な評価を述べる．MTAの評価では，原因筋線維の確定が重要である．また，抑制部位を確定する評価は，症状を改善するために必要不可欠である．MTAによる侵害受容性疼痛の治療では，前記の2つを確定しなければ100%の効果を期待できない．しかし，ほとんどの患者は自分の症状を正確に認識していないため，自分自身では原因筋線維を正確にピンポイントで確定することができない．そこでまず，I-2-1)では患者に再現症状を正確に認識させ原因筋線維を確定するために必要な，基本手技施行時の評価の種類と考え方を述べる．I-2-2)の基本手技施行時に行う評価では，静的評価と動的評価を中心に具体的な方法を紹介する．また，MTAは，運動時に起こる症状に対応することが多いので，主な運動評価を紹介する．適応は，侵害受容性疼痛，末梢神経の絞扼性の痺れ，筋緊張の亢進，それらが原因で生じる運動機能障害，末梢・中枢神経性麻痺による運動機能障害など，現在考えられるものを述べる．治療プログラムの立案では，基本手技を施行するうえで必要なプログラムと，治療効果を高め持続時間の向上を図るために有効なプログラムを述べる．また，基本手技で症状が改善しない場合のプログラムの変更に関しても述べる．

　MTAの治療効果を検証するには，施行前後の評価を記録しておく必要がある．そこで，本章の最後に評価表を記載してある．経時的な変化を確認できるように，10回の評価を記入できるようになっている．ぜひ，活用していただきたい．

I. 評価

　MTAの評価の主要な目的は，再現症状を起こしている原因筋線維の確定である．

　問診および運動評価で推測し，その後，筋の触察によって起こる症状と患者が感じている症状が同じであるかを確認することで原因筋線維を確定する．しかし，ほとんどの慢性痛患者は，自分の症状を正確に答えることができない場合が多い．筋触察で再現させた症状を自分の症状と比較してまったく同じであることを確認できたときに，初めて自分の症状を理解できたと答えている．そのため，評価では時間を要しても，筋触察によって症状を再現させ，本節2-2）の項で述べる方法で患者にその症状と自分の症状が同じであるかどうかを確認させることが重要である．再現症状を認識できた患者は，その後，筋触察により出現した症状が再現症状であるか別の痛みであるかを施行者に伝えるようになり，原因筋線維の確定に積極的に協力するようになる．また，筋触察で症状が発生したら，「ADLや仕事上のどの場面でその症状が出現するか」を聞き確認し，患者が訴えている症状を起こしている原因筋線維を，治療するように心がけることが重要である．

　MTAでは，原因筋線維，抑制部位および治療後の改善状態を確認する評価は，定量分析と定性分析の両方で行うことによって，より客観的かつ再現性が高まり効果的な検証を行える．

1. 一般的な評価

1）問診
　問診は，症状の部位，種類，程度，出現時間，現病歴および既往歴などを中心に行う．
　問診では，ある程度の原因を推測する．
　① 部位
　　慢性痛の場合は，鈍く，重苦しい感覚であり，原因筋線維の部位が本人でも確認できない．そこで，注意を集中させるために，1本指（人差し指）で症状のある部位を示してもらう．
　② 部位，種類および程度
　　安静時痛では，痛みが起きる時間帯が覚醒時なのか睡眠時なのか，どの部位にどのような症状が，どの程度の強さで起きるのかを確認する．強さはVASなどで定量分析を行うことが重要である．慢性痛の場合は，本人が症状の種類を認識できていないため，「どこが，どの様に痛いのですか」という質問に答えられないことが多い．しかし，部位と種類を知ることは極めて重要である．多少時間を要しても必ず本人に確認させ，「どこが，どの様に痛いのか」を自覚させるべきである．その後，問題と思われる部位を触察により刺激し，患者が訴えている症状を再現させ確実に認識させる作業が必要である．
　③ 現病歴
　　筋が原因で起こる侵害受容性疼痛は，数十年前の損傷が原因になっていることもあるため，現病歴は可能な限り過去に遡って思い出してもらう．

2）関節可動域の評価
　問題の関節および周囲の関節の可動域を計測する．

3）関節の動きの状態を確認する
　自動および他動運動で問題の関節および周囲の関節の動きのスムーズさを確認する．

4）姿勢の観察
　頭部，鎖骨，両肩，肩甲骨，脊椎，骨盤および全身の前後・左右への傾きや回旋状態を注意して観察する．特に疼痛抑制姿勢を注意して観察する．

2. MTAの評価

1）基本手技施行時の評価の種類と考え方
　基本手技施行時の評価には，静的評価と動的評価がある．静的評価は，静止状態で筋触察により再現症状を出現させ確認する評価であり，動的評価は問題の動作を行わせ再現症状を出現させ確認する評価である．安静時痛は，安静時の痛みであるために静的評価のみを行い治療できる．運動時痛は，静的評価のみを基に治療を行なった場合には症状が改善しないことがある．しかし，動的評価により運動時の再現症状を出現させ，原因筋線維を確定することによって確実に症状を改善できる．そのため，運動時痛では静的評価と動的評価の両方を行うことが重要である．

2) 基本手技施行時に行う評価

基本手技では，評価は3回行う．なお，運動時痛では3回全ての評価で，静的評価と動的評価の両方を行うことが重要である．

1回目の評価は，原因筋線維を確定する評価である．筋触察によって患者が訴えている症状を再現（再現症状）させ，患者に原因筋線維を正確に認識させることが重要である．

まず患者が訴えている症状が起こる動作を行わせ，症状を再現させながら患者に質問し部位を1本指で指し示させ確認させる．その後，痛みが起こる肢位を取らせ痛みを起こしながら筋触察によって確認した部位あるいはその周囲の侵害受容器を筋触察によって刺激し，再現症状を出現させ患者に質問し，原因筋線維を確認する（静的評価，図3-1）．

患者が同じ症状であると答えたら，その直後に問題の動作を行わせ再現症状を出現させ（動的評価，図3-2），筋触察で出現した症状とまったく同じ症状であるかを比較させ確認させる．

実際の評価では，筋触察で痛みを出現させ「この痛みと」と言い，その直後に問題の動作で再現症状を出現させ「この痛みは同じですか」と質問することが重要である．筋触察による症状と問題の動作の再現症状を比較する理由は，患者が筋触察で出現した症状を再現症状であると答えた場合でも，実際には再現症状ではないことがあるためである．

もしも，「似ています」「近いです」「それかもしれません」などの曖昧な答えの場合にはその症状は再

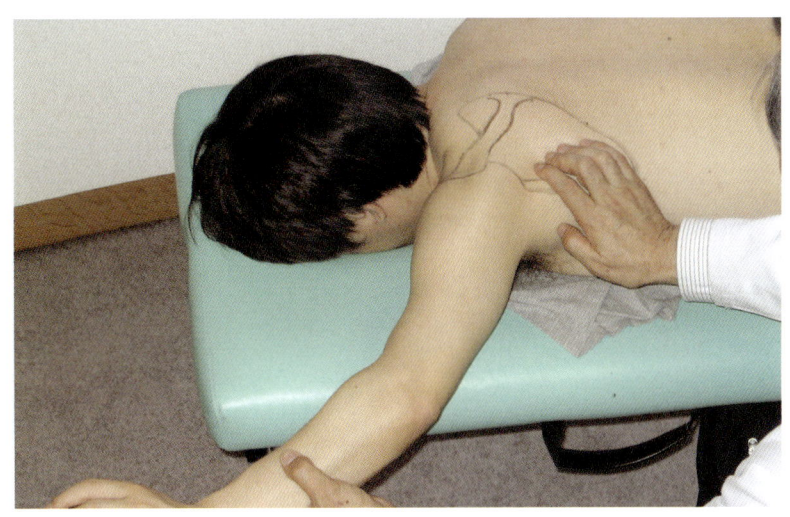

図3-1 ▶ 筋触察による確認（静的評価）

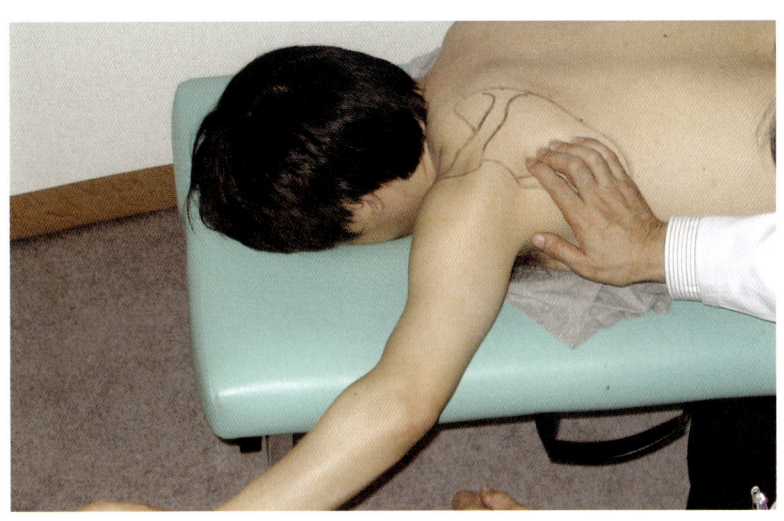

図3-2 ▶ 痛みが起こる動作による確認（動的評価）

現症状ではないので注意が必要である．

患者が訴えている症状は，損傷などによる組織の炎症によって発生した発痛物質による化学的刺激や筋緊張による機械的刺激などにより侵害受容器が刺激され，痛覚神経線維のインパルスが脳に伝達された時に起こる症状である．そのため，筋触察によって刺激した侵害受容器が前記の発痛物質や機械的刺激などにより刺激されている侵害受容器と同じであれば，痛覚神経線維のインパルスが症状を認識している脳と同じ部位に伝達され再現症状が出現する．つまり，再現症状により問題の部位を確定できると推測される．

2回目の評価は，抑制部位を確定する評価である．1回目の評価で出現させた再現症状を改善できる部位を確定する．抑制部位と思われる部位を圧迫し，原因筋線維に1回目と同じ痛覚刺激を加え症状が改善しているかどうかを確認する（静的評価，図3-3）．症状が改善していたら，原因筋線維と抑制部位を圧迫した状態で症状が出現する動作を行わせ（動的評価，図3-4），症状が抑制されている場合にはその部位を抑制部位と確定する．

この評価は，抑制部位への圧刺激によってゲートコントロール説による痛みのインパルスの抑制が働いているかどうかを確認する評価である．

3回目の評価は，原因筋線維と抑制部位を刺激する治療後に行う，MTAの治療効果を検証する評価である．治療後，抑制部位から手を放し原因筋線維を1回目の評価と同様に刺激する（静的評価，図

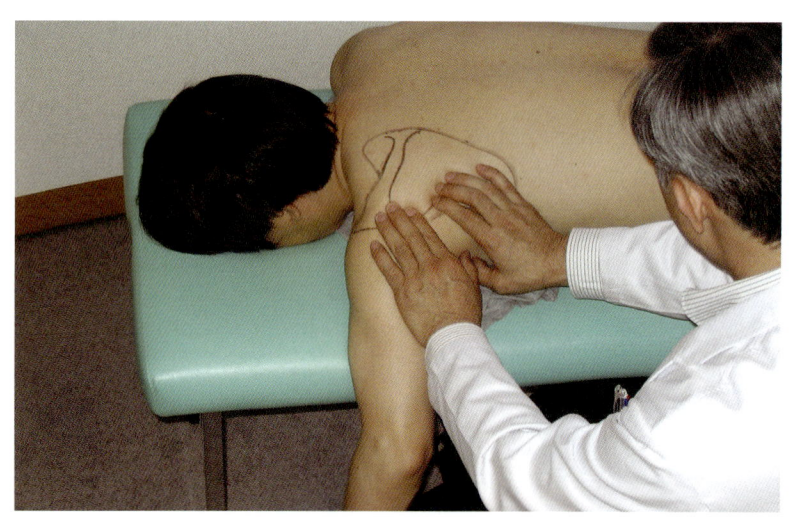

図3-3 ▶ 筋触察による抑制部位の確認（静的評価）

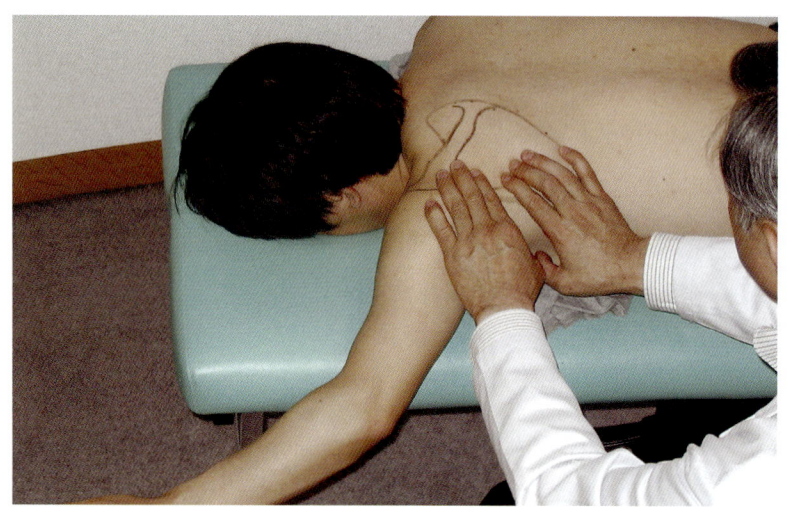

図3-4 ▶ 痛みが起こる動作による抑制部位の確定（動的評価）

3-5).症状が改善していたら,原因筋線維と抑制部位から手を放し症状が出現する動作を行わせ（動的評価,図3-6),症状が抑制されていたら終了する.治療後にゲートコントロール説による痛みのインパルスの抑制が十分に活性化していれば,抑制部位から手を放し原因筋線維を刺激しても症状が出現しなくなる.

筋触察による刺激で重要なことは,3度ともまったく同じ強さ,部位,方向で刺激しなければならないことである.例えば,1度目に5kgの圧刺激のみで検査したならば,2度目も3度目も5kgの圧刺激のみで検査し振動刺激を加えてはならない.1度目に5kgの圧刺激を加え筋線維に直行する様に1cmの幅の刺激で検査したならば,2度目も3度目も同じ圧刺激で同じ幅および方向への刺激を加えて検査しなければならない.

3）主な運動評価

MTAの対象は,前述の通り運動時痛が中心である.そのため,運動評価が重要である.MTAの効果を高め,持続時間を向上させる目的で行う主な運動評価を以下の①～⑥で述べる.

なお,評価で確認した痛み,筋力低下などをMTAで改善することにより,MTAの効果がさらに向上し症状の戻りを軽減できると考えられる.本評価を基に本章Ⅳの治療プログラムを立案する.

① 自動運動で患者が訴えている症状が出現する動きを行わせ,症状が出現する肢位で痛みを

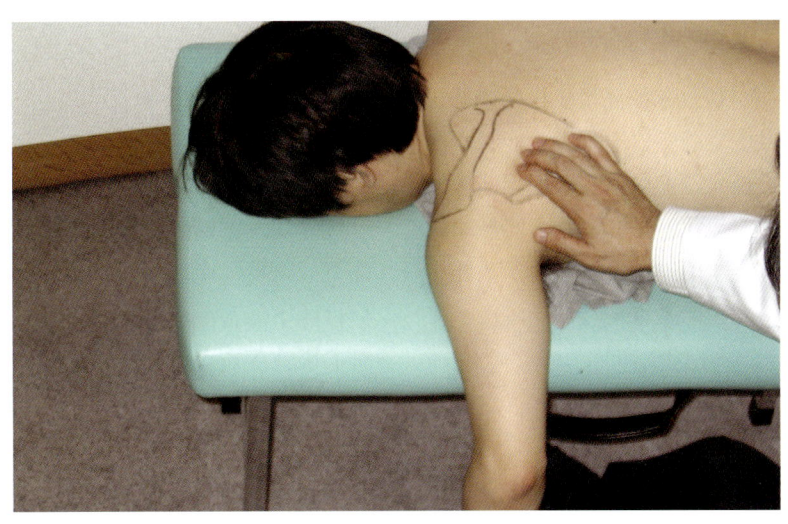

図3-5▶筋触察による治療効果の確認（静的評価）

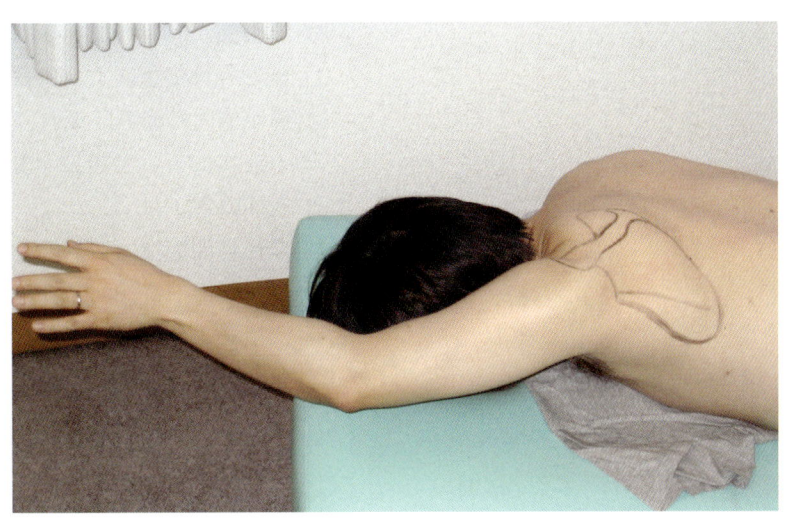

図3-6▶痛みが起こる動作による治療効果の確認（動的評価）

脳に認識させながら再現症状の部位を確定する.
② 痛みの種類を伸張痛, 短縮痛, 収縮痛に分けて再現症状を確認する.
短縮痛, 収縮痛を優先的に評価し治療する.
③ 原因筋と思われる筋を軽く圧迫した状態で, 再現症状が起こる動作を行わせ, 症状の変化を確認する.
④ 筋力の左右差を確認する. 左右差がある場合は, 弱い方の主動筋を触察し, 痛みなどの症状を探す. 特に骨盤, 肩甲骨 – 脊椎に付着している筋の確認は重要である.
⑤ 原因筋線維の拮抗筋の筋緊張および筋力の低下を確認する (図3-7).
⑥ 原因筋線維へ悪影響を与えている連結筋を確認する. 原因筋と思われる筋の連結筋を軽く圧迫した状態で, 再現症状が起こる動作を行わせ, 症状の変化を確認する.

①では, 侵害受容器が刺激され再現症状を確認しやすくなる. ③は, 触圧覚受容器を刺激し症状がある程度改善する部位を探すことにより, 原因筋線維を確認する手技である. 症状が軽減したら筋触察によって原因筋線維を確定する. また, 症状が改善する部位を圧迫しながら問題の動きを行わせることによって, ある程度の治療効果も期待できる. ④, ⑤で左右差や筋力低下があれば, その筋を触察し, 基本手技で痛みを改善する. ⑥で症状が改善したら, 圧迫していた筋を触察し, 出現した痛みを基本手技で改善する. ⑤は, スイングドアを使った筋バランスの考え方 (図3-7) を利用した問題線維の評価方法である. この考え方は, 主動筋とペアを組んでいる拮抗筋が弱化し伸びていれば, 主動筋は緊張し短くなると考えられている. そこで, 拮抗筋が弱化している場合は, その筋を強化することによって主動筋の緊張が低下し長くなり, 主動筋と拮抗筋のバランスが改善され, 主動筋の症状が改善される.

4) 筋触察で原因筋線維以外の疼痛筋を探す評価
再現症状以外の痛みは, 必要に応じてMTAで改善する.

Ⅱ. 適応

現時点で考えられるMTAの主な適応は, 侵害受容性疼痛, 筋緊張が原因の絞扼症状としての痺れと痛み, 末梢・中枢神経麻痺による運動機能障害あるいは嚥下障害, などである. 神経因性疼痛および精神心因性疼痛が原因で二次的に起こる侵害受容性疼痛は一時的に改善できるが, 痛みは短時間で戻りやすい.

以下に, 具体的な適応例を述べる.
1. 評価で再現症状が出現する侵害受容性疼痛・痺れ
2. 筋緊張が原因の絞扼症状としての痺れ
3. 整形外科疾患および内科疾患の術後に起こる筋が原因の痛み, 痺れ, 筋緊張およびそれらの症状によって起こるROM制限および運動機能障害
4. 変形性関節症, 変形性脊椎症, ヘルニア, 鞭打ち損傷や慢性関節リウマチなどで, 二次的に生じる侵害受容性疼痛, ROM制限および運動機能障害
5. 脳血管障害による運動麻痺, 痺れ, 痛み, 異常筋緊張
6. 視床痛により二次的に起こる侵害受容性疼痛
7. 侵害受容性疼痛が原因の顎関節症の痛み

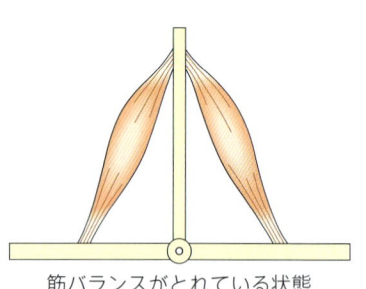
筋バランスがとれている状態

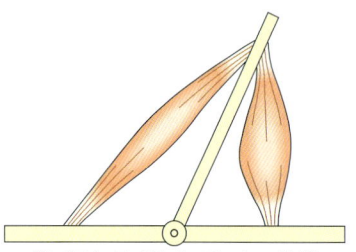
筋バランスがとれていない状態

図3-7 ▶ スイングドアを使った筋バランスの説明
栗原　修：アプライドキネシオロジー入門. 医道の日本社, 2004より

8. 筋不全が原因の嚥下障害
9. 筋不全が原因の筋力低下
10. 四肢切断術後の幻肢痛
11. 悪性腫瘍が原因で二次的に起こる侵害受容性疼痛
12. 生理痛により二次的に起こる侵害受容性疼痛
13. その他の侵害受容性疼痛
14. その他のMTAの適応となる症状が原因で起こる運動機能障害

III. 禁忌

現在考えられる禁忌は，直接刺激することによって症状および疾患が悪化する可能性のある部位へのアプローチである．

以下に主な禁忌を述べる．
1. 皮膚の火傷の部位
2. 全身あるいは局所の感染部位
3. 開放創
4. 悪性腫瘍の部位
5. その他

IV. 治療プログラムの立案

MTAによる一般的な治療では，始めに基本手技の動的施行法を行い，最後にMTAストレッチングを施行して終了する．

なお，治療後には原因筋線維が深部に残存していることが多い．そこで，治療では動的施行法の後に深部の残存している原因筋線維を評価で確認し，基本手技の静的施行法で改善することも重要である．

また，実際の治療では，治療効果を高め，持続時間の向上を図るために，

① 筋力の左右差があるか．
② 筋連結を介して，他の筋・筋膜の緊張が原因筋線維に悪影響を与えていないか．
③ 原因筋の拮抗筋に筋力低下があるか．
④ 原因筋線維以外の筋による反射性筋肉痛などが，原因筋線維に悪影響を与えていないか．

などを評価して治療プログラムを立案し，基本手技の動的施行法を中心として治療する．

①の評価で，筋力に左右差がある場合は，弱化している筋のなかにある痛みなどの症状を起こす筋線維を原因筋線維として基本手技で治療することにより，弱化している筋を強化する．②の評価で，筋連結を介して他の筋・筋膜の緊張が原因筋線維に悪影響を与えている場合には，その筋の緊張を基本手技で改善する．③の評価で，原因筋の拮抗筋に筋緊張および筋力の低下がある場合には，本章のI-2-3)「主な運動評価」(p.25)で述べたように基本手技で拮抗筋の筋力を強化し筋緊張を改善する．④の評価で，原因筋線維以外の筋による反射性筋収縮が原因筋線維に悪影響を与えている場合には，治療により改善した症状を再び悪化させる可能性がある．そこで，原因筋線維以外で痛みを有している筋に対しても基本手技を施行し，症状の戻りを少なくすることも必要である．

しかし，基本手技およびMTAストレッチングでどうしても症状が改善しない場合には，気持ちがよい程度の痛覚刺激を利用した治療を行い，それでも症状が改善しない場合には，強い痛覚刺激を原因筋線維に直接加え，脳内モルヒネ様鎮痛物質を介した機構である脳内疼痛抑制系を利用して治療する．

MTAを利用したセルフストレッチングは，症状の戻りを最小限に留めるために，在宅プログラムとして指導する．

第3章 評価・適応・禁忌・治療プログラムの立案

評　価　表（1）

氏　名　　　　　　　　　　　年　齢　　　　歳　　職　業

病　名　　　　　　　　　　　　　　　　　　　連絡先

発症年月日　　　年　　月　　日　　PT・OT開始日　　　年　　月　　日　　MTA開始日　　　年　　月　　日

現病歴

人体図　　再現痛の部位（××），再現痺れの部位（＋＋），再現痛以外の痛みの部位（／／），抑制部位（〇〇）
　　　　　＊どの部位の再現痛に対して，どの部位を抑制部位としたかを明記する．
　　　　　＊痛みが数箇所にある場合には，それぞれの痛みと抑制部位に同じ番号を記入し区別する．
　　　　　　例：再現痛1には抑制部位1，再現痛2には抑制部位2のように記入する．
　　　　　　　（××1，〇〇1，××2，〇〇2）

NRS：

	0	10	
1回目			年　月　日
2回目			年　月　日
3回目			年　月　日
4回目			年　月　日
5回目			年　月　日
6回目			年　月　日
7回目			年　月　日
8回目			年　月　日
9回目			年　月　日
10回目			年　月　日

　　　　　　　　〇 施行前の痛み，△ 施行後の痛み　（筋：　　　　　　　　）
　　　　　　　　◎ 施行前の痛み，× 施行後の痛み　（筋：　　　　　　　　）
　　　　　　　　● 施行前の痛み，▲ 施行後の痛み　（筋：　　　　　　　　）
　　　　　　　　□ 施行前のしびれ，＋ 施行後の痺れ　（筋：　　　　　　　　）

例：　0　　　　　　　　　　　　　　　　10
　　　　　△　　　　　　　　　　　　　〇

28

評 価 表 (2)

ROM：(SLR, FFDも含む)

部位＼日時	月 日 前	後	月 日 前	後	月 日 前	後	月 日 前	後	月 日 前	後	月 日 前	後	月 日 前	後	月 日 前	後

MMT

部位＼日時	月 日 前	後	月 日 前	後	月 日 前	後	月 日 前	後	月 日 前	後	月 日 前	後	月 日 前	後	月 日 前	後

ADL

種類＼日時	月 日 前	後	月 日 前	後	月 日 前	後	月 日 前	後	月 日 前	後	月 日 前	後	月 日 前	後	月 日 前	後

10m歩行時間，フットパットテスト，他

種類＼日時	月 日 前	後	月 日 前	後	月 日 前	後	月 日 前	後	月 日 前	後	月 日 前	後	月 日 前	後	月 日 前	後

その他の評価：

第4章
MTAの実際

　本章では，3つの症例集，整形外科の一般的な疾患，症状およびその他の症状・障害に対する基本的な施行方法を紹介する．

　3つの症例集では，筆者が現在までに報告した症例集を通してMTAの治療効果を紹介するとともに，臨床現場においてMTAを用いて治療する場合の基本的な考え方を紹介する．

　整形外科の一般的な疾患，症状に対する基本的な施行方法では，運動時痛，腰痛，頸部痛，腰椎椎間板ヘルニア，頸椎椎間板ヘルニア，変形性股関節症，変形性膝関節症，股関節周囲および膝関節周囲の痛み，関節可動域制限，五十肩，結帯動作の障害，リュウマチ，その他の痛み，などについて紹介する．運動時痛では，問題の動作が起こる動作の中で探すことが重要である．そこで，歩行の接踵期に起こる痛みを例に挙げて紹介する．椎間板ヘルニアでは，痛みと痺れに対するアプローチ方法を紹介する．関節可動域制限に対しては，股関節および膝関節の屈曲制限に対する施行法を例に挙げて紹介する．なお，五十肩，結帯動作の障害，リュウマチ，その他の痛み，などについては簡単に紹介する．

　その他の症状および障害に対する基本的な施行方法では，幻肢痛，嚥下障害および脳血管障害後遺症による痛み，痺れ，運動麻痺に対する方法を紹介する．

マイオチューニングアプローチ Myotuning approach

第4章 MTAの実際

この章では、症例を通してMTAの治療効果を紹介するとともに、臨床現場においてMTAを用いて治療する場合の基本的な考え方を紹介する。

I. 症例集1

本症例集は、アジア理学療法士学術集会（ACPT）で筆者が発表した原稿を基に作成した。症例は、山田記念病院の瀬戸口恵莉先生、下河辺雅也先生、クロス病院の大澤明人先生、福島健士先生、増本整形外科クリニックの川上陽子先生、今牧悟先生、小笠原聖子先生、高橋真一先生から報告していただいた。

目的：本研究の目的は、general Physical Therapy（以下、GPT）により、顕著な効果が出現しない患者に対してMTAを施行し、シングルケース実験計画法によりMTAの効果を検証することである。

方法：本研究は、3施設で試行した症例を用い、変更したABAB型の反復実験計画により実施した。施行者は、理学療法士であり日本マイオチューニングアプローチ研究会のインストラクターおよび基礎コース研修会修了者であった。

研究期間は、3月30日〜7月2日までの約3か月であり、症例1が4月2日から4月26日までの約3週間、症例2が4月22日〜5月12日の約4週間、症例3が3月30日〜5月1日の約5週間、症例4が4月18日から5月8日までの約3週間、症例5が4月23日から5月15日までの約3週間、症例6が6月6日から7月2日までの約4週間であった。

施行時間は40〜60分とし、各症例の施行時間はGPTおよびMTAともにほぼ同時間とした。基礎水準期ではGPT、MTA導入期ではMTAを施行した。GPTは、5症例では主に筋力強化、ROMex、および温熱療法を施行したが、症例3ではGPTにより痛みが増悪し、痛みのために運動療法を施行できなかったため温熱療法のみを行なった。MTAは、5症例では主にMTAと温熱療法を施行したが、症例2ではMTAのみを行なった。

各期における施行回数は、第1基礎水準期ではすべての症例で3回、第2基礎水準期では症例3が4回、症例6が3回、その他の4症例が1回、第1MTA導入期では症例1が2回、症例6が3回、その他の4症例が1回、第2MTA導入期では症例6が2回、その他の5症例が1回であった。

MTAは、徒手による侵害受容器の刺激（筋触察）によって出現する再現症状を抑制部位で改善し、基本手技の動的および静的施行法を実施した。抑制部位は、可能な限り原因筋線維と同じレベルのデルマトームのなかで探し確定した。

評価は、GPTおよびMTAの施行前・後の痛み、痺れ、関節可動域、筋力、15cm台昇降、睡眠状態および日常生活動作（ADL）などで行なった。評価の計測は、痛み・痺れを変更したVAS、関節可動域をゴニオメーター、筋力をMMT、睡眠状態を筆者らが製作した睡眠スケール（表4-1）により行なった。

なお、本研究は数カ所の臨床現場で行なったため、研究期間、基礎水準期と操作導入期の施行回数および治療手技の種類などを統一できなかった。

症例：症例は、GPTを施行し十分な効果を認められない6症例（年齢：30〜80歳、女性5例・男性1例）であり、シングルケース実験計画法に同意した者とした。

症例1は、59歳の女性で、診断名は右肩関節周囲炎であった。主訴は、「夜、強い疼痛により目が覚める」であった。数年前より肩の痛みが出現し、症状が増悪したため本年2月15日に受診した。3月14日よりGPT開始するも、ROM、運動時痛、安静時痛（VAS8前後で夜時々目が覚める）がほとんど改善しないため、4月11日よりMTAを導入した。主な原因筋は、棘上筋、前斜角筋であった。

症例2は、30歳の男性で、診断名は左肘頭骨折、左橈骨骨折であった。07年5月に左肘頭骨折を受傷しワイヤーにて固定術を施行し、GPTを行なっていた。その後、08年1月に、左橈骨骨折を受傷し、保

表4-1 ▶ 睡眠スケール

0	良い
1	少し良い（夜1回目が覚める）
2	少し悪い（4〜5時間に1回目が覚める）
3	悪い（2〜3時間に1回目が覚める）
4	非常に悪い（ほとんど眠れない）

存療法で治療していた．同年4月16日にワイヤーを抜去し，肘関節可動域制限に対して麻酔下にて受動術を施行し翌日より筋力強化，GPTを開始するもROMがほとんど改善しなかったため，同月26日よりMTAを導入した．受動術施行前後の肘関節可動域は，屈曲が85°→120°，伸展が−10°→−10°であったため，屈曲120°を目標として施行した．主な原因筋は，上腕二頭筋，腕橈骨筋，長橈側手根伸筋，上腕三頭筋であった．

　症例3は，55歳の女性で，診断名は左上肢ニューラルシックアシオトロフィー，RSD，左上肢運動障害であった．平成19年12月，起床時に左上肢に疼痛・痺れが出現し，平成20年1月10日ニューラルシックアシオトロフィーと診断され，同年3月14日よりGPTを開始した．しかし，疼痛がさらに増強したため，同月29日に運動療法を中止しホットパックのみを施行するも，症状がさらに増強し，4月24日に痛みのために眠れないとの訴えがあり，MTAを導入した．主な原因筋は，浅指屈筋，深指屈筋，長母指屈筋であった．

　症例4は，75歳の女性で，診断名は第5頸椎棘突起骨折，頸椎捻挫であった．平成19年10月に交通事故により受傷し，同年12月5日までフィラデルフィア装具による装具療法を施行した（理学療法は施行せず）．その後，右上肢の痺れ，頸部の安静時痛・運動時痛および関節可動域制限が改善しなかったため，平成20年1月15日当院を受診しGPTを施行したが症状がほとんど改善せず，MTAを導入した．主な原因筋は，肩甲挙筋・前斜角筋・頭板状筋であった．

　症例5は，73歳の女性で，診断名は両側人工股関節全置換術後（左は平成16年，右は平成19年）であった．某院にて手術後3ヵ月間GPTを施行し自宅生活をしていたが，平成20年2月に左股関節周囲に疼痛が出現し，当院を受診し運動療法を開始した．主訴は，「左股関節荷重時痛．階段昇降が困難であり右下肢からの2足1段歩行がようやくできる」であった．主な原因筋は，長内転筋・外側広筋・中殿筋・腰方形筋であった．

　症例6は，80歳の女性で，診断名は肩関節周囲炎であった．本年3月中旬より肩関節周囲に疼痛が出現し，徐々に症状が増悪した．4月25日に受診しアルツディスポSを服薬したが改善せず6月6日より

GPTを開始した．主訴は，「寝返りができない」であった．主な原因筋は，三角筋の前部および中部線維であった．

結果：GPTでは6症例すべてに顕著な効果を認められなかったのに対し，MTA導入直後には顕著な効果を認めた．しかも，MTAでは施行から効果が現れるまでの時間である潜時が短時間であり，即時的に効果が表れた．

　症例1：施行結果を図4-1，4-2に示す．第1基礎水準期では，3回のGPT施行によっても肩関節可動域，疼痛および結帯動作すべてがほとんど改善しなかった．しかし，第1MTA導入期では2回のMTA施行によって，すべての評価が顕著に改善した．疼痛は，研究の最終日まで消失した状態を保っていた．

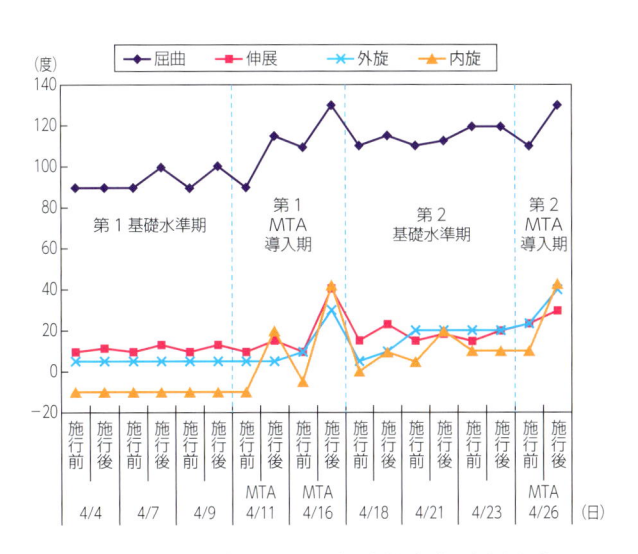

図4-1 ▶肩関節ROMの経時的変化（症例1）

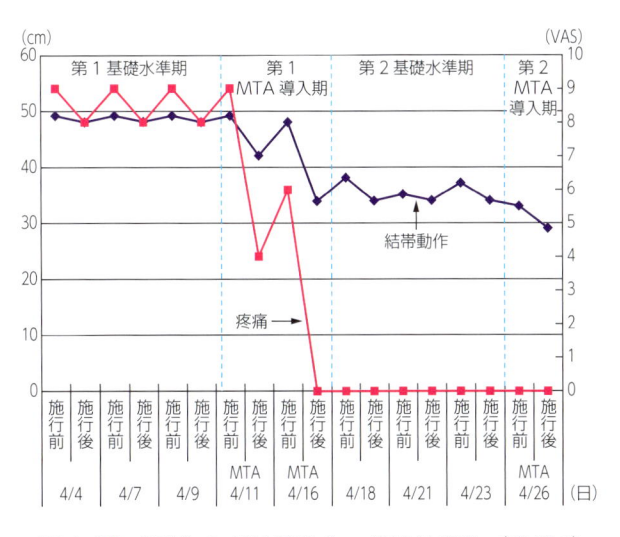

図4-2 ▶疼痛および結帯動作の経時的変化（症例1）

しかし，第2基礎水準期では，第1MTA導入期と比較してROMが低下し，結帯動作が悪化した．

第2MTA導入期では，自動運動による肩関節可動域，結帯動作が改善した．治療効果は，すべてMTA施行時に出現した．

症例2：施行結果を図4-3，4-4に示す．第1基礎水準期では，3回のGPT施行によっても肘関節可動域，睡眠障害はほとんど改善せず2〜3時間毎に目が覚める状態だった．疼痛は軽減・増悪を繰り返していた．しかし，第1MTA導入期ではMTA施行によって，3回すべてで顕著に改善した．疼痛は消失し，研究の最終日まで消失した状態を保っていた．睡眠スケールは2になり，4〜5時間に一回目が覚める程度に改善した．第2基礎水準期では，第1MTA導入期と比較してROM，睡眠障害ともにわずかに悪化した．しかし，第2MTA導入期では，肘関節可動域がほぼ目標の120°となった．また，睡眠障害がなくなり，夜間に目が覚めることがなくなった．睡眠障害以外の治療効果は，MTA施行時に出現した．

症例3：施行結果を図4-5に示す．第1基礎水準期では，3回GPTを施行したが，疼痛は増悪し，握力は低下した．しかし，第1MTA導入期ではMTA施行によって，疼痛がVAS10→7，握力が7 mmHg→22 mmHgと顕著に改善した．第2基礎水準期では，第1MTA導入期と比較して疼痛が増悪し，握力が低下した．しかし，第2MTA導入期では第2MTA基礎水準期と比較して，疼痛がVAS7→2，握力が22 mmHg→44 mmHgと顕著に改善した．治療効果は，MTA施行時に出現した．

症例4：施行結果を図4-6に示す．第1基礎水準期では，痛みはほとんど変化なく，痺れはVAS9〜6の間で推移していた．頸部のROMは，1回目施行前の25°から3回目施行後35°とほとんど改善しなかった．しかし，第1MTA導入期では第1基礎水準期と比較して，疼痛，痺れおよびROMが顕著に改善した．第2基礎水準期は，第1MTA導入期と比較してわずかに疼痛，痺れが増悪し，ROMが低下した．しかし，第2MTA導入期では，再度疼痛，痺れおよびROMが顕著に改善した．治療効果は，MTA

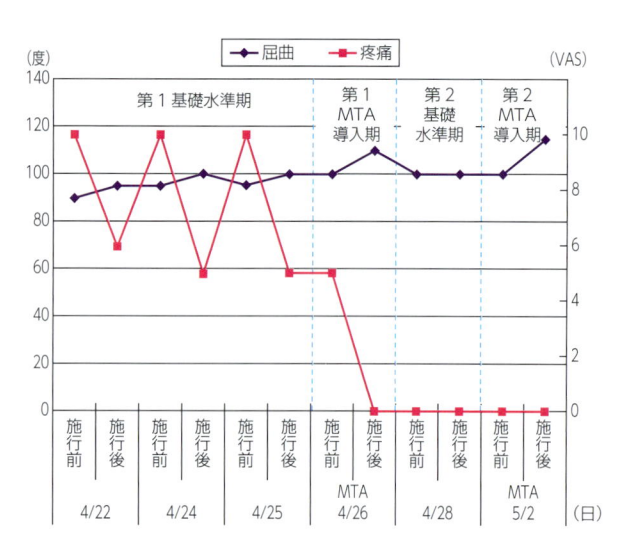

図4-3▶疼痛および肘関節ROMの経時的変化（症例2）

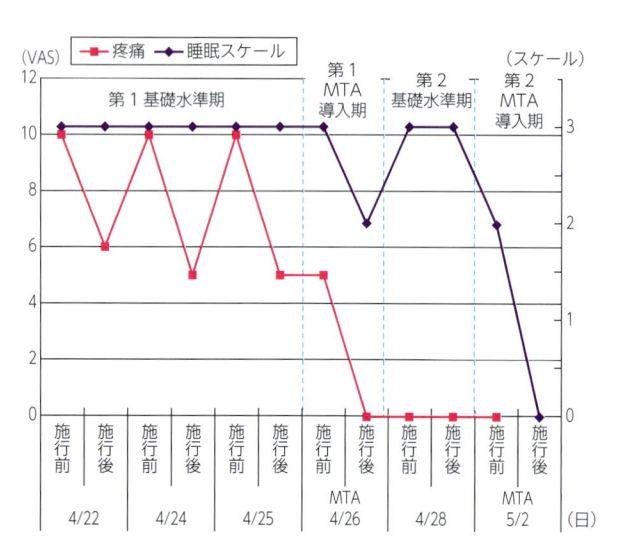

図4-4▶疼痛および睡眠スケールの経時的変化（症例2）

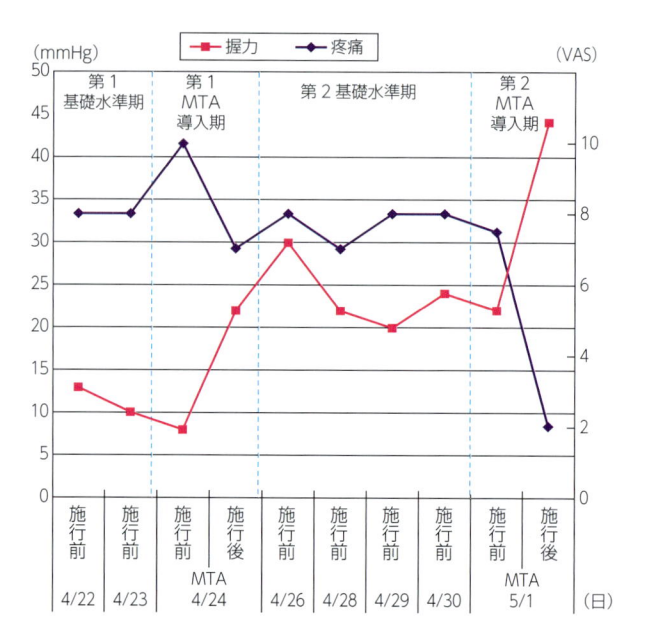

図4-5▶疼痛および握力の経時的変化（症例3）

第4章　MTAの実際

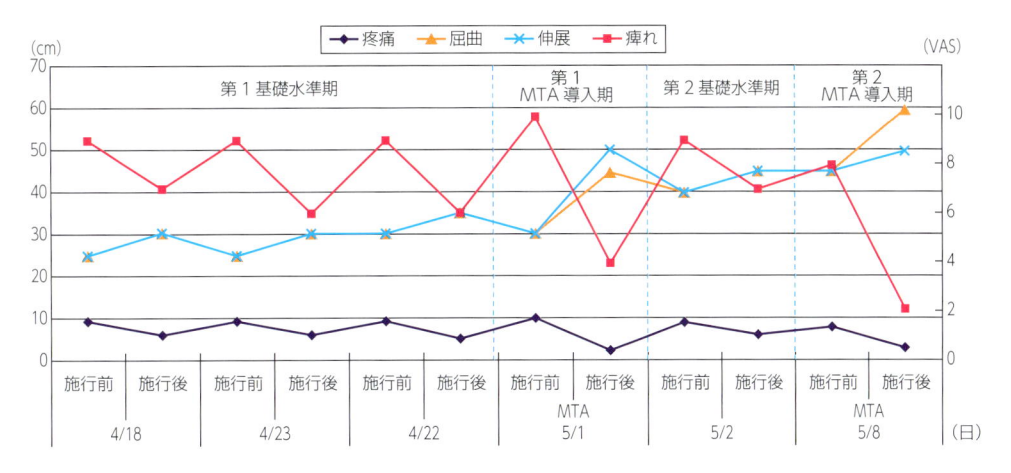

図4-6▶疼痛・痺れおよび頸部のROMの経時的変化（症例4）

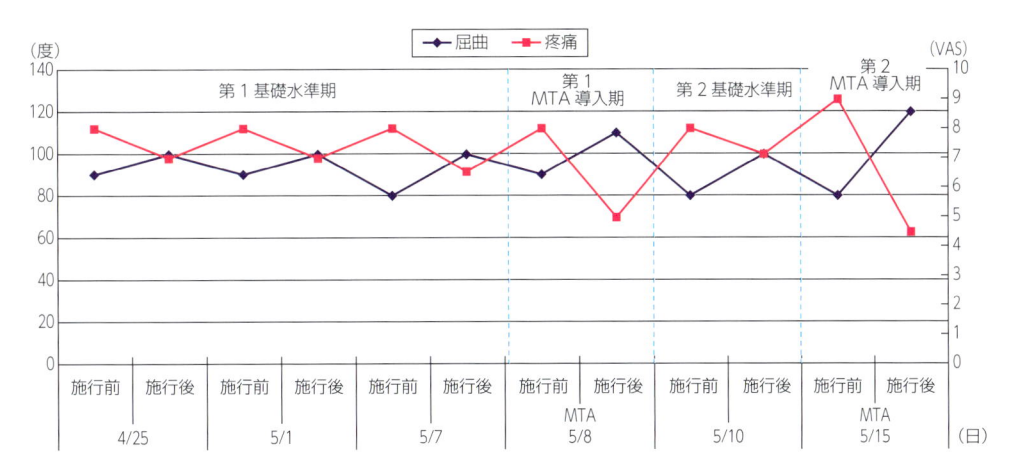

図4-7▶疼痛および股関節ROMの経時的変化（症例5）

施行時に出現した．

　症例5：施行結果を図4-7に示す．第1基礎水準期では，ROM，痛みともにほとんど改善しなかった．第1MTA導入期では，疼痛がVAS8→5と軽減し股関節ROMが改善した．しかし，左側下肢からの踏み台昇降は不完全だった．第2基礎水準期では，第1MTA導入期と比較してROMが低下し，痛みが増悪した．第2MTA導入期では，第2基礎水準期と比較して疼痛が軽減し，ROM全体に改善が見られたことにより，左下肢からの15cm台昇降が可能となった．治療効果は，MTA施行時に出現した．

　症例6：施行結果を図4-8，4-9に示す．第1基礎水準期では，3回のGPT施行によっても疼痛，肩関節可動域および結帯動作がほとんど改善しなかった．寝返りは患側上肢の介助により行なっていた．第1MTA導入期では，3回のMTA施行によって痛み，肩関節ROMおよび結帯動作ともに顕著に改善し，寝返りは自立した．また，入浴時のタオルによる洗体が可能となった．しかし，第2基礎水準期では，痛み，肩関節ROMおよび結帯動作のすべての数値が低下した．第2MTA導入期では，肩関節可動域，結帯動作が改善した．治療効果は，MTA施行時に出現した．

まとめと考察

　本研究は，改変したABAB型反復実験計画法を用いて3つの施設で施行し，MTAのデータを基に治療効果を検証した．

　GPTでは，6症例すべてに痛み，痺れおよび運動機能の顕著な効果を認められなかった．しかし，MTA導入時から6症例すべてに，痛み，痺れおよび運動機能に顕著な効果を認めた．また，MTAでは施行から効果が現れるまでの時間（潜時）が短く

35

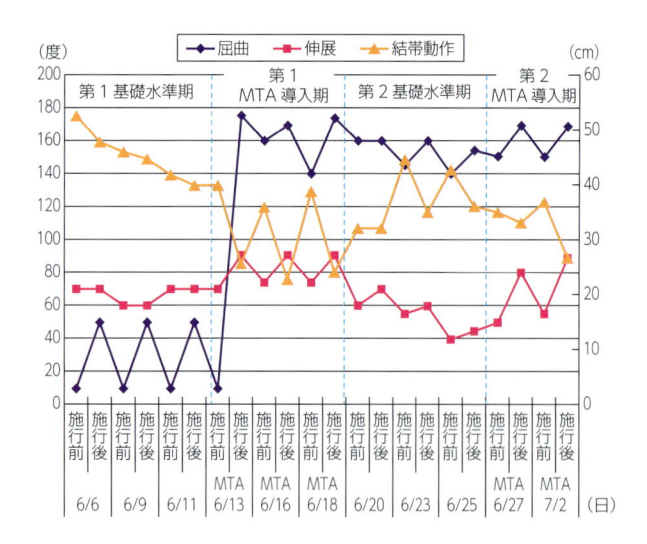

図 4-8 ▶ 肩関節 ROM と結帯動作の経時的変化（症例 6）

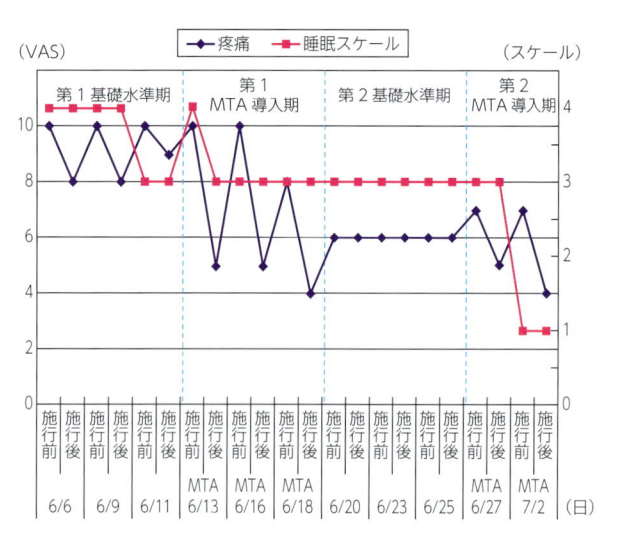

図 4-9 ▶ 痛みと睡眠スケールの経時的変化（症例 6）

即時的に効果が表れたことからも，他の因子の影響による改善の可能性が非常に少ないと推測される．さらに，痛み，痺れおよび運動機能が即時的に改善したことによって，ADL も即時的に可能になったと推測される．

本研究の結果より，MTA は痛み，痺れおよび運動機能を即時的で顕著に改善できるのみでなく，睡眠状態や心理状態も改善できる可能性が高い治療的アプローチであると推測される．

II. 症例集2

ここで紹介する症例集は，「マイオチューニングアプローチ．専門リハビリテーション 4：2-13, 2005」より一部改変し転載した．

1. 方法

本稿では，MTA を行なった頸椎椎間板ヘルニア 1 症例，腰痛症 1 症例，左肩腱板損傷 1 症例，大腿四頭筋停止部付近の炎症および腰痛症 1 症例，脳卒中左片麻痺 1 症例を通して治療効果を報告する．なお，紙面の都合により結果のみを簡単に紹介する．治療回数は 8〜10 回，治療時間は 5〜60 分であった．評価は，痛み，痺れ，睡眠時間，食欲，心理状態，ROM，FFD および ADL などで行なった．症例 4 に関しては，初回施行時前後の筋力と最大等尺性収縮での筋電図積分値（integrated electromyogram：IEMG）を計測した．筋力は μTASMT-1（アニマ社製）を，IEMG はホルダー筋電計 ME3000P（メガエレクトロニクス社製）を使用し，痛みを生じている筋を対象に測定した．

なお，痛みと痺れは，視覚的アナログ目盛り法（Visual analogue scale：VAS）を改変し，初回施行前の痛みを 10，痛みを感じない場合を 0 とした．睡

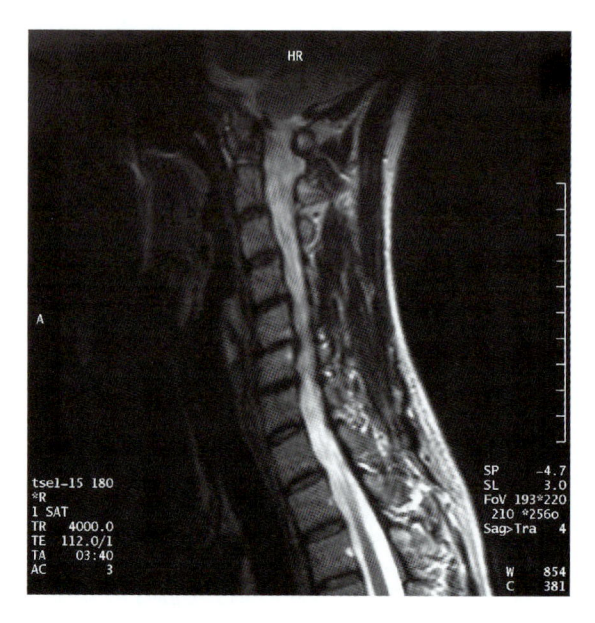

図 4-10 ▶ MRI 画像（症例 1）

眠時間，食欲および心理状態は独自に作成した6段階スケールで評価した．治療は，本人の意志を確認し終了した．

2. 症例

症例1：

49歳女性，看護師．診断名：頸椎椎間板ヘルニア（図4-10）．現病歴：平成13年3月30日テニスのハードトレーニング後に頸部，肩甲帯から上肢にかけて痛み・痺れ出現．4月8日夜，前記症状が増強し睡眠不能となる．4月9日整形外科受診．自宅安静するも症状軽快せず．4月12日MTA開始．開始時症状：痛みが常時左上腕全体にあり，強い痺れが常時左肩甲帯に出現していた．開始前の主な痛みの部位を図4-11に示す．痛みのためにほとんど眠れず，服薬（眠剤）後も不眠状態が継続．精神状態は非常に悪く，食欲はほとんどなかった．関節可動域（自動運動）は，強い痛みのために肩関節屈曲85°，外転80°で制限されていた．主な原因筋を表4-2に示す．

症例2：

58才男性，自動車リース業．診断名：腰痛症．現病歴：約8年前に腰痛出現し，緩解，増悪を繰り返していた．平成13年2月20日に雪かきでぎっくり腰を発症した．その後，8月20日に物を取ろうとして再発し，症状の改善が認められないため9月13日よりMTAを開始した．開始前症状：常時腰痛があり，運動痛は特に前屈，後屈で出現していた．開始前の主な痛み部位を図4-12に示す．疼痛のため，服薬（眠剤）後もほとんど眠れず，精神状態が不安定で食欲もなかった．主な原因筋を表4-2に示す．

症例3：

58才女性，調理師．診断名：左肩腱板損傷．現病歴：平成11年3月中旬，スキーで肩関節亜脱臼となり，その後も肩に違和感があった．同年12月，疼痛

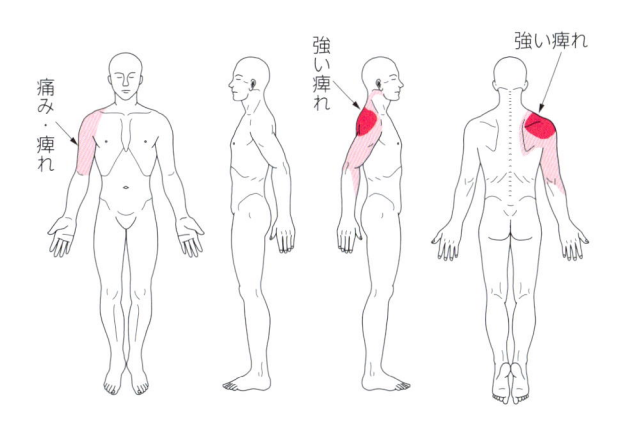

図4-11▶症例1の主な疼痛，痺れ部位

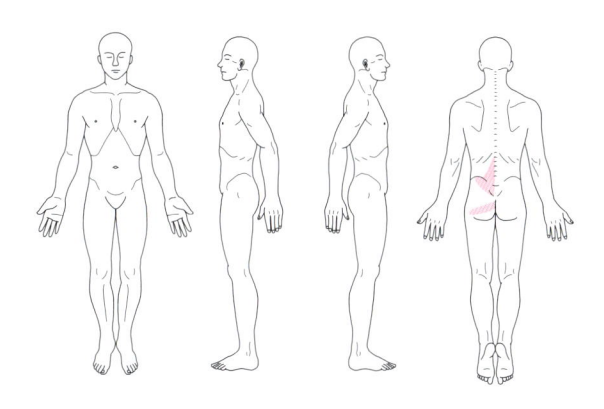

図4-12▶症例2の主な疼痛部位

表4-2▶主な原因筋（症例1～3）

症例1	症例2	症例3
僧帽筋	腸肋筋	三角筋（前・中・後）
肩甲挙筋	最長筋	僧帽筋
棘上筋	腰方形筋	肩甲挙筋
棘下筋	大殿筋	棘下筋
小円筋	梨状筋	棘上筋
大円筋		小円筋
三角筋（前・中・後）		上腕三頭筋長頭
上腕三頭筋長頭		上腕三頭筋外側
上腕二頭筋短頭		上腕二頭筋長頭
腕橈骨筋		上腕二頭筋短頭
		腕橈骨筋

および痺れが増強し，仕事で鍋を持てなくなり，櫛も使えなくなった．夜間には痛みが増強し不眠が続いたため，5月15日よりMTAを開始した．開始前症状：常時，強い疼痛および痺れが左上腕にあった．ROMは，痛みおよび痺れのため右肩関節屈曲60°，外転50°で制限されていた．ADLは，右上肢挙上に関係する動作がほとんど不能であった．仕事では，鍋（7 kg）を持つことができなくなり，調理師として働けなくなっていた．開始前の痛みおよび痺れの部位を図4-13に示す．痛みのために3時頃覚醒しその後は睡眠不能となっていた．また，食欲がなく精神面も常時不安定で非常に悪かった．主な原因筋を表4-2に示す．施行時間は20～40分，施行回数は16回であった．

症例4：

27歳女性，学生．診断名：大腿四頭筋停止部付近の炎症．腰痛．現病歴：平成16年のはじめ頃から右膝関節屈曲時および荷重時に腰痛が出現していた．整形外科にて湿布薬を処方され，その後は症状の緩解および増悪を繰り返していた．しかし，数日前から右膝関節の痛みおよび腰痛が出現し，9月22日からMTAを開始した．開始時症状：安静時痛が端坐位で右膝関節に出現し，運動時痛が歩行の立脚中期，階段昇降および自転車漕ぎなどで出現していた．腰痛は，特に端坐位での下肢挙上（膝関節屈曲位），体幹前屈，後屈で出現し，1～2時間の座位保持にて増悪していた．主な原因筋は，膝部が外側広筋，大腿二頭筋短頭，腰痛が腰方形筋，大臀筋，中臀筋であった．施行時間は10～40分，施行回数は8回であった．

症例5：

42歳男性，会社員．診断名：脳卒中（左片麻痺）．現病歴：階段昇降・自転車漕ぎなどで運動時痛が出現していた．平成16年11月26日，右内包後脚に発症し（図4-14），11月29日から理学療法を開始した．開始時症状：上下肢ともに弛緩性麻痺であり，随意運動不能であった．寝返りは可能だが，起座動作は不能であった．

3. 治療結果

症例1：痛みおよび痺れの経時的変化を図4-15に示す．痛みおよび痺れは，初回施行直後にはほぼ消失したが，4日後の2回目施行前にはVAS6とある程度戻っていた．同様の状態が4回目まで続いてい

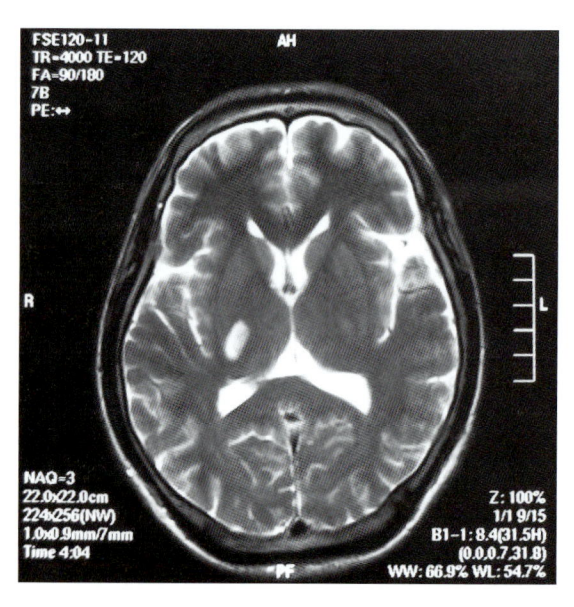

図4-14▶MRI画像（症例5）

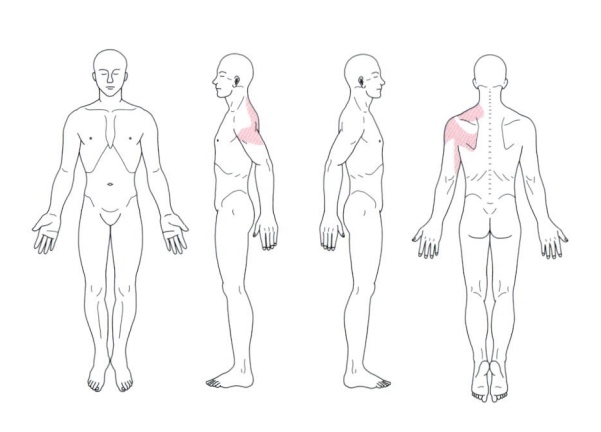

図4-13▶症例3の主な疼痛，痺れの部位

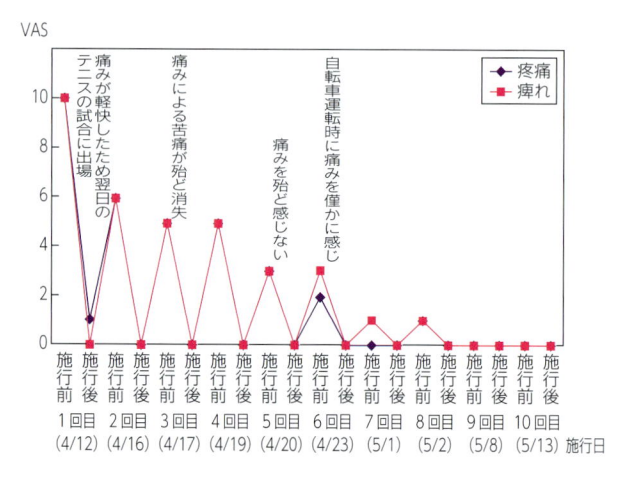

図4-15▶疼痛および痺れの施行前・直後の経時的変化（症例1）

たが，4回目以降は苦痛をほとんど感じなくなり，6回目以降は痛みおよび痺れがほぼ消失した状態が持続している．関節可動域は，4回目以降に正常となった．睡眠障害（図4-16）は4回目，食欲不振（図4-17）は3回目以降に正常に戻り，精神状態（図4-18）は，4回目以降に安定した．施行時間は5〜40分，施行回数は10回であった．

症例2：疼痛の経時的変化を図4-19に示す．痛みは，初回治療直後にはわずかに感じる程度に軽減していたが，翌日の2回目施行前にはVAS7とある程度戻っていた．しかし，3回目施行以降はほとんど消失した状態が続いた．指床間距離（FFD），睡眠障害（図4-16），食欲不振（図4-17）および精神状態（図4-18）は，いずれも初回施行直後から著明に改善した．FFDは，初回施行前の−24 cmから施行後に＋2 cmとなり，最終回施行前には＋5 cmとなった．睡眠障害（図4-16）は2回目以降ほとんど目が覚めない状態となり，5回目以降は正常となっ

た．食欲不振（図4-17）は3回目以降ほぼ正常に戻った．精神状態（図4-18）は3回目以降顕著に改善し，5回目以降安定した．施行時間は15〜60分，施行回数は8回であった．

症例3：痛みの経時的変化を図4-20，睡眠障害を図4-16，食欲不振を図4-17，精神状態を図4-18に示す．痛みおよび痺れは，初回施行直後にはVAS3となり，痛みをわずかに感じる程度となった．睡眠は，初回施行により朝まで可能となったが覚醒時にわずかに痛みが残存していた．しかし，2回目施行後には覚醒時の痛みも消失した．3回目試行後は，次回試行時まで痛みをほとんど感じなくなり，ROMも正常となった．7回目以降は，痛みおよび痺れが消失した．ADLおよび睡眠状態の変化を表4-3に示す．ADLは，初回試行により顕著に改善し，最終回時にはほぼ正常の状態が持続していた．仕事は，調理士として約7 kgの鍋を使用し3時間程度の調理を行えるようになった．睡眠障害（図4-16）およ

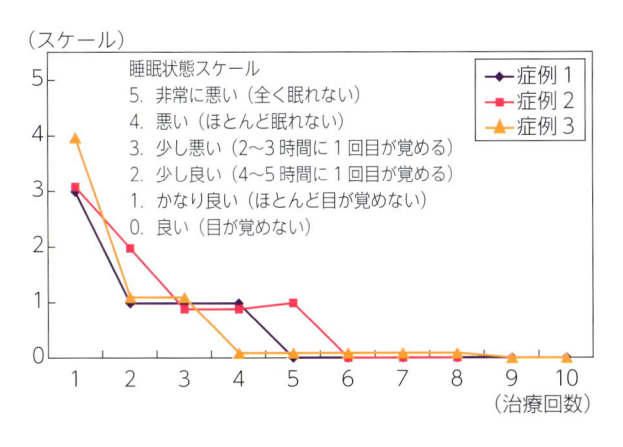

図4-16 ▶ 睡眠障害の経時的変化（施行前）

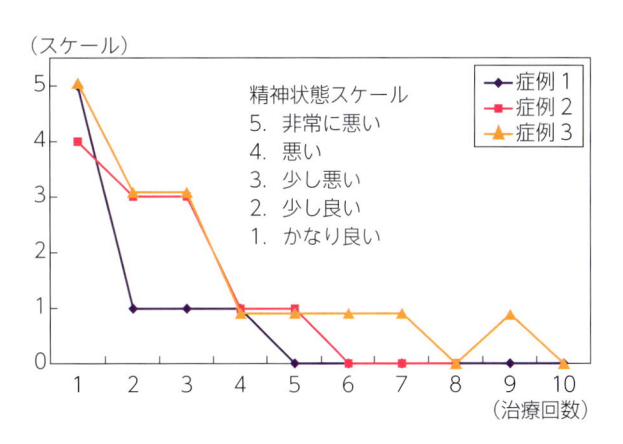

図4-18 ▶ 精神状態の経時的変化（施行前）

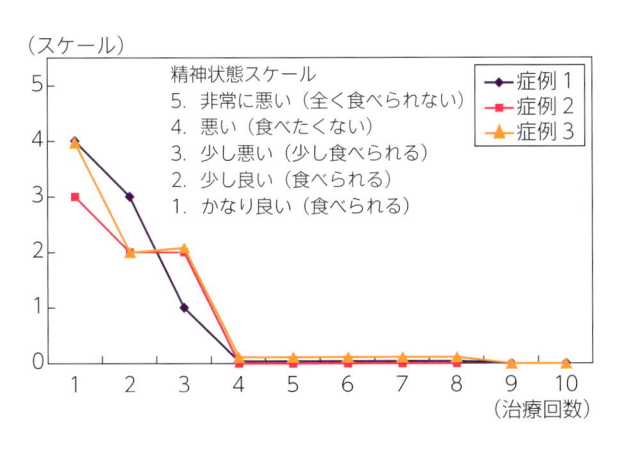

図4-17 ▶ 食欲の経時的変化（施行前）

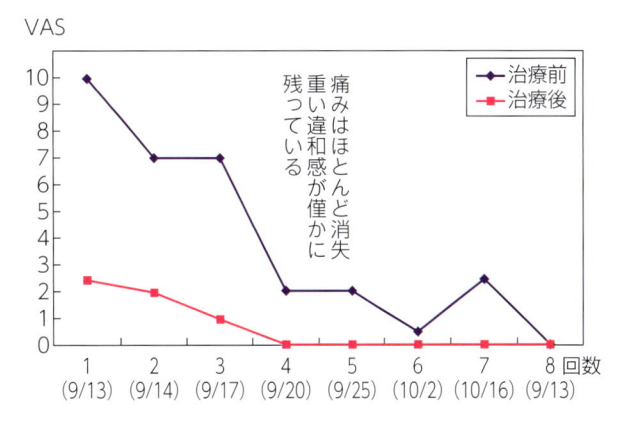

図4-19 ▶ 施行前・後の疼痛の経時的変化（症例2）

表4-3 ▶ ADL・睡眠状態の初回時施行前後および最終回時の変化（症例3）

ADL・睡眠	初回（5月15日）		最終回（8月10日）	
	施行前	施行後	施行前	施行後
右上肢挙上	不能（VAS10）	手が頭に届く	正　常	正　常
鍋を持つ（7 kg）	不能（VAS10）	可能（VAS3）	正　常	正　常
ブラシの使用	不能（VAS10）	可能（VAS3）	正　常	正　常
ドライヤーの使用	不能（VAS10）	可能（VAS3）	正　常	正　常
睡　眠	痛みにより，朝3時頃目が覚め，その後眠れない（VAS10）	痛みが楽になり，翌日の朝，普通の時間に目覚める（VAS4）	正　常	正　常

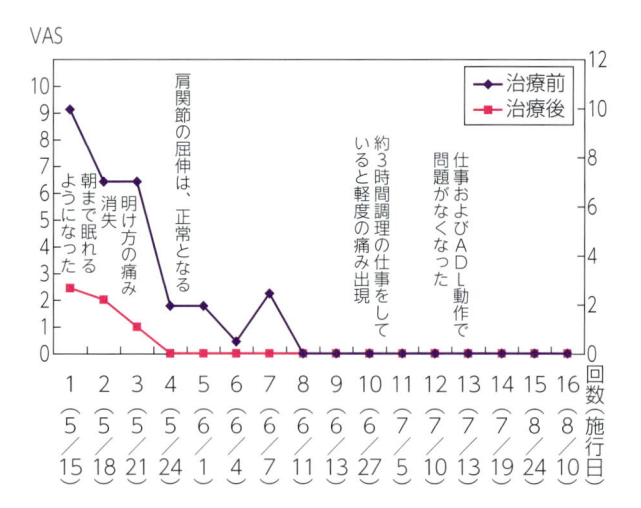

図4-20 ▶ 疼痛の施行前・後の経時的変化（症例3）

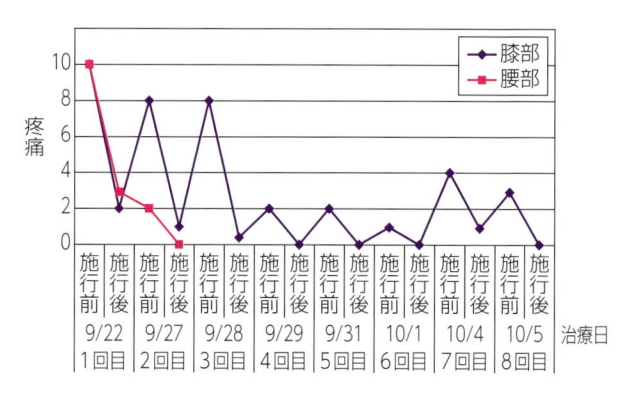

図4-21 ▶ 疼痛の施行前・直後の経時的変化（症例4）

表4-4 ▶ 初回施行前・後の筋力（症例4）

	初回施行前後の筋力		
	施行前	施行後	変化率
左股関節外転筋（背臥位）	18.6 kg	21 kg	12.90%
左膝関節伸展筋（座位）	26.1 kg	41 kg	57.10%

表4-5 ▶ 初回施行前・後の最大等尺性収縮でのIEMG（症例4）

	施行前	施行後	変化率
左大殿筋（伏臥位）	328	353	7.62%
左外側広筋（端座位）	320	396	23.75%

（単位：μVs）

び食欲不振（図4-17）は，3回目以降に正常に戻った．精神状態（図4-18）は，初回施行により3（少し悪い程度）にまで改善し，3回目以降はかなり安定した．施行時間は20～40分，施行回数は16回であった．

症例4：痛みの経時的変化を図4-21に示す．痛みは，9月22日初回施行により腰部がVAS10→3，膝周囲がVAS10→2と顕著に改善した．初回施行前後の筋力（表4-4）および筋電図による最大等尺性収縮時の1秒間のIEMG（表4-5）は，いずれも施行後に増加していた．2回目（9月27日）施行前の痛みは，VASで腰部2，膝周囲が8であり，膝周囲の痛みが80%程度戻っていた．腰痛は，2回の施行で消失し治療を終了した．膝周囲の痛みは，3回目（9月28日）の施行以降では特に注意を向けなければ気付かない程度に改善していたが，10月2日か

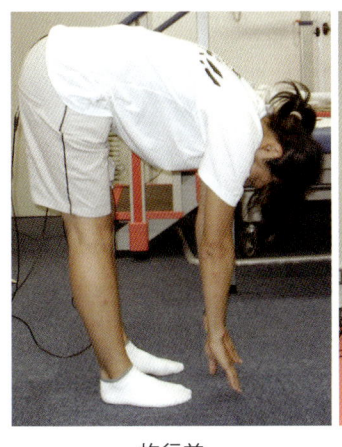

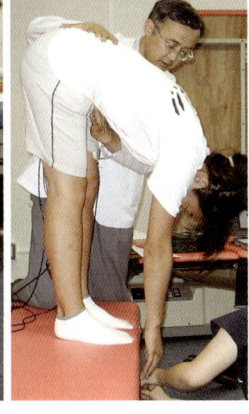

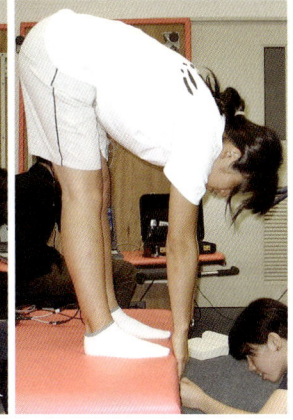

第4章　MTAの実際

施行前　　　　　MTAストレッチング　　　MTA施行後
　　　　　　　　　　施行時

図4-22▶初回施行によるFFDの変化（症例4）

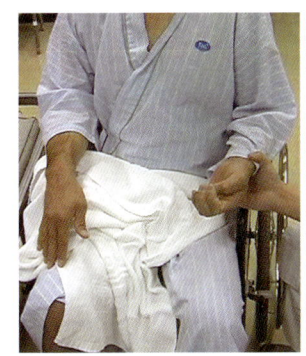

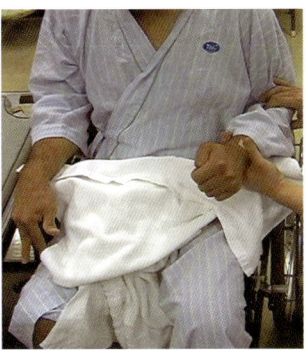

施行前　　　　　　施行時

図4-23▶手指屈曲（12月6日・4回目）
施行前はわずかに屈曲していたが、施行時は手指の屈曲がほぼ可能となった（屈筋群に約5分間施行）．

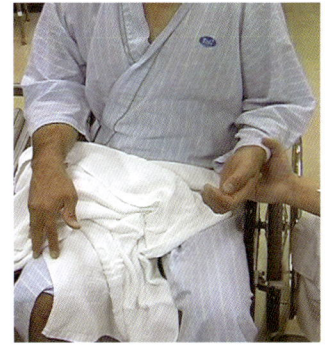

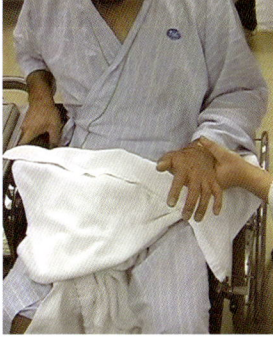

施行前　　　　　　施行時

図4-24▶手指伸展（12月6日・4回目）
施行前はわずかに手指の伸展が可能だったが、施行時には第1〜4指の伸展がほぼ可能となった（伸展筋群に約5分間施行）．

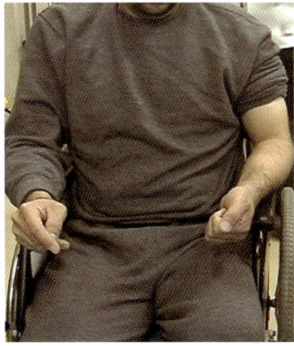

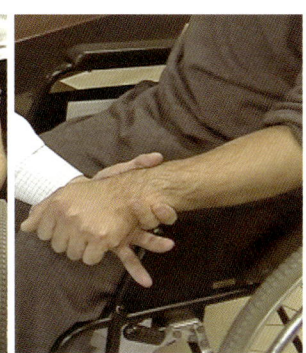

施行前　　　　　　施行後

図4-25▶手指屈曲（12月10日・5回目）
施行前は手指の屈曲がほぼ可能だったが、施行後は手指の屈曲が完全に可能となった．

ら階段昇降時に再発するようになった．しかし，その後2回の施行により消失した．FFDの初回施行後の変化を図4-22に示す．施行時間は10〜40分，施行回数は8回であった．

　症例5：11月29日（初回），手指屈筋群へのMTA施行（約5分）により，手指屈曲がわずかに可能となった．11月30日（2回目），股関節屈筋と膝関節伸筋を追加して施行した．施行後は，膝関節屈曲位ながらも下肢挙上がわずかに可能となった．12月3日（3回目）は，手指屈筋群と伸筋群に施行した．施行後は，第2，3指がほぼ伸展可能となり，その他の手指の屈曲および伸展がある程度可能となった．12月6日（4回目），手指の屈曲および伸展筋群に施行した．施行後は，手指の屈曲および伸展がほぼ可能となった（図4-23，4-24）．12月10日（5回目），

41

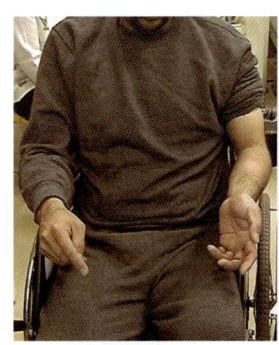

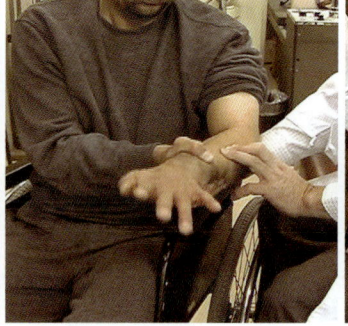

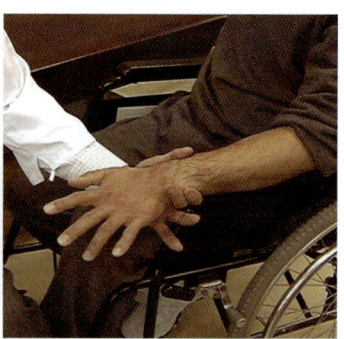

第4章 MTAの実際

施行前　　　　　　　施行時　　　　　　　施行後

図4-26▶手指伸展（12月10日・5回目）
施行前はある程度手指の伸展が可能だったが，施行時には第1～4指の完全伸展が可能になった．

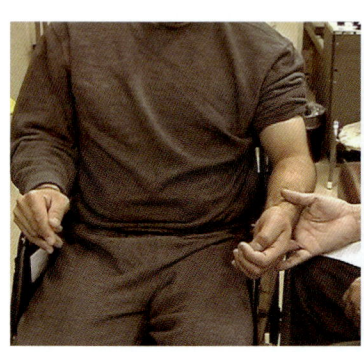

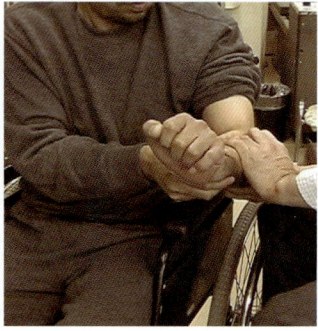

施行前　　　　　　　施行時

図4-27▶手関節背屈（12月10日・5回目）
施行前は手関節背屈はほとんど行えなかったが，手関節背屈筋への施行によりほぼ可能となった．

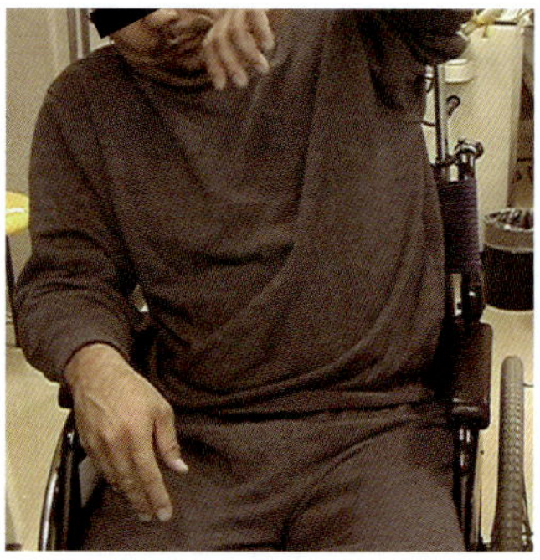

a．施行前

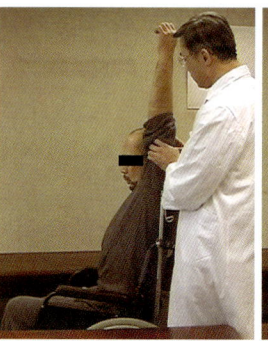

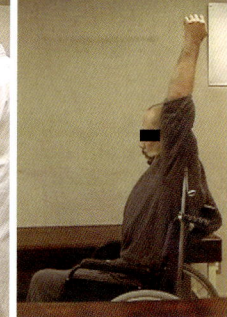

b．施行時　　　　c．施行後

図4-28▶肩関節挙上（12月10日・5回目）
施行前（a）は体幹での代償運動を伴い，肘関節屈曲位で肩関節を挙上していた．施行時（b）は，上腕三頭筋に施行しながらの挙上である．著明に随意運動が出現し，体幹で代償することなく肘関節伸展位で肩関節の挙上が可能となった．施行後（c）は，施行後数分後に挙上しているところ．治療効果は持続している．

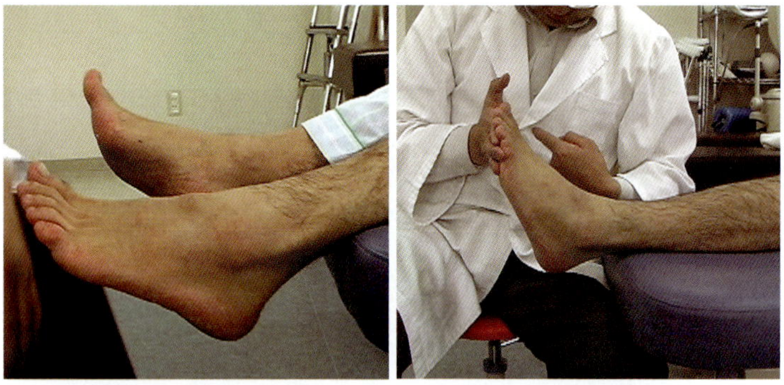

a-1．施行前自動運動　　a-2．足関節背屈（ROM制限あり）

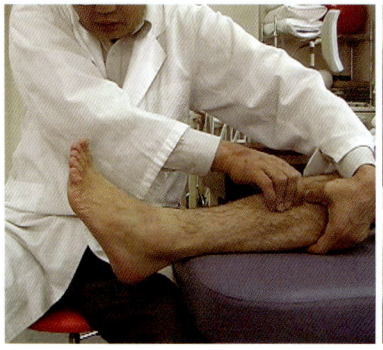

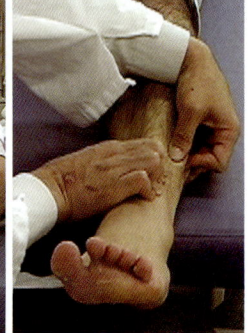

b-1．施行時　　　　　b-2．施行時

図4-29▶膝伸展位での足関節背屈（1月6日）
施行前（a-1）は足指屈曲と足関節背屈がわずかに行えていたが，足指屈曲筋と前脛骨筋に施行（b-1）した結果，足指屈曲と足関節内反背屈が可能となる．さらに，腓骨筋に施行（b-2）した結果，外反背屈が可能となり，腓骨筋の収縮が確認可能となる．背屈は足関節の可動域制限（a-2）を考慮すれば，ほぼ全可動域で可能となった．

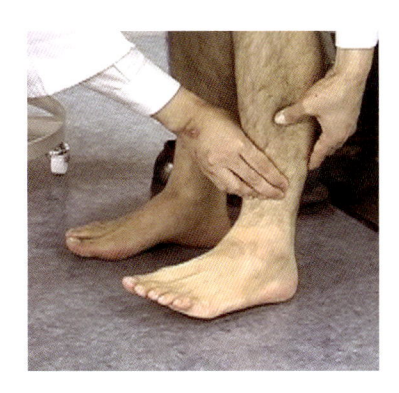

第4章　MTAの実際

図4-30▶膝屈曲位での足指屈曲と足関節外反背屈（1月6日）
足指屈筋群と腓骨筋に施行しているところ．足関節が外反背屈し足指が屈曲している．写真でも，腓骨筋の収縮が確認できる．

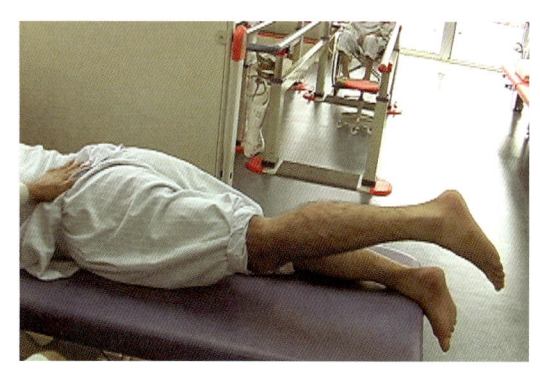

施行前

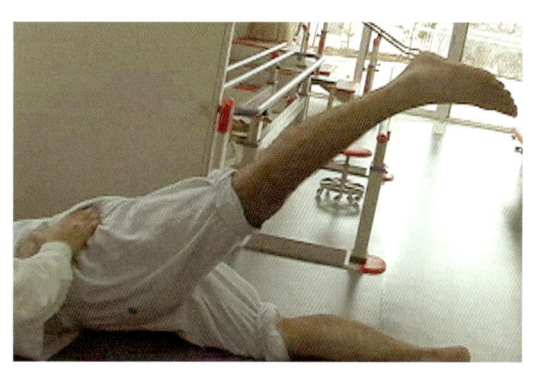

施行時

図4-31▶股関節伸展（1月6日）
大臀筋，梨状筋への施行により，股関節の伸展可動域が増加した．さらに，下肢挙上位での安定性が向上した．患者は，下肢の動きを感じ取れるようになったと訴えている．

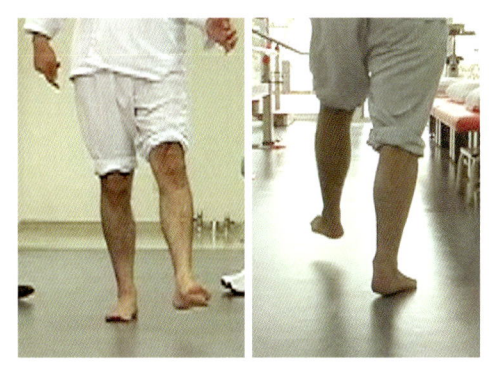

施行後

図4-32▶歩行（1月6日）
MTA施行により，遊脚相後期での足関節外反背屈および足指の屈曲が出現するようになった．

手指屈曲筋，伸展筋，手関節背屈筋，掌屈筋，肘関節伸展筋，肩関節挙上筋および肩甲帯の筋に対して施行した．施行時から施行後は，手指のほぼ全可動域の屈曲（図4-25），伸展（図4-26），手関節背屈（図4-27）および掌屈が可能となり，肘関節伸展位での上肢挙上（図4-28）も可能となった．また，上肢挙上位での上肢の固定力および上肢を挙上位から下ろす動作のコントロール能力が改善した．患者は，施行後には上肢が軽くなり，動作時の腕の位置が認識できるようになったと訴えていた．12月11日，足関節背屈筋（前脛骨，足指伸筋群）に対して施行した結果，内反背屈が可能となった．1月6日，足関節背屈筋，足指屈曲筋，股関節伸展筋および外転筋に対して施行した．足関節背屈筋と足指屈曲筋への施行では，膝関節伸展位での足関節の外反背屈と足指の屈曲が可能となった（図4-29）．また，膝関節屈曲位では，足関節の外反背屈が約10°可能となり，腓骨筋の収縮も確認できるようになった（図4-30）．股関節伸展筋による施行では，股関節の伸展角度が顕著に増加し（図4-31），膝関節屈曲位での股関節伸展も可能となった．さらに，股関節伸展位での固定力および下肢を挙上位から下ろす動作のコントロール能力も改善した．施行後の歩行では，立脚相後期の股関節の伸展と足関節の外反背屈および足指の屈曲が出現するようになった（図4-32）．患者の訴えでは，歩行が安定し楽に下肢を振り出せるようになったとのことである．効果の持続時間は，初回は1時間程度で50％以上戻っていたが，除々に長くなり12月20日頃からは，次回施行時までほぼ持続するようになった．筋持久力は，初期では疲労により2～3回で筋収縮力の急速な低下を生じていたが，日時の経過に伴い徐々に向上してきた．上記の

43

通り，運動能力は，MTA試行により施行中から著名に変化した．施行時間は5〜30分であり，現在でも継続し施行している．随意運動の変化は，すべて施行時から起こった．

4．考察

本稿の疼痛を主訴としている4症例では，MTA初回施行により痛みがほとんど消失あるいはわずかに感じる程度となっていたが，2回目施行前には症例4の腰痛を除き，痛みがVAS6〜8へと戻っていた．これは，痛みの原因が筋・筋膜の損傷による侵害受容性疼痛であり，1回の施行では筋・筋膜の損傷が十分修復されなかったためと考えられる．また，施行回数が増加するにしたがって痛みが弱くなっていることからも，痛みの治療には筋・筋膜の損傷が修復されるためのある程度の期間が必要と考えられる．症例4の腰痛は，筋・筋膜の損傷が軽度であったために，2回の施行で改善したものと考えられる．尚，痛みは4回前後で，施行前でもVAS2〜3とほとんど感じない程度になっている．前記の痛みに関する経過は，筆者が施行した他の症例においても，経過期間が長く重度の症例を除けばほとんど同様であり，4回前後で痛みの程度が安定してくると考えられる．痺れに関しても，かなり類似した経過が認められており，痛みと同様であると考えられる．また，痛みがほとんど感じない程度になった後の7回目に，3症例で痛みが増強している．これらは，痛みのために行なっていなかった動作を開始したことによる，筋・筋膜へのストレスによる炎症の増悪が原因であると考えられる．睡眠障害，食欲不振および精神状態は，3症例すべてで痛みの変化とともに改善しているが，これらの変化は，情緒が痛みに大きく影響されることを示しているものと考えられる．脳血管障害による運動麻痺（症例5）は，施行している筋の随意運動が顕著に改善した．また，改善した随意運動は，すべて施行時から生じていることから，MTAの効果による改善であると考えられる．我々が行なった筋電図および筋力計による実験では，MTA施行により筋力およびIEMGの増加が認められており，それらが脳血管障害による運動麻痺に二次的に関与している可能性を示唆している．

III．症例集3

ここで紹介する症例集は，「疼痛筋に対するストレッチングの効果—Myo-Tuning Approachを中心として—，理学療法12：1456-1467，2004」より一部改変し転載した．

1．方法

今回対象とした5症例に関する基本手技＋MTAストレッチングの施行結果を，疼痛，ROM，筋電計および筋力を中心として以下に述べる．なお，症例1では，ADLおよび情緒面の変化も報告する．疼痛はVAS，ROMはゴニオメーター，筋力はMMTにより計測した．治療開始から終了までの日数は1日から18日，治療時間は5〜40分，治療回数は1〜9回であった．

2．症例

症例1：44才，女性，腰椎ヘルニア（L4/5），介護職．平成15年2月より腰痛が出現し，胸腰背部筋膜炎と診断され内服治療を行なったが改善せず，翌年4月に腰痛が増強した．整形外科にて温熱療法を施行したが症状の改善が認められなかった．7月より起居動作，歩行時に激痛および下肢の痺れが出現した．日中コルセットを使用していたが，症状が改善しなかったために同月29日よりMTAを開始した．主訴は，腰が痛くて辛い．足が痺れる．肩が痛い．腰椎コルセット使用．表情堅く苦痛表情見られる．開始時症状は，安静時痛が仰臥位，腹臥位で腰部，左臀部にあり，運動時痛が体幹の全方向の動きで出現．痺れが，左下腿から足部の外側に出現．夜間1時間おきに覚醒し，不眠により精神状態が不安定．ADLは，全般に疼痛による制限があった（表4-6）．MRI所見は，図4-33に示す．

症例2：27才，男性，筋・筋膜性腰痛，学生．平成13年，腰痛にて2ヵ月通院し温熱療法，マッサージを施行した．その後も，緩解と増悪を繰り返していたが，9月19日に腰痛が再発したためにMTAを開始した．開始時症状は，安静時痛が左腰部から臀部にあり，運動時痛が体幹前屈・後屈，寝返りおよ

表4-6 ▶ MTアプローチ初回施行前後および終了時のADLと痺れの変化（症例1）

	初回（VAS）		終了時（VAS）
	施行前	施行後	施行後
疼痛動作			
仰臥位	10	1	0
腹臥位	10	1	0
寝返り	10	2	0
起き上がり	10	2	0
洗頭顔動作	10	0	0
床からの立ち上がり	10	2	0
歩行	10	0	0
階段	10	0	0
痺れ	10	3	1

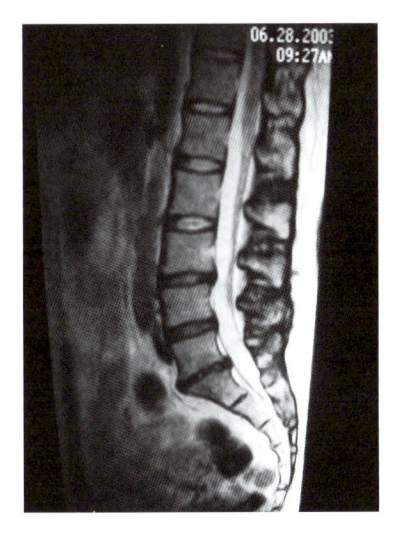

図4-33 ▶ MRI画像（症例1）

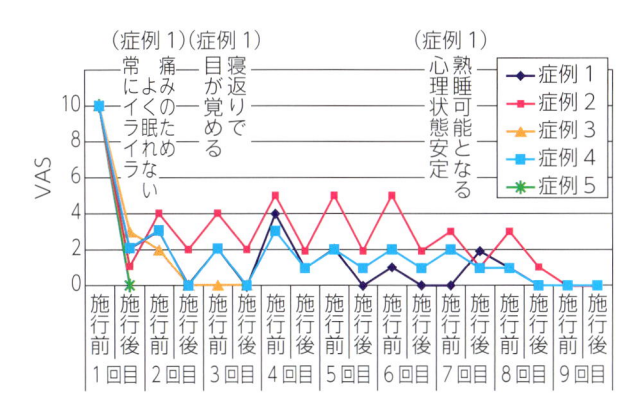

図4-34 ▶ 疼痛の施行前・後の経時的変化

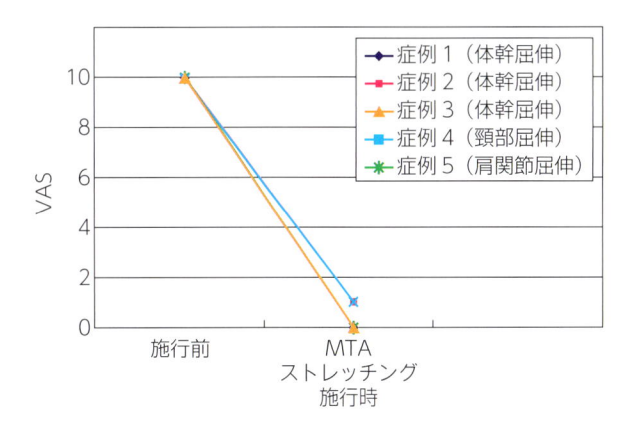

図4-35 ▶ 初回時の運動痛（屈伸）の変化

び起き上がり時に出現していた．

症例3：28才，女性，筋・筋膜性腰痛，学生．高校の時，腰痛を発症した．その後も緩解と増悪を繰り返していた．平成14年8月下旬から座位でじんわりとした痛みが出現し症状が軽減しなかったために，9月22日よりMTAを開始した．開始時症状は，安静時痛が座位で左腰部から臀部にあり，運動時痛が体幹前屈により出現していた．

症例4：26才，男性，頸椎捻挫，学生．平成14年9月15日，バドミントンのプレー中に頸部，肩甲帯に疼痛が出現した．整形外科を受診し，内服薬，冷湿布，頸椎カラーにて治療を行なったが，症状が改善せず同月22日よりMTAを開始した．開始時症状は，重いものが乗っている感じの安静時痛が頸部から肩甲帯にかけて出現し，運動時痛が頸部の屈曲，伸展，側屈（特に左）で出現していた．

症例5：56才，男性，左肩関節周囲炎，内装業．平成14年7月21日，整形外科を受診し低周波，関節可動域訓練を行うも著明な症状の改善が認められず，7月27日よりMTAを開始した．開始時症状は，安静時痛が左肩甲帯から上肢にあり，運動時痛が肩関節屈曲，外転および外旋時に出現していた．

3. 治療結果

MTA試行による初回から終了までの疼痛の経時的変化では（図4-34），全症例で施行後にVAS10→3以下となりほとんど疼痛を感じなくなった．症例3では2回，症例5では1回の施行により，疼痛が消失し増悪しなかったため治療を終了した．症例1・4では，4回目以降でVASが2以下となり疼痛がほと

第4章 MTAの実際

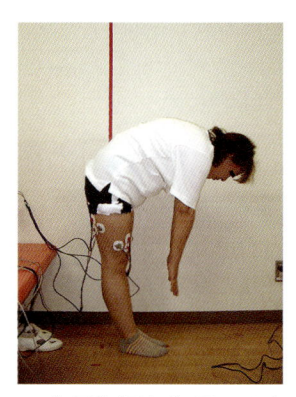

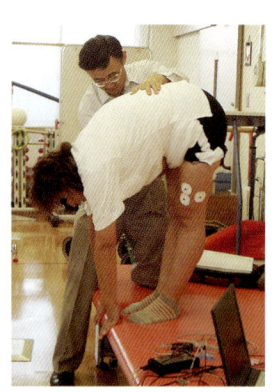

a. 初回施行前（7月29日）　b. 初回MTAストレッチング施行時（7月29日）　c. 初回終了時（7月29日）　d. 治療最終回前（8月30日）

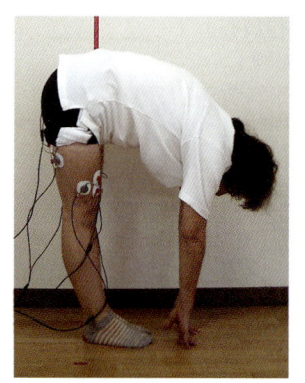

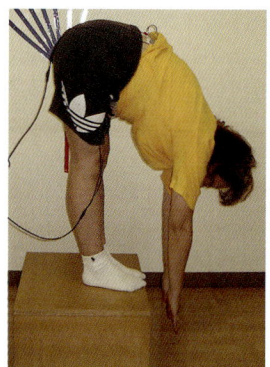

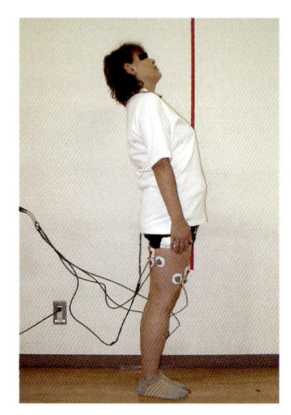

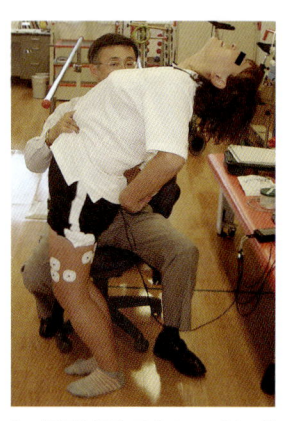

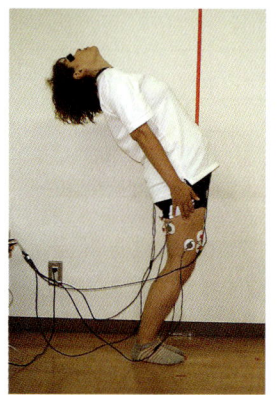

e. 初回施行前（7月29日）　f. 初回MTAストレッチング施行時（7月29日）　g. 初回終了時（7月29日）　h. 治療最終回前（8月30日）

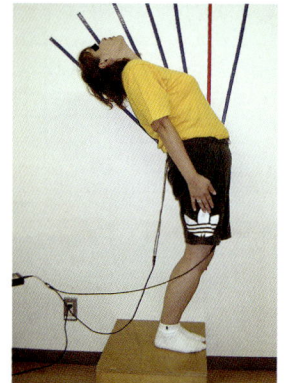

図4-36 ▶ MTA施行によるROMの変化（症例1）

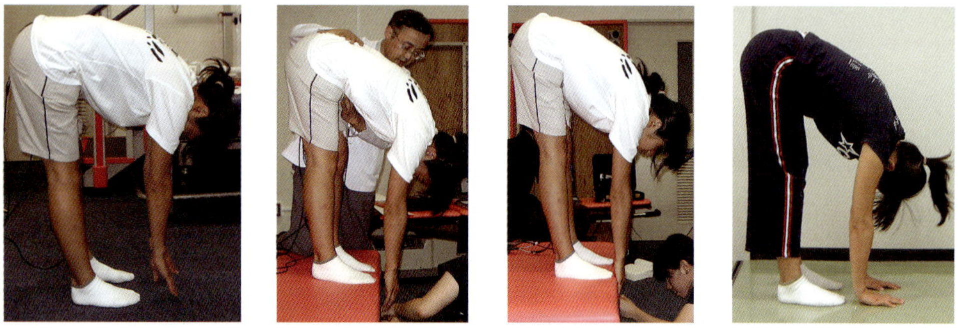

a. 初回施行前（9月22日）　b. 初回MTAストレッチング施行時（9月22日）　c. 初回終了時（9月22日）　d. 治療最終回前（9月27日）

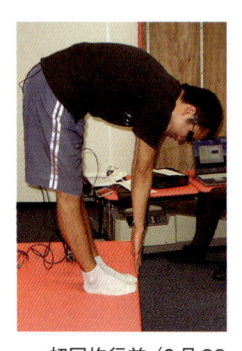

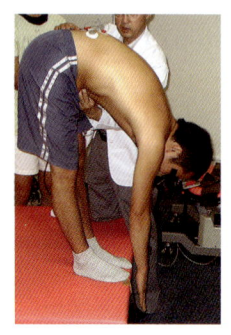

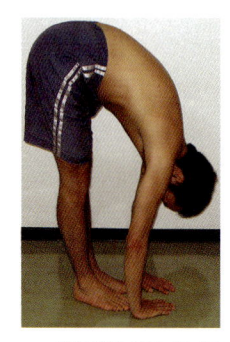

e. 初回施行前（9月22日）　f. 初回MTAストレッチング施行時（9月22日）　g. 初回終了時（9月22日）　h. 治療最終回前（10月5日）

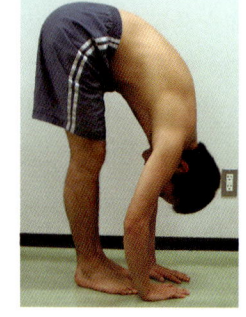

図4-37 ▶ MTA施行によるROMの変化（症例2, 3）

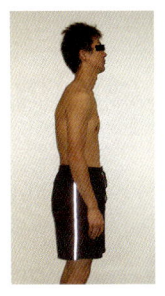

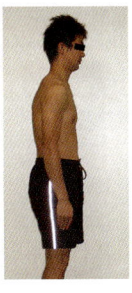

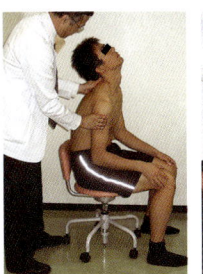

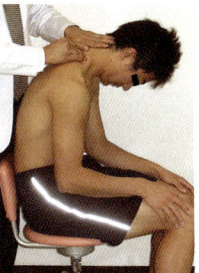

第4章　MTAの実際

　　頸椎伸展　　頸椎屈曲　　　　頸椎伸展　　　頸椎屈曲　　　　頸椎屈曲　　頸椎伸展
a. 初回施行前（9月22日）　　b. 初回MTAストレッチング施行時（9　　c. 初回終了時（9月22日）
　　　　　　　　　　　　　　　月22日）

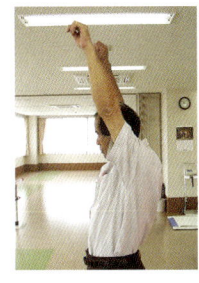

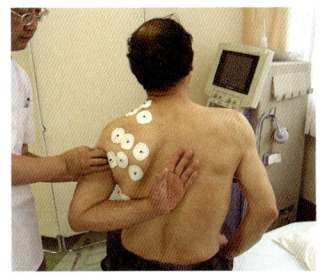

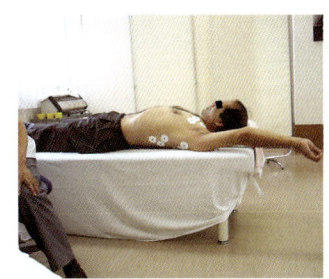

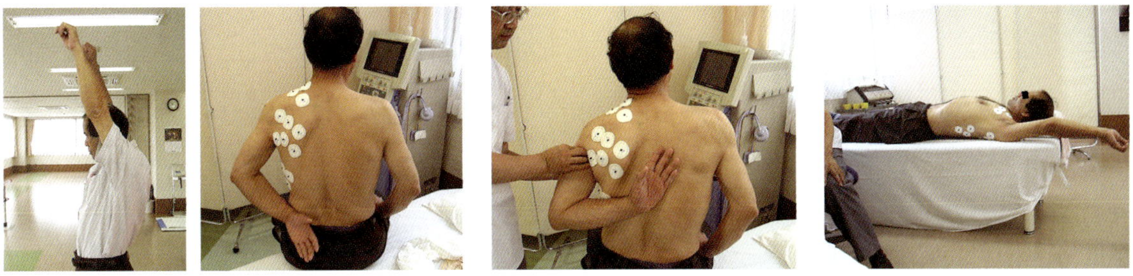

d. 初回施行前（9月22日）　　e. 初回MTAストレッチング施　　f. 初回終了時（9月22日）
　　　　　　　　　　　　　　　行時（9月22日）

図4-38 ▶ MTA施行によるROMの変化（症例4，5）

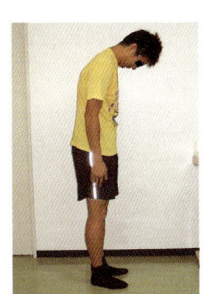

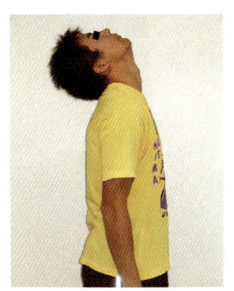

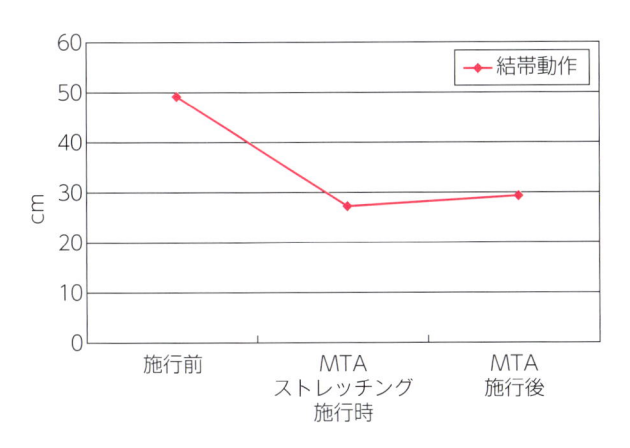

図4-39 ▶ 初回施行前・施行時・施行後の結帯動作の変化（症例5）

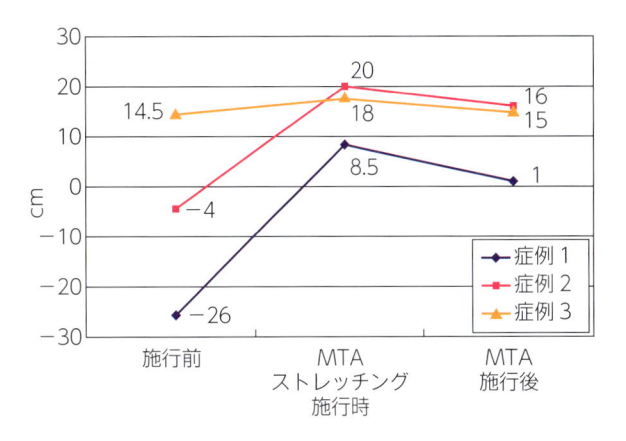

図4-40 ▶ 初回施行前・施行時・施行後のFFDの変化（症例1，2，3）

んど消失した．症例2は，2回目以降で疼痛が半減し，9回目で消失した．なお，効果は現在でも持続している．

　初回MTAストレッチング施行前と施行時の変化は，疼痛では全症例で体幹の屈曲・伸展時のVASが10→1以下となった（図4-35）．ROMでは，全症例で著明に改善した（図4-36〜38）．頸椎捻挫の症例では，頸椎の屈曲10°〜伸展10°が施行時には屈曲65°〜伸展75°となり，屈曲が55°，伸展が65°改善した（図4-38a, b, c）．五十肩の症例では，肩関節の屈曲が130°→170°となり40°改善した（図4-38d, f）．結帯動作（C7から母指指先までの距離）では，49cmから施行時28cmとなり，21cm改善した（図4-38d, e, 図4-39）．指床間距離（以下FFD）（図4-40）は，施行時に症例1で34.5cm，症例2で24cm，症例3で3.5cm改善した（腰痛の3症例で評価）．

　MTAストレッチング施行前と試行直後の変化は，

47

表4-7 ▶ 症例1〜5の初回施行前後の最大等尺性収縮でのIEMG（任意の1秒）（単位：μVs）

症例1			
	施行前	施行後	変化（％）
右腹直筋 （腹臥位：体幹前屈）	29	39	34.48％
左腹直筋 （腹臥位：体幹前屈）	29	37	27.59％
右脊柱起立筋 （仰臥位：体幹伸展）	339	490	44.54％
左脊柱起立筋 （仰臥位：体幹伸展）	403	570	41.44％

症例2			
	施行前	施行後	変化（％）
右脊柱起立筋 （仰臥位：体幹伸展）	182	443	143.41％
左脊柱起立筋 （仰臥位：体幹伸展）	182	382	109.89％
左大殿筋 （腹臥位：股関節伸展）	160	325	103.13％
左外側広筋 （座位：膝関節伸展）	365	406	11.23％

症例3			
	施行前	施行後	変化（％）
右脊柱起立筋 （仰臥位：体幹伸展）	331	385	16.31％
左脊柱起立筋 （仰臥位：体幹伸展）	328	347	5.79％
左大殿筋 （股関節伸展）	328	353	7.62％
左外側広筋 （座位：膝関節伸展）	320	396	23.75％

症例4			
	施行前	施行後	変化（％）
右僧帽筋 （座位：肩甲帯挙上）	102	186	82.35％
左僧帽筋 （座位：肩甲帯挙上）	112	168	50％
右三角筋後部線維 （座位：肩関節伸展）	723	896	23.93％
左三角筋後部線維 （座位：肩関節伸展）	625	827	32.32％

症例5			
	施行前	施行後	変化（％）
左三角筋全部線維 （座位：肩関節屈曲）	263	465	76.81％
左三角筋中部線維 （座位：肩関節外転）	177	291	64.41％

表4-8 ▶ 初回MTAストレッチング施行前後の筋力の変化

		測定肢位	左		
			施行前	施行後	変化率
症例2	股関節外転	背臥位：中間位	16.0kg	18.0kg	12.50％
	膝関節伸展	座位：伸展位	38.2kg	54.6kg	42.90％
症例3	股関節外転	背臥位：内外転中間位	18.6kg	21.0kg	12.90％
	膝関節伸展	座位：伸展位	26.1kg	41.0kg	57.10％
症例4	肩甲骨挙上	背臥位	9.2kg	16.4kg	78.30％
	肩関節屈曲	座位：中間位	16.1kg	16.4kg	1.90％
	肩関節伸展	腹臥位：中間位	14.8kg	23.2kg	56.80％
症例5	肩関節屈曲	座位：中間位	16.8kg	17.5kg	4.20％
	肩関節伸展	腹臥位：中間位	13.8kg	15.2kg	10.15％

筋電図によるIEMG（表4-7）では，全症例でMTAストレッチング施行直後のほうが増加した．症例別の平均では，症例1が27.6〜44.6%，症例2が11.2〜143.4%，症例3が5.8〜23.8%，症例4が23.9〜82.4%，症例5が64.4〜76.8%増加した．筋力では，すべて施行直後のほうが強くなった．筋力の変化を平均でみると（表4-8），症例2が12.5〜42.9%，症例3が12.9〜57.1%，症例4が1.9〜78.3%，症例5が4.2〜10.2%向上した．

今回の報告症例中で最も強い症状を訴えていた症例1では，ADL時の疼痛が全体的に初回施行時直後に2割以下となり最終回時にはほとんど消失した（表4-6）．また，不眠および心理面でも，6回目施行後には熟睡可能となり，心理状態でも安定するなど，情動面においても疼痛の改善と共に問題が改善した（図4-35）．MTAストレッチングは，短時間の施行で疼痛，ROM，IEMG，筋力および情緒面を顕著に改善させていた．

IV. 整形外科疾患に対するMTAの基本的な施行方法

ここで紹介する疾患および症状に対する施行方法は，「最新の整形外科理学療法テクニック―痛みと理学療法テクニック―，理学療法科学23（2）：329-334，2008」より一部改変し転載した．

以下に，整形外科の一般的な疾患，症状の基本的な施行法を簡単に述べる．なお，原因筋線維は筋触察により侵害受容器を刺激し再現痛が出現する筋線維である．

1. 運動時痛

運動時痛は，すべて痛みが起こる動作のなかで探す．重要なことは，初回は必ず患者に問題の動作を行なってもらい症状の部位を確認させ，その限局した原因筋線維の部位を確実に教えてもらうことである．問診やアライメントなどを基に，自分勝手に原因筋線維の部位を推測で決めてはならない．例えば，歩行の接踵期に起こる痛みであれば，

① 実際に歩行を行わせ接踵期で再現痛を発生させながら，患者に痛い部位を指し示してもらう．
② 患者が指し示した部位を基に接踵期で再現痛を発生させながら，筋触察によって再現痛が増強し明確に出現する部位を確定する．その直後に痛みが出現する動作を行なってもらい，筋触察によって起こる痛みと同じかどうかを確認させる．

患者を通して原因筋線維を確定したら，以下の方法で抑制部位を確定し，痛みを改善する．

① 原因筋線維と同じ皮膚節の中にある抑制部位と思われる筋線維を圧迫した状態で原因筋線維を刺激し，症状が改善する部位を確認する．
② 原因筋線維と抑制部位を圧迫しながら痛みが起きていた動作を数回行わせ，症状の改善状況を評価する．
③ 症状が消失していたら，症状を抑制しながら5〜10回足踏みさせる（基本手技の動的施行法）．
④ 必要に応じてMTAストレッチングを施行する．
⑤ 臥位になり，残存している再現痛を探し基本手技で改善する（特に深部の再現症状を改善す

る).

その他，寝返り動作，起座動作，立ち上がり動作，結帯動作，階段昇降などすべての動作時痛は，症状が出現する動作を行わせながら，症状を発生させた状態で原因筋線維を探し，上記の方法で治療する．

2. 腰痛，頸部痛，腰椎椎間板ヘルニア，頸椎椎間板ヘルニア

脊椎椎間板ヘルニアは，ヘルニアにより二次的に起こる侵害受容性疼痛および末梢神経の絞扼性痺れに対してアプローチする．そのために，腰椎椎間板ヘルニアと腰痛はほとんど同様の方法で治療する．重要なことは，前節で述べた運動時痛と同様に，初回は必ず患者に問題の症状の部位を症状が起こる動作によって確認してもらい，その部位を教えてもらうことである．まず，腰痛が起こる動作により再現痛を起こした状態で，筋触察と再現痛が起こる動作により原因筋線維を確定し動的施行法により症状を改善する．その後，臥位になり，筋触察で深部の残存している再現痛を探し，症状を改善する．例えば，体幹伸展で最長筋に痛みがあれば，体幹伸展位で再現痛を起こした状態で，最長筋の筋触察によって侵害受容器を刺激し，再現痛が明確に出現する限局した筋線維を探す．その直後に体幹を伸展させ再現痛を起こし，筋触察で生じた痛みとまったく同じ痛みであるかどうかを患者に質問し確認する．原因筋線維が確定したら，そのポジションで基本手技の動的施行法とMTAストレッチングを施行し再現症状を改善する．その後，臥位で深部に残っている再現痛を探し，基本手技で改善する．原因筋線維は，主に最長筋，腸肋筋，多裂筋，腸腰筋，腰方形筋，中殿筋，大殿筋にある．

その他，
① 股関節の左右の筋力差を検査し，弱い方の主動筋の触察で生じる筋痛を探し基本手技で改善する．
② 原因筋線維の連結筋を触察し出現した筋痛を消失させる．
③ 原因筋線維の拮抗筋の痛みおよび筋緊張の低下を評価で探し基本手技で改善する．
④ 再現症状ではない単なる痛みを筋触察で探し，基本手技で改善する．

などが必要である．

下肢の痺れは，前面の痺れであれば前方の筋，後面の痺れであれば後方の筋，外側面の痺れであれば外側の筋の触察による検査で再現痺れが出現することが多い．なお，筋触察による検査は，腰部の筋（主に中殿筋，大殿筋，最長筋，腸肋筋，多裂筋，腸腰筋）から始め，筋連結に沿って痺れが出現している部位の筋線維まで行う．再現痺れが出現した場合にはその筋線維を原因筋線維として基本手技で治療する．原因筋線維は，数カ所あることが多い．

頸椎椎間板ヘルニアと頸部痛に対する施行方法は，腰部と同様である．原因筋線維は，第6胸椎〜頭部までの伸筋群にあることが多い．上肢の痺れは，筋触察による評価を肩甲帯の筋（主に棘下筋，小円筋，大円筋，上腕三頭筋長頭）から始め，筋連結に沿って痺れが出現している部位の筋線維まで行う．

3. 変形性股関節症，変形性膝関節症，股関節周囲および膝関節周囲の痛み

変形性の股関節症や膝関節症は，股または膝関節の変形によるストレスにより二次的に起こる侵害受容性疼痛を改善する．関節の中の痛みと同じ痛みも筋触察によってほとんど出現する．もしも，再現痛が出現したら，出現した症状はMTAで改善できる．変形性股関節症と股関節周囲の痛みでは，主に大殿筋，中殿筋，梨状筋，腸腰筋，大腿筋膜張筋，大腿直筋に原因筋線維がある．特に大転子付着部付近で股関節の痛みの原因筋線維を確定し治療することが重要である．

変形性膝関節症や膝関節周囲の痛みは，主に大腿四頭筋，鵞足，大腿筋膜張筋，ハムストリングス，膝窩筋，下腿三頭筋，前脛骨筋に原因筋線維がある．特に膝蓋骨から上下約10 cmの範囲の筋，膝蓋骨外縁の裏側および付着部，鵞足，膝関節後面の触察により再現痛が出現することが多い．

4. 関節可動域制限

関節可動域制限は，まず，収縮痛および短縮痛の原因筋線維を探し，基本手技で改善する．原因筋線維は，まず，主動筋のなかから探す．拮抗筋の痛みは，主動筋に対する痛みおよび筋緊張を十分に改善した後，触察で探し改善する．

例えば，股関節屈曲制限では自動運動および自動

介助運動で股関節を屈曲させ，痛みが出現する角度で屈筋群のなかの再現痛を基に原因筋線維を確定し，治療する．原因筋線維は幾つもあり，再現痛を改善する度に関節可動域が数度～数十度改善する．痛みが出現しない症例で，筋緊張が原因の可動域制限では，股関節周囲の屈筋群と伸筋群に触圧覚刺激を加え筋緊張を低下させながら，股関節を屈曲させることにより屈曲角度を改善できる．膝関節屈曲制限では，膝関節を屈曲させ再現痛を基に屈筋群のなかから原因筋線維を確定し，股関節同様に治療する．大腿四頭筋は，屈筋群の治療終了後に検査し治療する．他の関節も同様の考え方で，収縮痛および短縮痛に対する治療を優先する．

5．五十肩，結帯動作の障害，リュウマチおよびその他の痛み

腰部，頸部の痛みに対する施行法と同様の手順および方法で，患者が訴えている動作およびADLを行わせながら再現痛を探し症状を改善する．

結帯動作の障害に対する基本手技は，DVDで紹介している．

V．その他の症状および障害に対する基本的な施行方法

ここでは，幻肢痛，嚥下障害および脳血管障害後遺症による痛み，痺れおよび運動麻痺に対するアプローチの方法を簡単に述べる．

幻肢痛は，侵害受容器の刺激によってほとんど再現できる．また，患者が感じている部位と同じ部位に，同じ種類の再現痛を再現できる．再現できた幻肢痛は，基本的には後述する方法で改善できる．嚥下障害は，舌骨の動きを阻害している筋を探し後述する方法で改善することが重要である．さらに，MTAにより頸部および胸部の筋緊張を改善し動きを活性化させることによって効果を高めることができる．脳血管障害後遺症による痛み，痺れは基本手技で改善できる．運動麻痺は，後述する2つの方法で改善する．

1．幻肢痛に対するアプローチ

幻肢痛に対するアプローチは，他の疾患における痛みの改善方法と同様である．まず，断端の筋をすべて触察し患者が訴えている幻肢痛を再現させる．再現痛が出現したら，触察によって刺激していた筋を，原因筋線維として基本手技で改善する．断端の中にある原因筋線維をすべて改善したら，断端から徐々に中枢の筋を触察して行き，出現した幻肢痛を基本手技で改善する．

幻肢痛は何種類もあるが，ほとんど全ての幻肢痛を触察によって再現できる．触察によって出現した再現痛は，基本手技によって改善できる．原因筋線維の多くは，断端の中およびその近位部位にあるが，断端より中枢の部位および反対側にも存在することがあるので，そのことを考慮し評価を行う．

実際の治療では，改善した再現痛が基本手技による抑制後に比較的短時間で戻ってくることが多い．しかし，VASなどにより評価することによって，徐々に痛みの強さが改善していることを確認できる．幻肢痛に関しても，他の痛みと同様に改善と戻りを繰り返しながら軽減し，施行前の痛みでは4～7回前後で本人がそれほど辛く感じない程度になることが多い．ただし，治療直後では1回目から気にならない程度まで改善することがほとんどである．1回

の治療のなかでは，痛みの戻りが他の疾患の痛みより早いので，1回の限られた治療時間のなかで同じ原因筋線維に対して，数回の基本手技による痛みの改善を繰り返した後，終了するのが普通である．

例えば下腿切断では，まず，断端のすべての筋を触察し出現した再現痛を基本手技で改善する．全ての再現症状を改善した後，もう一度すべての原因筋線維を触察し，出現した再現症状を基本手技で改善する．前記の治療を何クールか行う．その後，大腿部を遠位から中枢へ触察して行き出現した再現痛を基本手技で改善する．反対側にも同様のアプローチを施行する．

2. 嚥下障害に対するアプローチ

嚥下障害に対するMTAの主な目的は，舌骨，甲状軟骨の前上方への動きの活性化および頸部，胸部の筋緊張亢進状態の改善の2つである．舌骨，甲状軟骨の動きを活性化させる方法として，舌骨上筋の痛みなどの症状を筋触察により探し，その症状を基本手技の動的施行法で改善する．その後，舌骨上筋に触圧覚刺激を加え筋緊張を低下させることによってさらに舌骨，甲状軟骨の動きを改善できる．また，舌骨上筋への触圧覚刺激により唾液が口内に貯留してくるため，患者はその唾液を飲み込もうとして自然に嚥下を行うようになる．患者には，唾液を飲み込んでも良いと指示することによって嚥下機能がさらに促進される．舌骨下筋に対しても痛みなどの症状を探し，基本手技の動的施行法で改善する．頸部，胸部の筋緊張亢進は，主に頸椎および上部胸椎の動きを改善することによって低下させることが多い．動きの改善は，基本手技の動的施行法によって得られる．慢性期の患者で，胸椎，頸椎が前屈している症例では，基本手技の動的施行法により，まず胸椎および頸椎の後方スライドの動きを活性化させ，その後伸展の自動運動を行えるようにする．

3. 脳血管障害後遺症による痛み，痺れおよび運動麻痺対するアプローチ

脳血管障害後遺症による痛み，痺れおよび運動機能障害に対する基本的な治療法を紹介する．

1) 脳血管障害後遺症による痛み，痺れに対する手技

脳血管障害後遺症によるほとんどの痛みおよび痺れは，まず始めに，他の方法と同様に筋触察によって出現する再現症状を基に，原因筋線維をピンポイントで確定する評価を行う．原因筋線維が確定したら，基本手技により再現症状を改善する．基本手技の評価および治療の詳細は，第6章「MTAの治療手技」を参照していただきたい．

2) 運動機能障害に対する手技

運動機能障害では，まず，筋の痛み，痺れ，違和感を基本手技で改善し，随意運動を活性化させる手技を行う．その後，固有受容器を刺激し随意運動をさらに活性化させる手技を施行することが多い．以下に，前記2つの手技を述べる．

①筋の痛み，痺れ，違和感を基本手技で改善し，随意運動を活性化させる手技

本手技は，まず，評価により動きを活性化したい筋を起始部から停止部まで触察し，痛み，痺れあるいは違和感が起こる部位を探し，運動麻痺の原因筋線維とする．その後，確定した原因筋線維の症状を基本手技の動的施行法で改善しながら，当該筋の随意運動を活性化させる．本施行法では再現症状だけでなく，触察により起こる痛みなどの症状をすべて原因筋線維とする．

②固有受容器を刺激し随意運動を活性化する手技

本手技は，随意運動を活性化させたい筋の固有受容器を刺激し，随意運動を活性化させる手技である．なお，①の手技で筋の随意運動を活性化させた後で施行することが多い．

この手技では，動きを活性化させたい筋を手指で骨表面に直角に圧迫し，筋束に対して直交する方向に切るように起始部から停止部まで刺激しながら，目的の動きを行うように声を掛け目的の動作を行わせ，その筋の動きが活性化する部位を探す．特に動きが活性化する部位が数箇所あるので，その部位を中心に刺激を加えながら動きを誘発する．起始部から停止部までの固有受容器に対する刺激を1セットとし，5～10セット施行する．

同時に拮抗筋にも軽い圧刺激を加えながら行うほ

うが理想的である．本手技では，伸張反射による不随意運動および固有受容器の刺激により随意運動が誘発され動きが活性化すると推測される．

①，②の手技では，随意運動を視覚や知覚（位置覚，運動覚など）によって患者に認識させるフィードバックトレーニングおよび，筋に力を入れるタイミングに合わせた声掛け（聴覚刺激）などにより，随意運動を最大限に活性化させることが重要である．

本手技は，筋の起始部から停止部まで触察しても痛みなどの症状を生じない症例，①で随意運動が活性化しないあるいは認められない症例にも適応となることが多い．

前記の方法で筋の随意運動を誘発しながら自動介助運動または抵抗運動により求心性収縮（腸腰筋であれば股関節を屈曲させる）を行わせる．その後，当該筋を可能な限り収縮させた状態（腸腰筋であれば股関節の最大屈曲位）で等尺性収縮による抵抗運動を行わせる．最後に，当該筋に対して最大限の抵抗を加えながら遠心性収縮を行わせる．求心性収縮は当該筋よりわずかに弱い力，等尺性収縮は当該筋と同じ力，求心性収縮は当該筋より強い力で筋の収縮機能を向上させるため，徐々に筋に対する負荷を増加させることになり，筋力を効率的に活性化できると推測される．

もしも，動きを活性化したい筋（以下，主動筋）の痙性が強い場合は，まず，①による動的施行法で拮抗筋（主動筋の腸腰筋に痙性があれば大殿筋）の動きを活性化させ，さらに，②によって当該筋の随意運動を活性化させる．その後，主動筋の随意運動を①→②の手技で活性化させる．最後に，主動筋と拮抗筋を交互に収縮させる（股関節であれば屈伸運動）．なお，主動筋の拮抗筋に痙性がある場合は，動きを効率的に誘発させるために可能な限り拮抗筋に触圧覚刺激を加え筋緊張を低下させながら施行する．

以下に，前記①および②の治療手技で股関節屈曲（腸腰筋）の随意運動を活性化させる方法を紹介する．

①筋の痛み，痺れ，違和感を基本手技で改善し，股関節屈曲（腸腰筋）の随意運動を活性化させる手技

ア．腸腰筋を起始部から停止部（逆でも良い）まで触察し，痛みなどの症状が起こる部位を探す．この時，症状が起こる筋線維を原因筋線維とする．

イ．抑制部位を評価で確定する．可能であれば，拮抗筋にも触圧覚刺激を加えて探す．

ウ．原因筋線維と抑制部位を同時に圧迫し症状を改善しながら，動的施行法により股関節を約10回屈曲させる．可能な限り多くの原因筋線維を探し同様に施行する．自動運動が不能であれば，股関節屈曲位90～100°から自動介助運動により施行する．この時，前述した視覚，知覚および声掛けにより，随意運動を最大限に活性化させることが重要である．

②固有受容器を刺激し股関節屈曲（腸腰筋）の随意運動を活性化させる手技

ア．仰臥位または側臥位で腸腰筋を起始部から停止部まで刺激し，随意運動を誘発する．自動運動が不能であれば，側臥位または仰臥位で股関節屈曲位90～100°から自動介助運動により施行する．この時，前述した視覚，知覚および声掛けにより，随意運動を最大限に活性化させることが重要である．

イ．アで随意運動が活性化した部位を刺激しながら，股関節を可能な限り屈曲させ，抵抗運動による等尺性収縮を約10回行わせる．

ウ．アで随意運動が活性化した部位を刺激しながら，股関節を可能な限り屈曲させ，抵抗運動による遠心性収縮を約10回行わせる．

エ．前記のア～ウを1セットとし5～10セット施行する．

腸腰筋の痙性が強い場合は，まず大殿筋に対して上記①，②を施行した後，腸腰筋に対してアプローチを行うほうが効果的である．

今回紹介した方法は，脳血管障害後遺症による運動麻痺に対するMTAの基本的な施行法である．実際の治療では，痙性の亢進には十分に注意し，分離運動，巧緻性の訓練，基本動作訓練，ADL訓練などにもMTAを利用し治療効果を高めて欲しい．

第5章
触察法

　本章では，骨指標の触察，筋の触察，各筋の触察法を紹介する．骨指標の触察では，肩甲骨と骨盤の触察法とマーキングの方法を中心に紹介する．筋の触察では，触察の原則，施行者の基本肢位，触察の方法を紹介する．なお，触察の方法では，母子および示指～環指による触察法を具体的に紹介する．各筋の触察では，22の筋に対する具体的な触察法を紹介する．

●本書で用いる身体の面，位置，方向を示す用語
1. 面
    1) **矢状面**：解剖学的肢位で，身体を左右均等にして区別する地面に垂直な面と，それに平行な面．
    2) **前額面**：解剖学的肢位で，身体を前後均等にして区別する地面に垂直な面と，それに平行な面．
    3) **水平面**：解剖学的肢位で，身体を上下均等にして区別する地面に平行な面と，それに平行な面．
2. 位置
    1) **上部，下部**：頭部へ近いほうが上，足部へ近いほうが下．
    2) **前部，後部**：鼻側・腹側を前，後頭部・背側を後．
    3) **内側，外側**：正中面に近いほうが内側，遠いほうが外側．
    4) **深部，浅部**：体幹・体肢において，中心を通る軸に近いほうを深部，遠いほうを浅部．
3. 方向
    1) **上方，下方**：足部から頭部へ向う方向が上方，頭部から足部へ向う方向が下方．
    2) **前方，後方**：解剖学的肢位の矢状面上で，鼻側・腹側方向を前方，後頭部・背側方向を後方．
    3) **内方，外方**：解剖学的肢位の前額面上で，正中線に近づく方向が内方，遠ざかるのを外方．

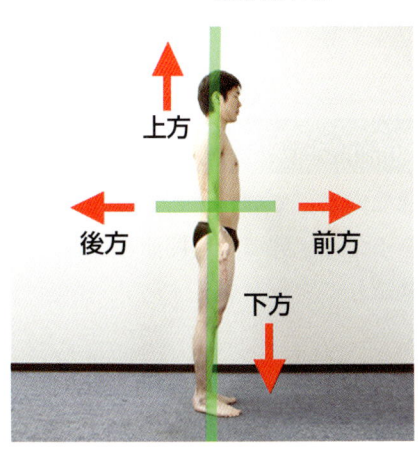

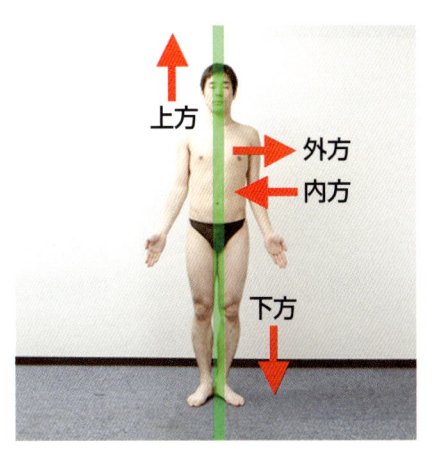

マイオチューニングアプローチ
Myotuning approach

I. 骨指標の触察

1. 肩甲骨

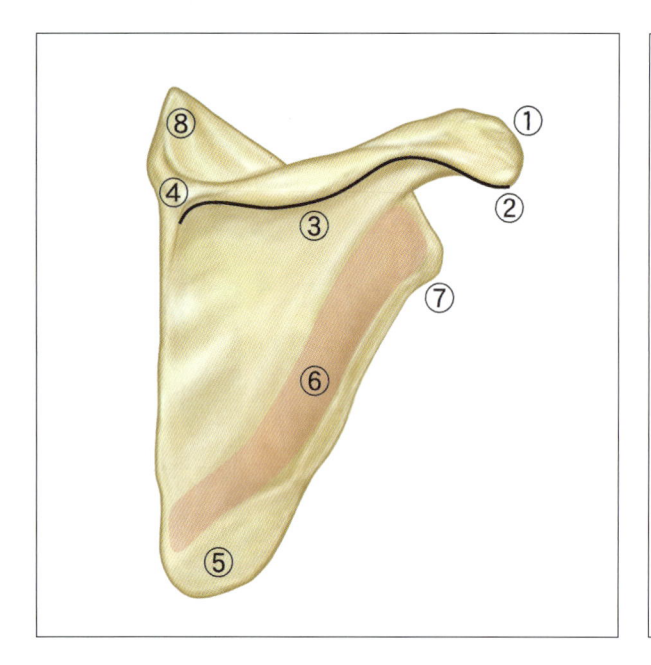

肩甲骨のランドマーク

①肩峰
②肩峰角
③肩甲棘下縁（M字型）
④肩甲棘三角部
⑤下角
⑥棘下窩外側の溝
⑦関節下結節
⑧上角

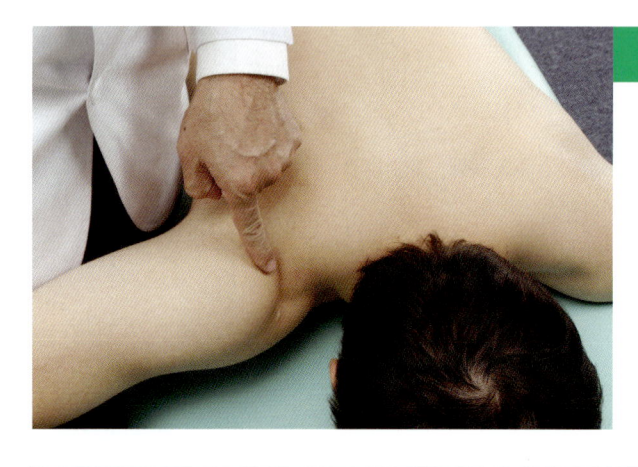

1) 肩峰のマーキング

①肩峰の外後方端にある肩峰角を確認する．そこから，比較的平坦な肩峰の外側縁を前方端まで触察していく．

②肩峰が確認しにくいときは，肩関節を外転方向へ動かし，三角筋中部線維起始部付近にできる凹みを確認する．次に凹みよりやや外側で肩峰の外側縁を確認してマークする．

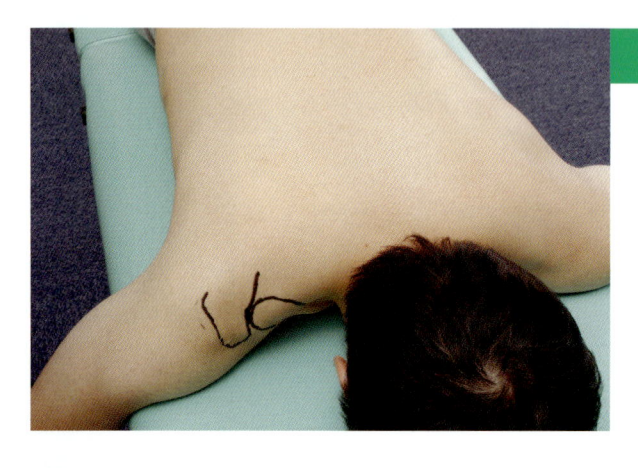

2) 肩鎖関節のマーキング

鎖骨を外側端に向かって触察すると肩峰にあたる．その部位に手を当てた状態で，肩関節を外転し，肩鎖関節の動きを確認してマークする．

第5章 触察法

Ⅰ・骨指標の触察

1・肩甲骨

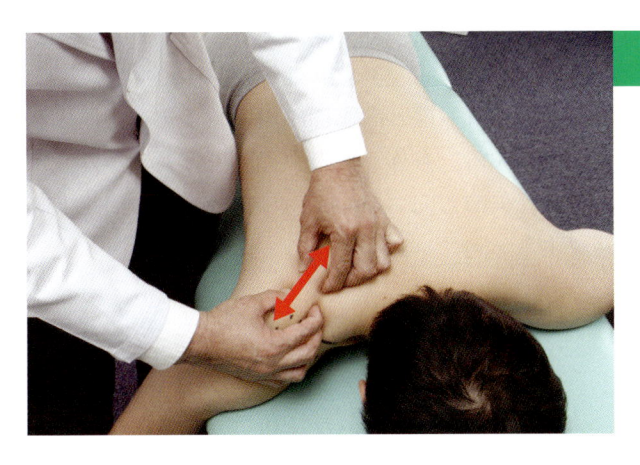

3）肩甲棘の確認

①肩甲棘を両側の母指と示指〜環指でつまむ．

②肩峰と肩甲棘三角部の間を矢印方向に2〜3回往復して，肩甲棘全体を確認する．

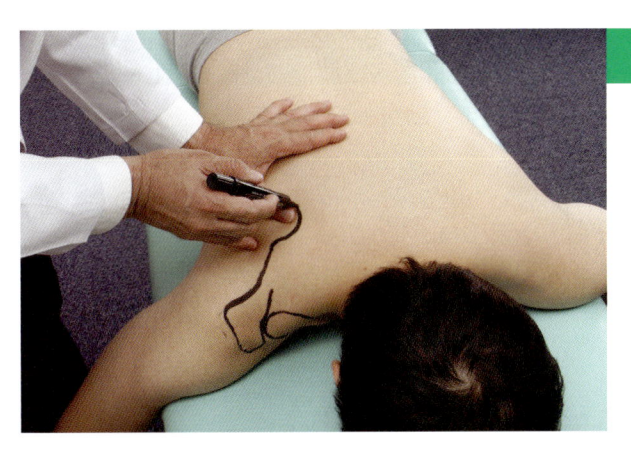

4）肩甲棘下縁のマーキング

肩甲棘下縁はM字型になっていることをイメージしてマークする．その際，骨を真上から圧迫しながら，骨縁を触察して確認する．肩甲棘三角部は，滑らかな曲線となっている．

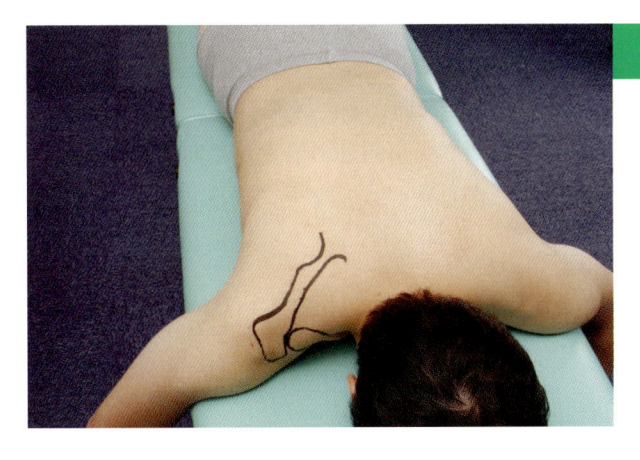

5）肩甲棘上縁のマーキング

肩甲骨上縁は肩甲棘三角部で大きくカーブしている以外，ほぼ直線となっている．

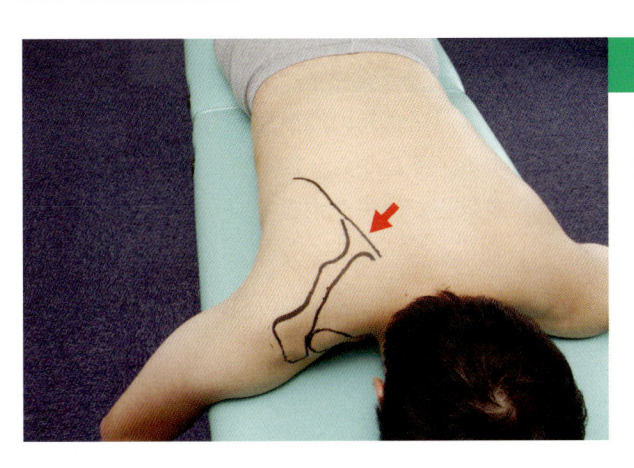

6）内側縁のマーキング

内側縁は，肩甲棘三角部よりやや内側にある．矢印方向に触察することによって確認が容易となる．大菱形筋が発達して内側縁が確認しにくい場合は，先に下角を確認する．
＊7）を参照．

57

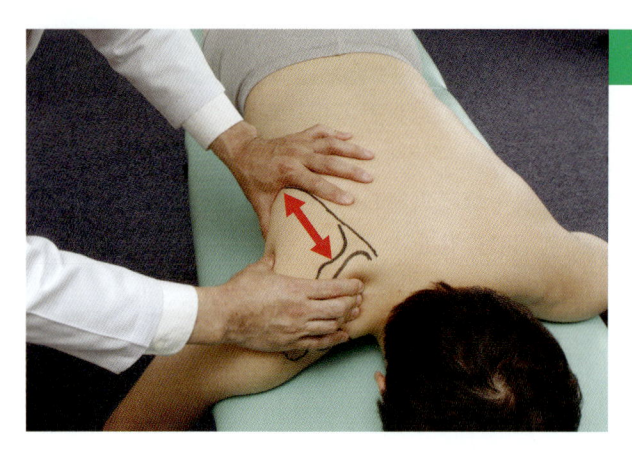

7）下角の確認

母指と示指を外側縁と内側縁に当て，下角を挟み込むように把持する．もう一方の手で肩甲棘上縁と外側縁を押さえ，矢印方向へ動かし，母指と示指の間で下角を確認する．

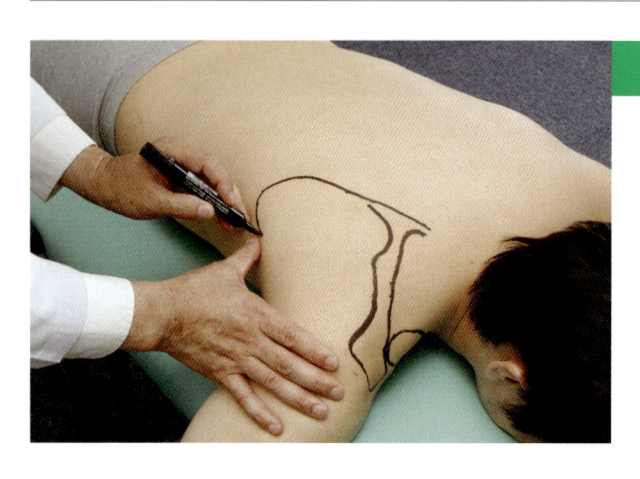

8）下角のマーキング

内側縁を下角まで触察してマークする．

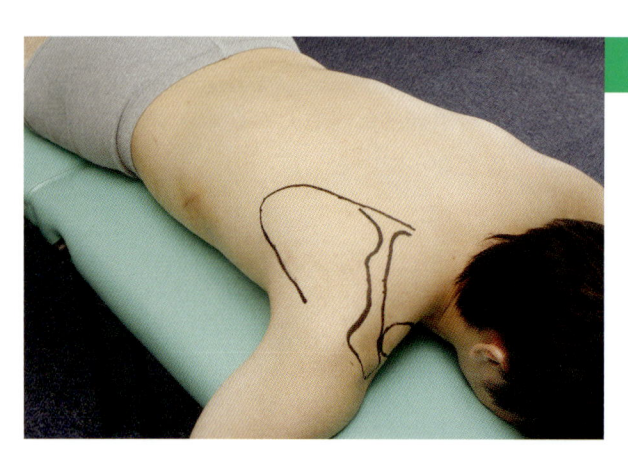

9）外側縁のマーキング

下角より肩峰方向に向かって関節下結節まで触察する．外側縁は，大円筋・小円筋の筋走行と間違いやすいので，注意しながら確認してマークする．

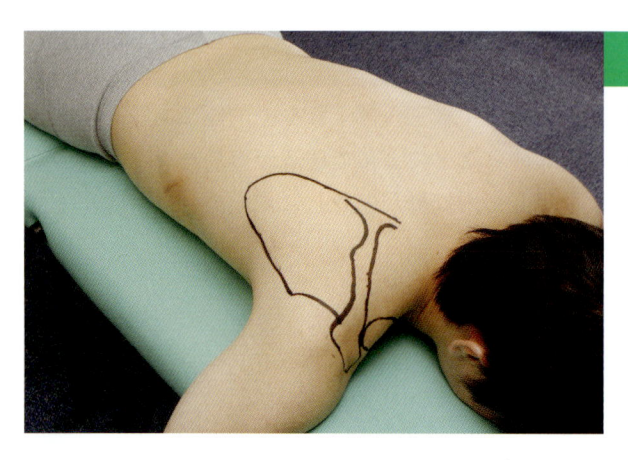

10）関節窩のマーキング

棘下筋，小円筋，三角筋の筋間溝から深部に入り，関節窩を確認する．そこから，内上方に向かう関節窩を可能な限り確認してマークする．

第5章 触察法

I・骨指標の触察

1・肩甲骨

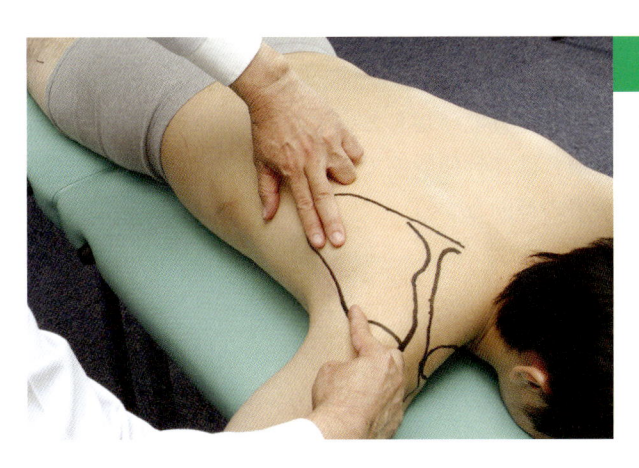

11）棘下窩外側の溝の確認

溝は下方で外側縁から約2横指内方，上部で関節下結節から約半横指内方にあり，その位置を結んだ線上にあることをイメージする．

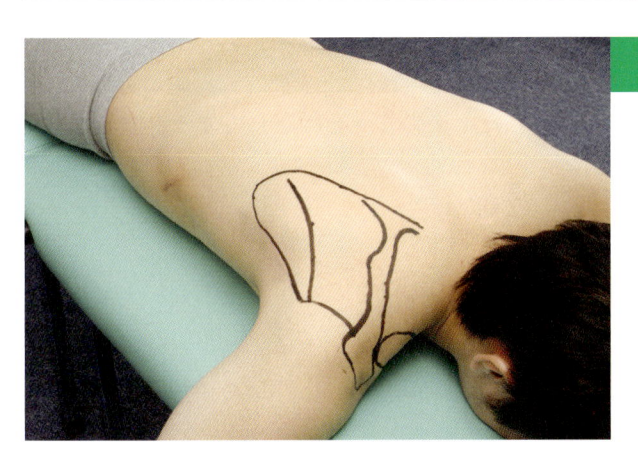

12）棘下窩外側の溝のマーキング

11）で想定した溝の位置を両母指で確認し，最も深い部位をマークする．溝を確認したらその溝を見失わないように関節窩まで辿り溝をマークする．

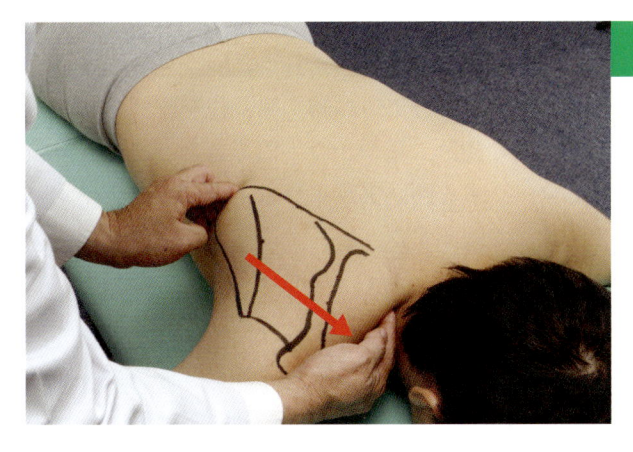

13）上角の確認

肩甲棘三角部のレベルから内側縁を上方に向けて触察する．内側縁が肩甲棘三角部より上方で前外側にカーブしていくことをイメージして触察し，上角を確認する．

上角を確認しにくい場合は，下角を把持し，もう一方の手で僧帽筋上部前方の筋間溝深部に指を入れた状態で，肩甲骨を矢印方向へ動かして上角の上端を確認する．

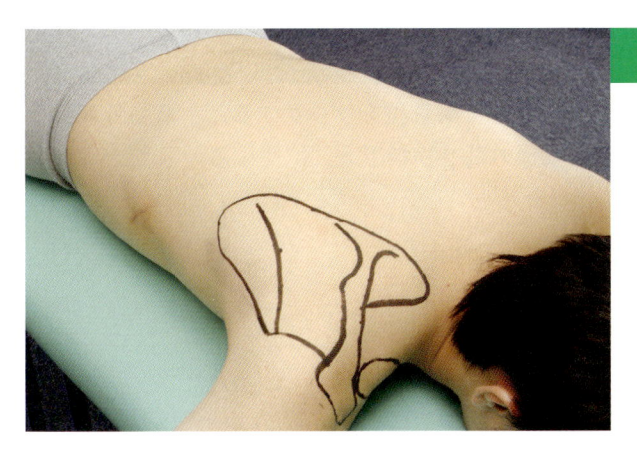

14）上角のマーキング

上角の上端を確認したら，肩甲棘の方向に触察してマークする．

59

2. 骨 盤

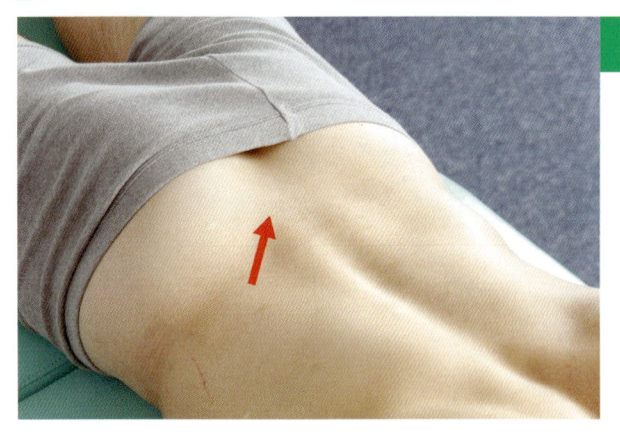

1) 上後腸骨棘の確認

骨盤の後上方で隆起している部位を確認する．触察困難な場合は体幹伸展位で矢印の部位の窪み，および影を触察の補助とする．

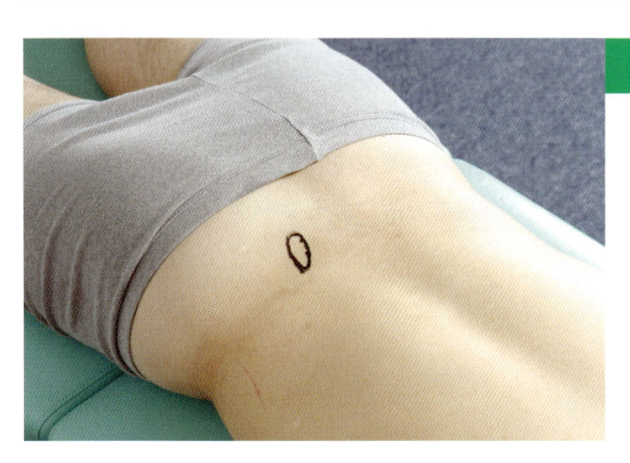

2) 上後腸骨棘のマーキング

1) で確認した上後腸骨棘を触察してマークする．

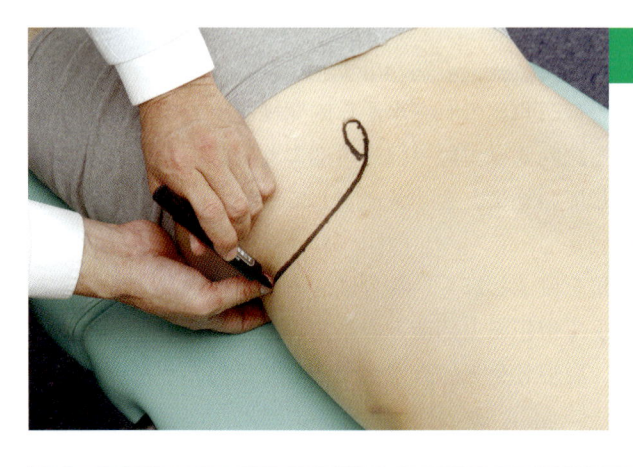

3) 腸骨稜のマーキング1

上後腸骨棘から，外上方へ続く腸骨稜を確認してマークする．腸骨稜は，緩やかな半円形となっている．触察してマークする際，実際よりも下方に間違えやすいので注意して確認する．

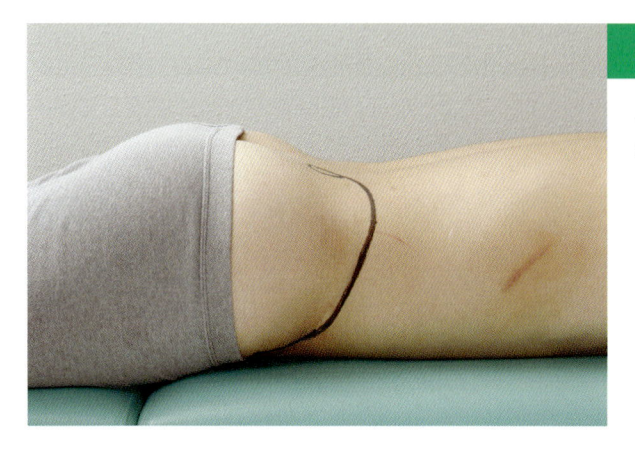

4) 腸骨稜のマーキング2

上前腸骨棘まで腸骨稜をマークする．上前腸骨棘は上後腸骨棘より約2横指下方に位置する．

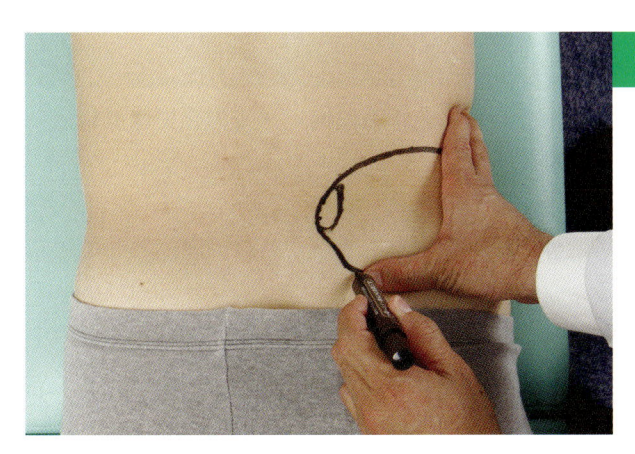

5) 下後腸骨棘のマーキング

上後腸骨棘より，下方に2横指かつ外方に2横指の部位を目安に確認してマークする．

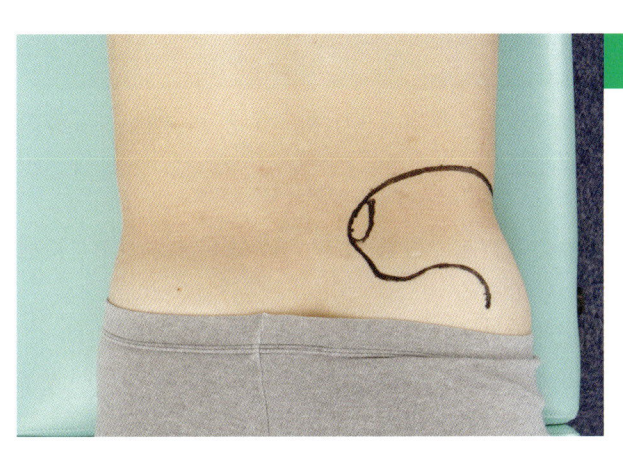

6) 大坐骨孔のマーキング

下後腸骨棘より円を描くように触察してマークする．中殿筋，大殿筋および梨状筋などの筋腹が覆っているので注意して確認する．

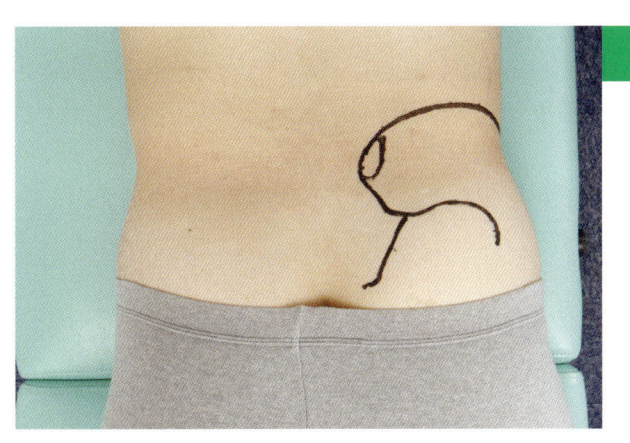

7) 仙骨のマーキング

下後腸骨棘の外側の部位を目安に確認してマークする．

3. その他

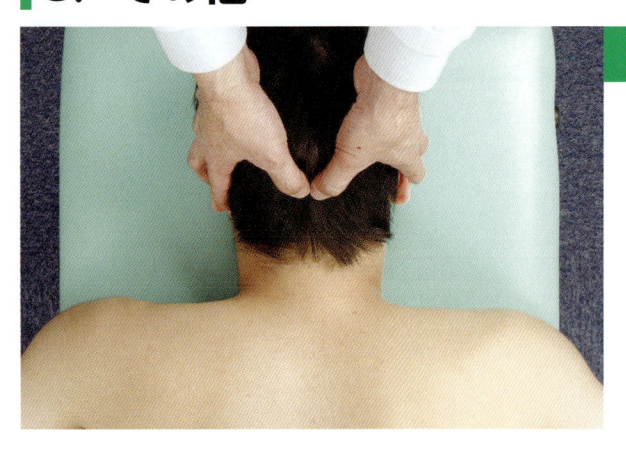

1）外後頭隆起

①両母指で頭頂より下方に向い，後方正中線上に沿って触察する．

②後頭骨の最も突出した隆起が外後頭隆起として触れる．
＊目安としては，両耳の耳孔を後方に結んだ線の中央部にあたる．

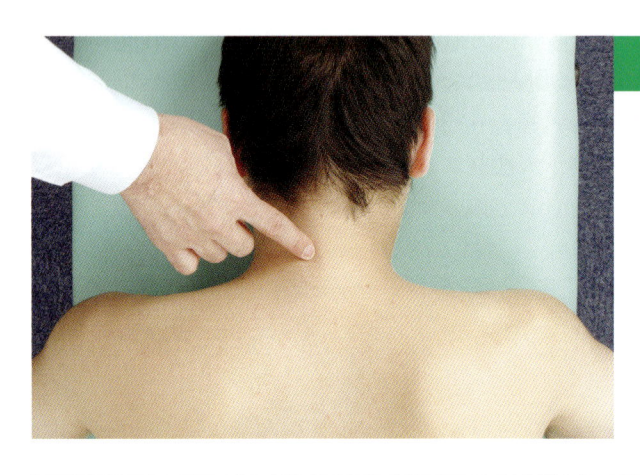

2）第7頸椎棘突起

①外後頭隆起より後方正中線上を下方に向かって触察する．

②頸椎の棘突起で最も突出している棘突起が第7頸椎棘突起である．
＊頸椎の棘突起は頸部の屈曲，伸展，回旋によって可動するが，胸椎の棘突起は肋骨によって制限され，可動性が少ないことより確認できる．

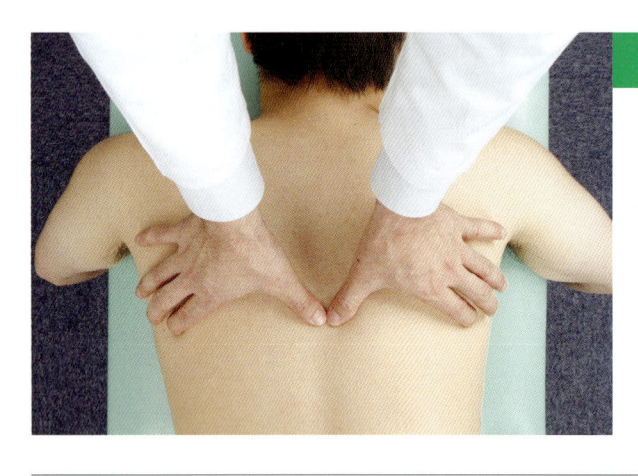

3）第7胸椎棘突起

①両肩甲骨の下角を確認する．

②両下角を結んだ線と後方正中線との交点の突起を確認する．

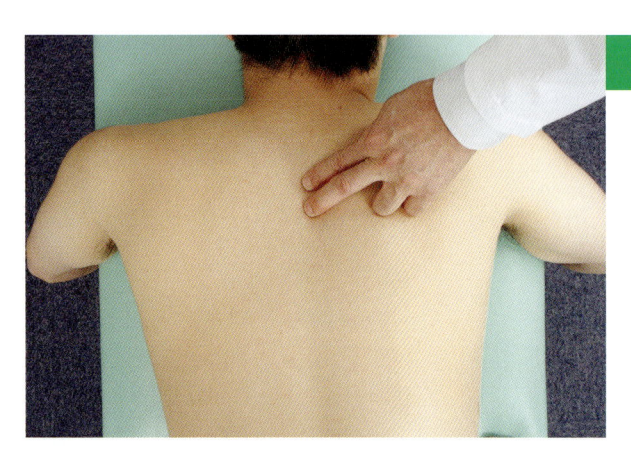

4）第4胸椎棘突起

①第7頸椎棘突起から下方へ棘突起を辿り，第4胸椎棘突起を確認する．

②さらに，第7胸椎棘突起から上方へ棘突起を辿り，第4胸椎棘突起を再確認する．

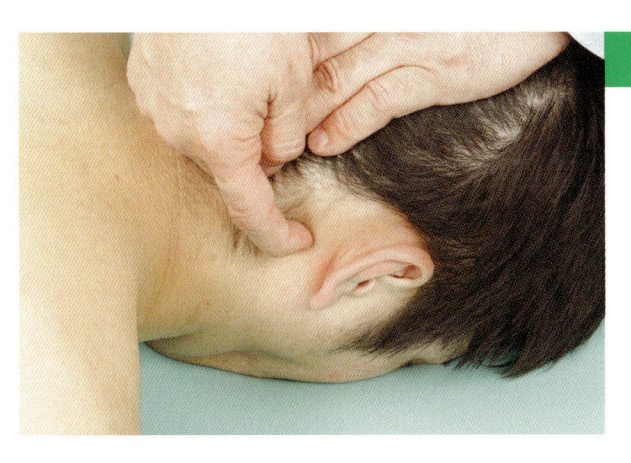

5）乳様突起

①外後頭隆起より両外側へ伸びる小さな隆起（上項線）を確認する．

②上項線の外側端で外側下方に突出する隆起を確認する．
＊耳垂のすぐ後方で確認できる．

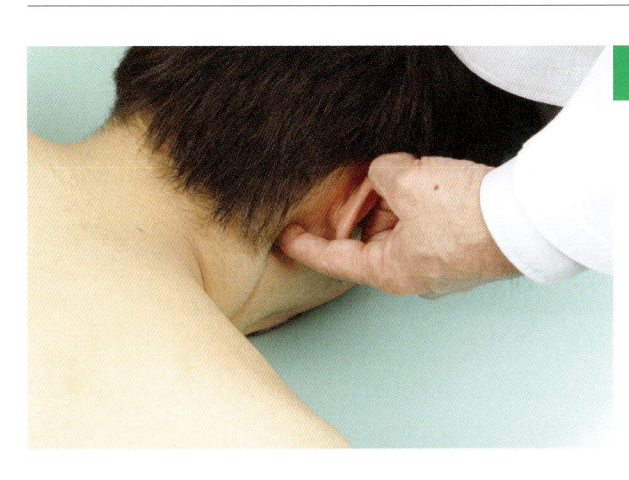

6）第1頸椎横突起

①一方の母指で乳様突起を確認する．

②もう一方の母指で下顎角を確認する．

③上記①②を結んだ線を想定し，その中央部を頸部に対して直交する方向に押し当てて確認する．
＊疼痛を誘発しやすいので注意する．

Ⅱ. 筋の触察

1. 触察の原則

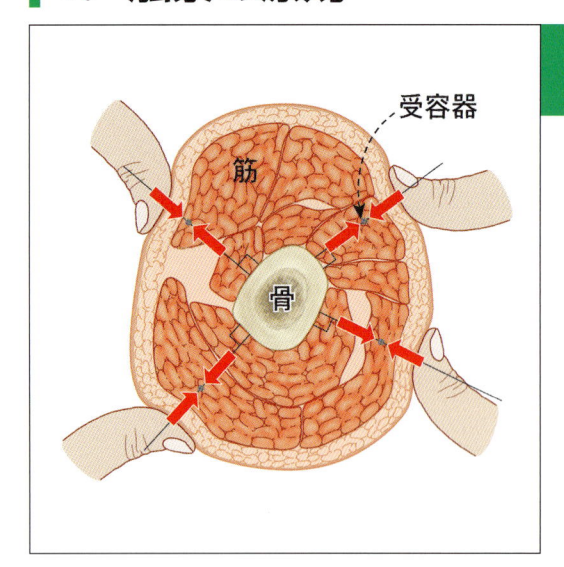

1) 骨の表面に対して直角に圧迫する
（作用反作用の法則を最大限に利用）

母指で筋を触察する際に，骨に対して筋を挟み込むように圧迫を加えることで，侵害受容器あるいは触圧覚受容器に刺激を与える．

特に深部の筋は，骨に押し付けて削るように触察する．

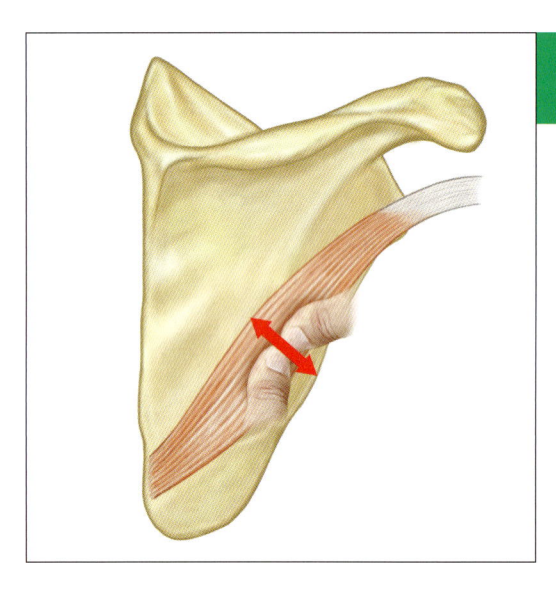

2) 筋を走行に対して直交するように触察する
（摩擦力を最大限に利用）

母指で対象とする筋を，骨の表面に対して直角に圧迫し，その圧を維持しながら，筋を走行に対して直交するように矢印方向へ触察する．

その際，強く圧迫を加えると筋に損傷を起こしたり，疼痛によって筋緊張が亢進し，触察が困難になる場合があるので注意が必要である．

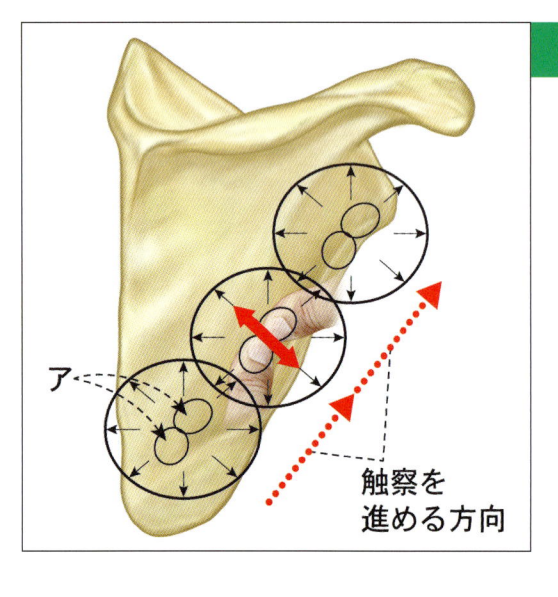

3) 刺激の伝わり方

図中「ア」の部位を刺激することにより，刺激が周囲に伝わり，侵害受容器が刺激される．

筋に障害がある場合には，正常では痛みを生じない強さの刺激でも，痛覚神経線維の興奮が脳に伝達されて疼痛を引き起こすので，強すぎる刺激は不要である．

2. 施行者の基本肢位

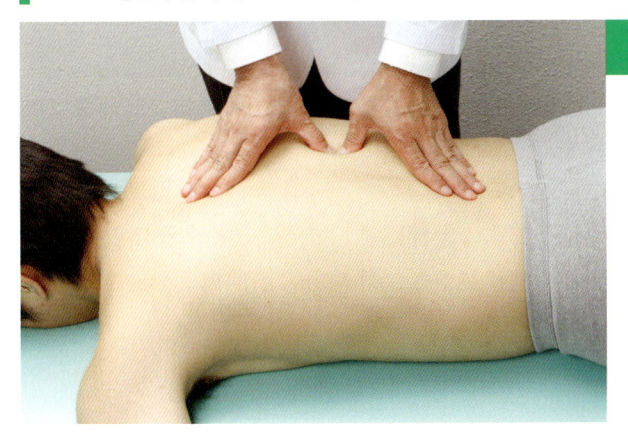

1) 母指を用いた触察の基本肢位

筋を母指の指腹で触察する方法である．母指以外の指を伸展し，母指を外転し横列に揃えて触察部位に置く．両手を逆ハの字に広げて安定させる．

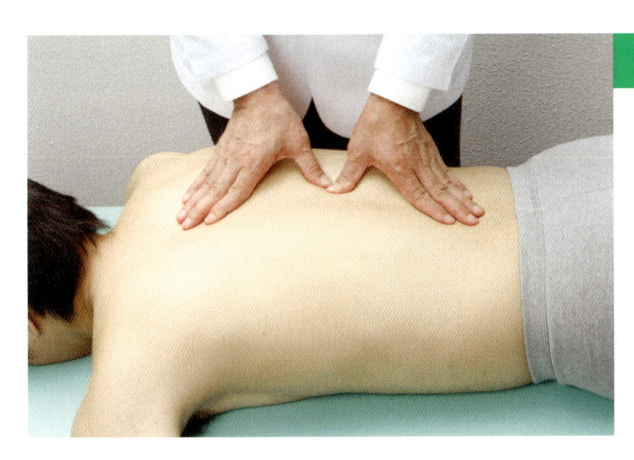

2) 母指を用いた触察の基本肢位（筋の幅が広い場合）

両母指を縦列に揃えて行う．

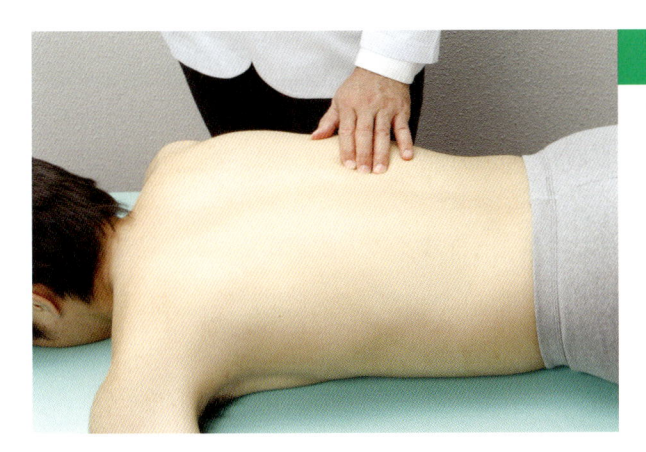

3) 示指〜環指を用いた触察の基本肢位

可能であれば小指も用いて行う．

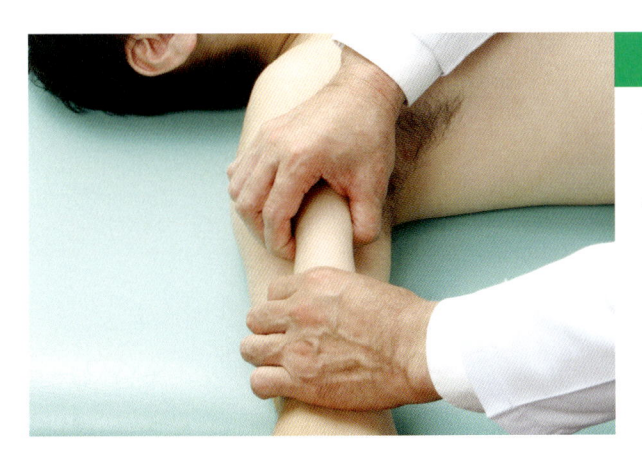

4) つまみを用いた触察の基本肢位

筋線維を手指で摘んで触察する方法である．基本的には母指と示指〜環指で行う．
指を筋間溝に潜り込ませてつまむように行う．
この方法は主に筋の輪郭や形状を確認するときに用いる．

3. 触察の方法（例：最長筋）

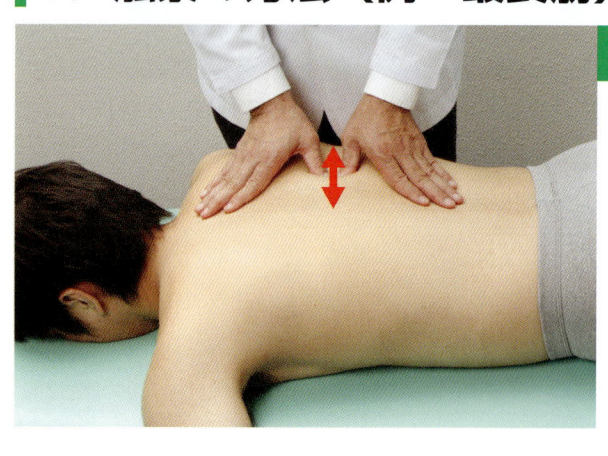

1）母指を横列に揃えて行う触察

① 筋の走行と平行になるように，両母指で筋間溝に触れる．

② 両母指で筋の走行に対して直交するように2〜3回矢印の方向に動かし，筋線維と筋間溝を確認する．

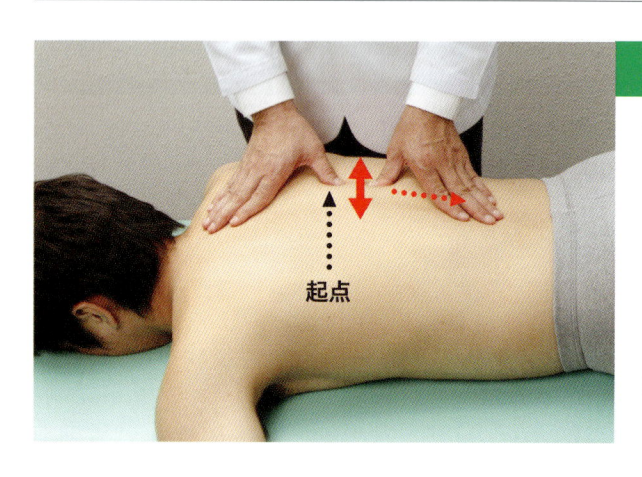

③ 進行方向（写真では左手）の母指を筋間溝に沿って矢印の方向に1〜2cm移動する．もう一方の母指は，起点の部位として，押さえたままにしておく．
　＊筋の走行が不明瞭になった場合は，起点に戻り②を再度行う．

④ 両母指を1〜2回矢印の方向に動かし，同一の筋線維と筋間溝であることを確認する．

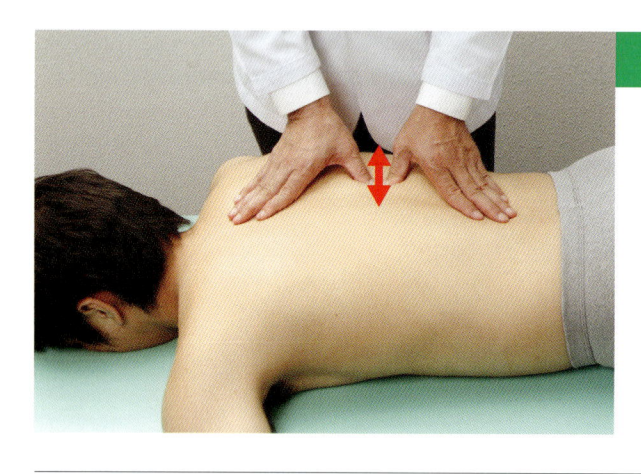

⑤ 起点の母指を進行方向の母指に合わせ，両母指を2〜3回矢印の方向に動かし，筋線維と筋間溝を確認する．
　＊以降は①〜⑤までの方法を繰り返し，筋を触察する．

注）第4章Ⅱ〜Ⅲの写真内で使用される ⬌（実線矢印）は，触察する指の動きを表す．
　また，……▶（破線矢印）は，触察を進める方向を表す．

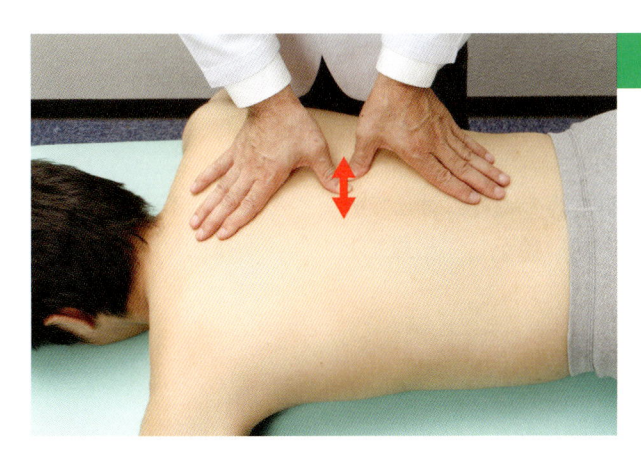

第5章 触察法

2）母指を縦列に揃えて行う触察（筋の幅が広い場合）

①一方の母指（写真では左手）は筋間溝，もう一方の母指（写真では右手）は筋線維に触れる．

②両母指で筋の走行に対して直交するように2～3回矢印の方向に動かし，筋線維と筋間溝を確認する．

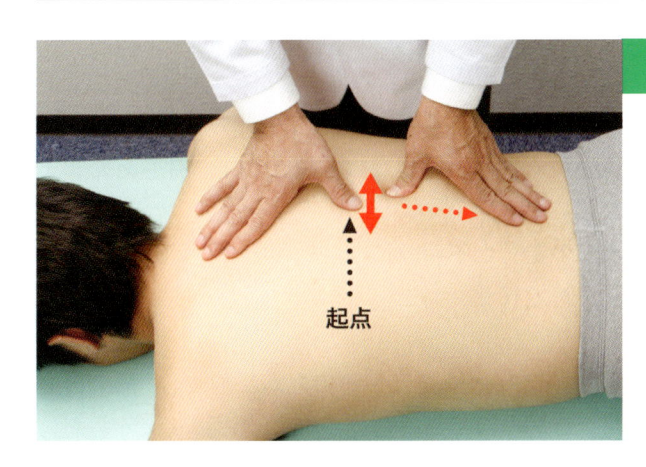

③進行方向（写真では左手）の母指を筋間溝に沿って矢印の方向に1～2cm移動する．もう一方の母指は，起点の部位として，押さえたままにしておく．
＊筋の走行が不明瞭になった場合は，起点に戻り②を再度行う．

④両母指を1～2回矢印の方向に動かし，同一の筋線維と筋間溝であることを確認する．

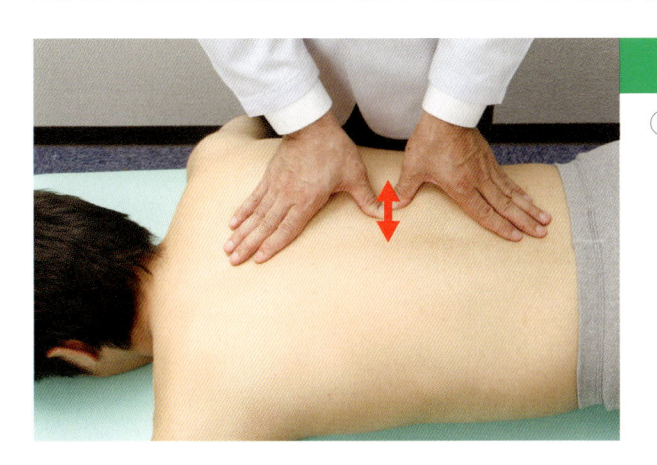

⑤起点の母指を進行方向の母指に合わせ，両母指を2～3回矢印の方向に動かし，筋線維と筋間溝を確認する．
＊以降は①～⑤までの方法を繰り返し，筋を触察する．

Ⅱ・筋の触察

3．触察の方法（例：最長筋）

67

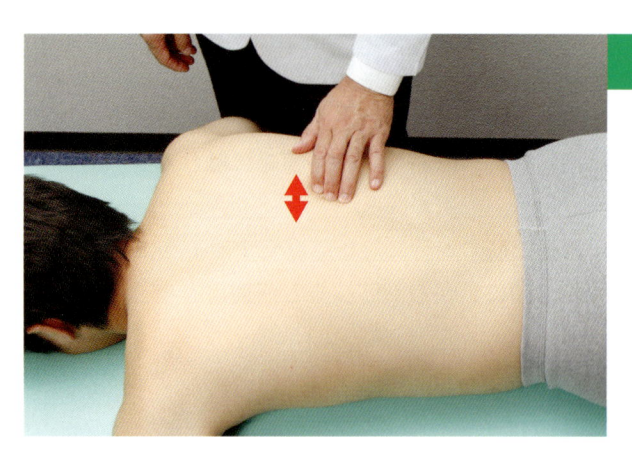

3）示指〜環指での触察

①示指〜環指で筋線維を圧迫する．

②指を筋の走行に対して直交するように2〜3回矢印の方向に動かし，筋線維と筋間溝を確認する．

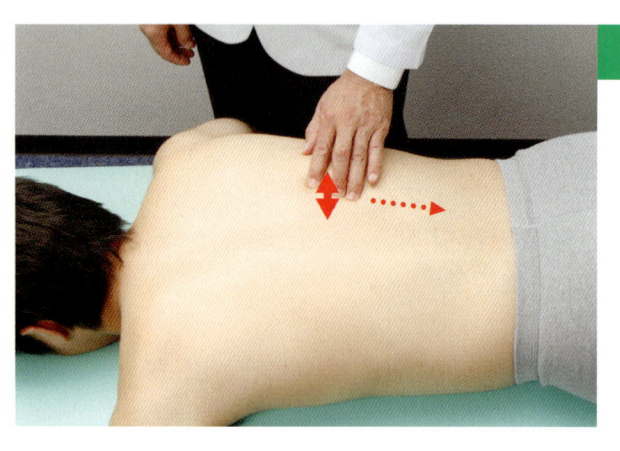

③中指・環指を筋線維に沿って矢印の方向に1〜2cm移動する．示指は起点の部位として，押さえたままにしておく．
　＊筋の走行が不明瞭になった場合は，起点に戻り②を再度行う．

④示指〜環指を1〜2回矢印の方向に動かし，同一の筋線維と筋間溝であることを確認する．

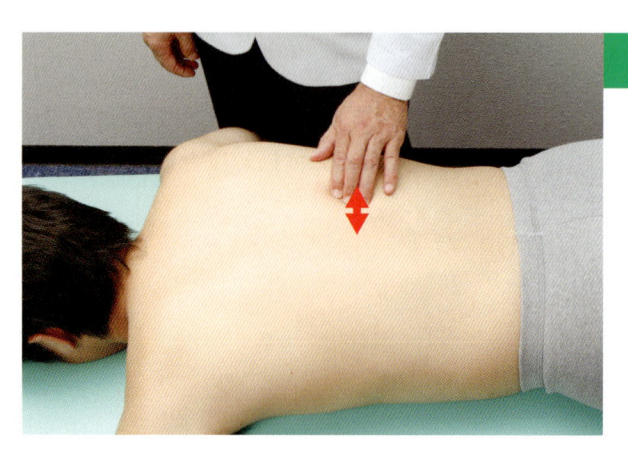

⑤起点の示指を中指に合わせ，2〜3回矢印の方向に指を動かし，筋線維と筋間溝を確認する．
　＊以降は①〜⑤までの方法を繰り返し，筋を触察していく．

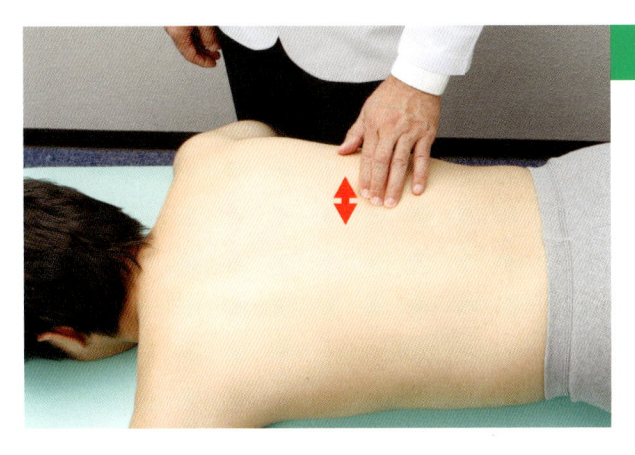

4) 示指〜環指での触察（3）と逆方向への触察）

①示指〜環指で筋線維を圧迫する．

②指を筋の走行に対して直交するように2〜3回矢印の方向に動かし，筋線維と筋間溝を確認する．

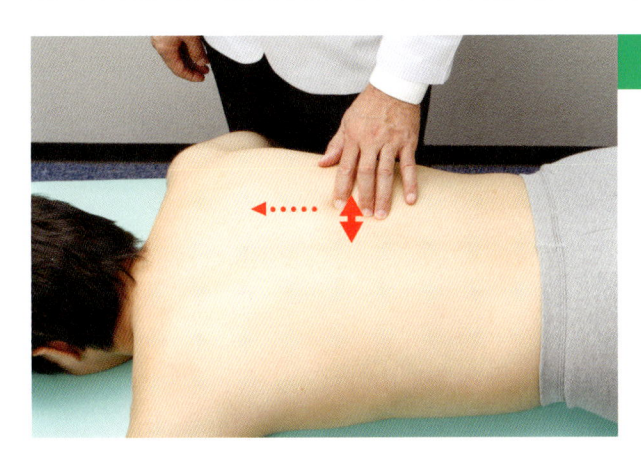

③示指を筋線維に沿って矢印の方向に1〜2cm移動する．中指・環指は起点の部位として，押さえたままにしておく．
＊筋の走行が不明瞭になった場合は，起点に戻り②を再度行う．

④示指〜環指を1〜2回矢印の方向に動かし，同一の筋線維と筋間溝であることを確認する．

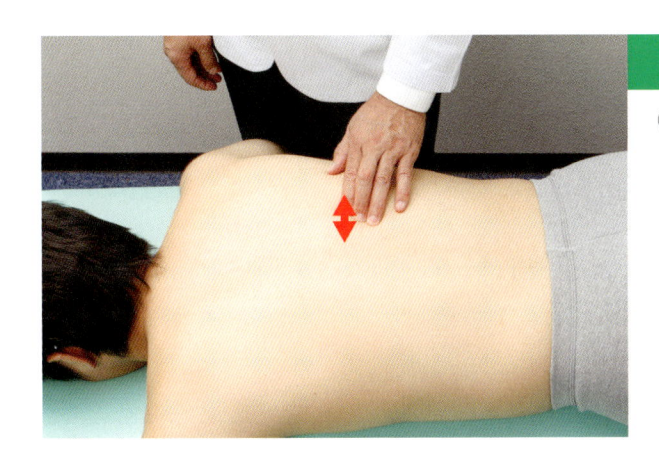

⑤起点の中指・環指を示指に合わせ，指を2〜3回矢印の方向に動かし，筋線維と筋間溝を確認する．
＊以降は①〜⑤までの方法を繰り返し，筋を触察していく．

Ⅲ. 各筋の触察

1. 僧帽筋（上部・中部）

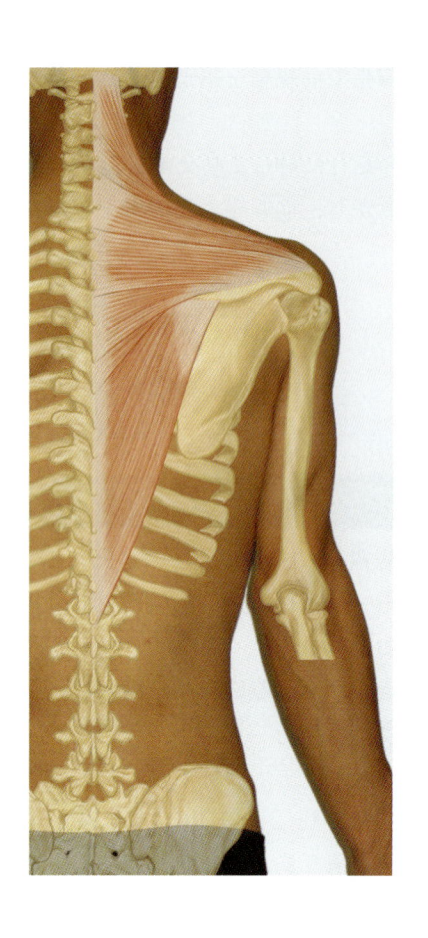

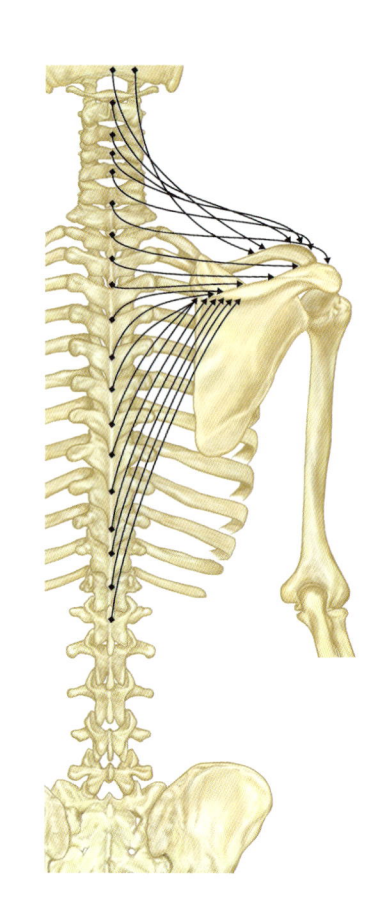

【起　始】	後頭骨の上項線と外後頭隆起，項靱帯，第7頸椎～第12胸椎の棘突起と棘上靱帯
【停　止】	肩甲骨の肩甲棘と肩峰の上縁，鎖骨の外側1/3の領域
【主機能】	全体：肩甲骨と鎖骨の外側端を内後方に引き，肩甲骨下角を外側に回す．
	上部：肩甲骨と鎖骨の肩峰端を上内方に上げる．
	中部：肩甲骨を内側に引く．
	下部：肩甲骨を内下方に引き下げると同時に下角を外側に回す．
【神経支配】	副神経の外枝，頸神経叢の筋枝（C2～C4）

骨のランドマーク

①第7頸椎棘突起　②外後頭隆起の2横指外側　③上項線　④鎖骨外側1/3　⑤肩甲棘
⑥第1～第5胸椎棘突起　⑦肩峰

第5章 触察法

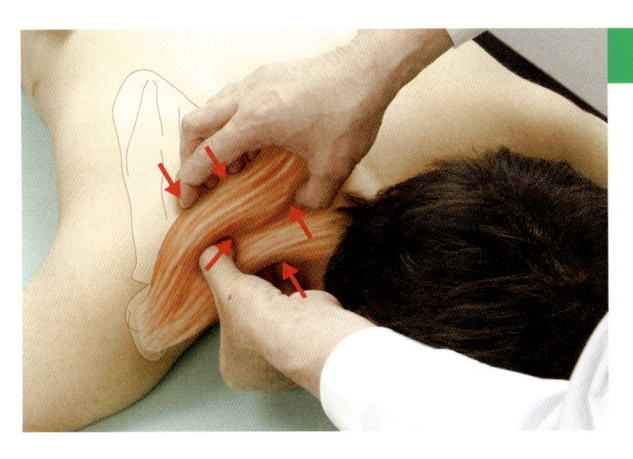

1) 僧帽筋上部と中部の筋間溝および筋の確認

まず，僧帽筋を収縮させて確認する．
肩鎖関節内側と第7頸椎棘突起を確認し，その間にある僧帽筋上部と中部の筋間溝を確認する．
確認した筋間溝を利用して，僧帽筋上部と第1〜第5胸椎棘突起間にある僧帽筋中部を矢印方向につまんで確認する．

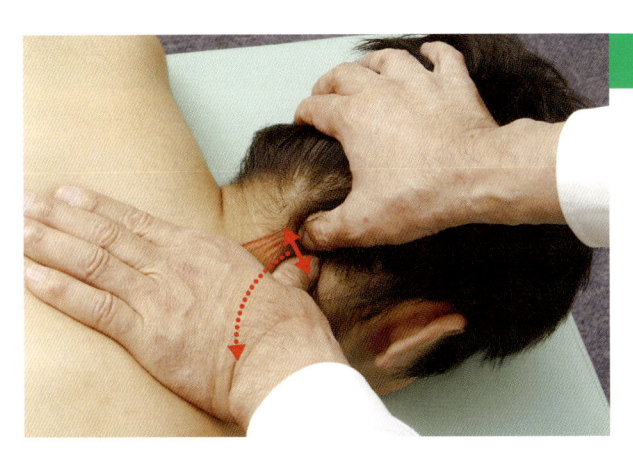

2) 僧帽筋上部起始部の触察

外後頭隆起の2横指外側の筋間溝より内側にある盛りあがった筋線維を確認する．その後，確認した筋線維を矢印のように停止部方向まで触察する．

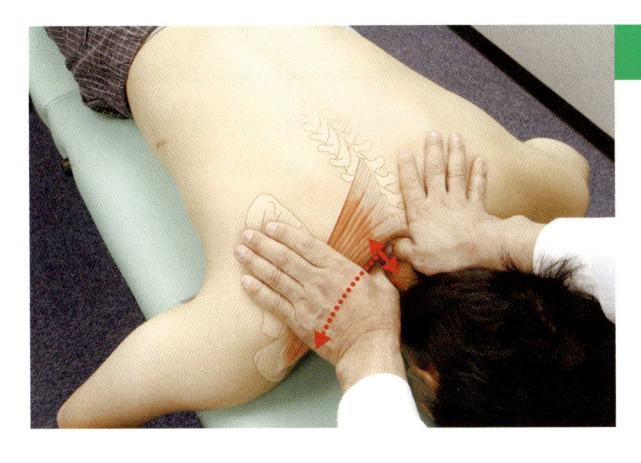

3) 僧帽筋上部の触察

2) で確認した筋線維は，下方へ行くにしたがい前外側へ広がっていくので，筋間溝を見失わないように鎖骨外側1/3方向（矢印）へ触察する．

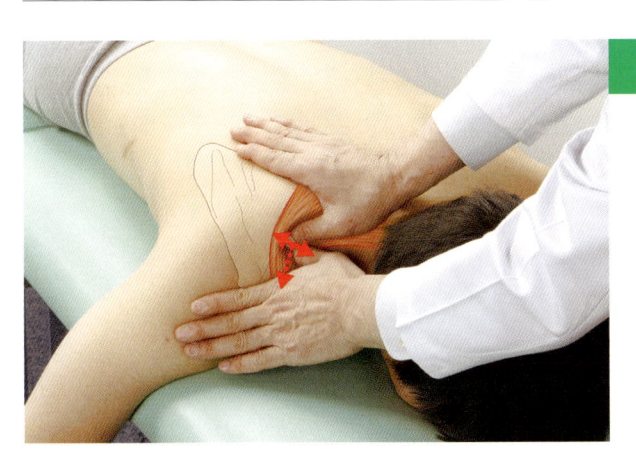

4) 僧帽筋上部の鎖骨停止部付近の触察

僧帽筋上部は，矢印方向へ鎖骨外側1/3の停止部のところまで触察する．

Ⅲ・各筋の触察

1．僧帽筋（上部・中部）

第5章 触察法

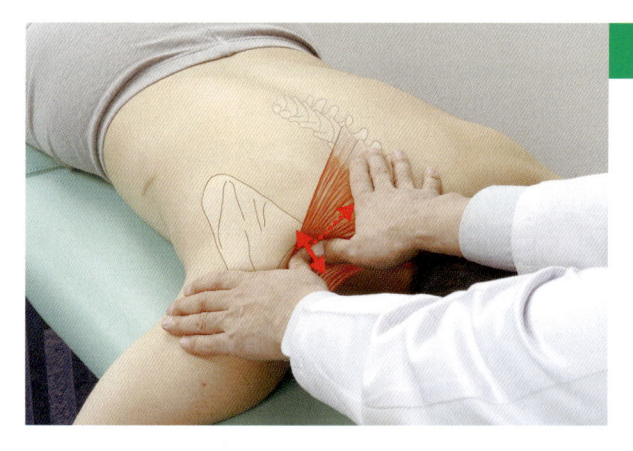

5）僧帽筋中部停止部の触察

僧帽筋上部を触察した後，1）で確認した筋間溝を用いて中部線維をつまんで確認する．つまんで確認した筋を触察していく．肩鎖関節を指標として僧帽筋中部の筋線維を停止部から矢印の方向に触察する．

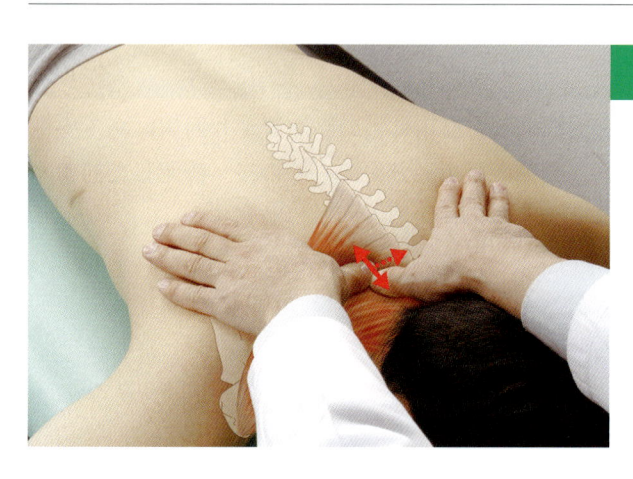

6）僧帽筋中部上方の触察

僧帽筋中部の触察は矢印のように第1胸椎方向へ触察する．なお，僧帽筋中部の内側は幅が広いため，まず上方を停止部から第1～第3胸椎棘突起まで触察する．その後，矢印のように下方に母指を移動し，下方の筋線維を確認する．

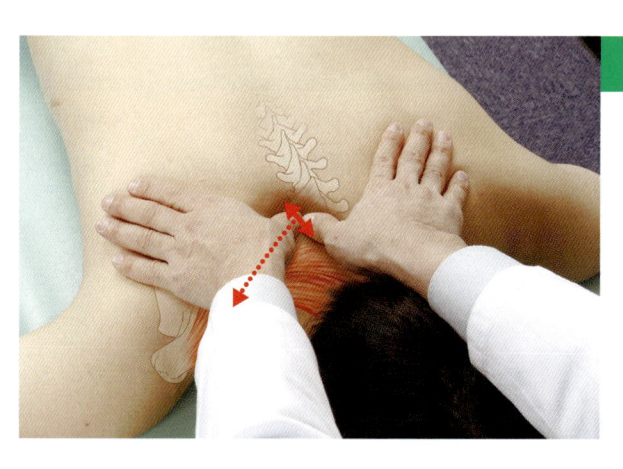

7）僧帽筋中部下方の触察

母指を第5胸椎棘突起まで移動し，僧帽筋中部と下部の筋間溝を確認する．その後，矢印の方向に触察する．

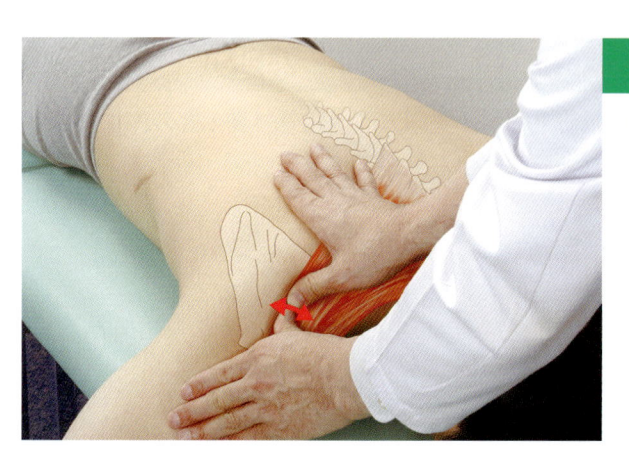

8）僧帽筋中部停止部の触察

肩峰の停止部まで触察する．

2. 肩甲挙筋

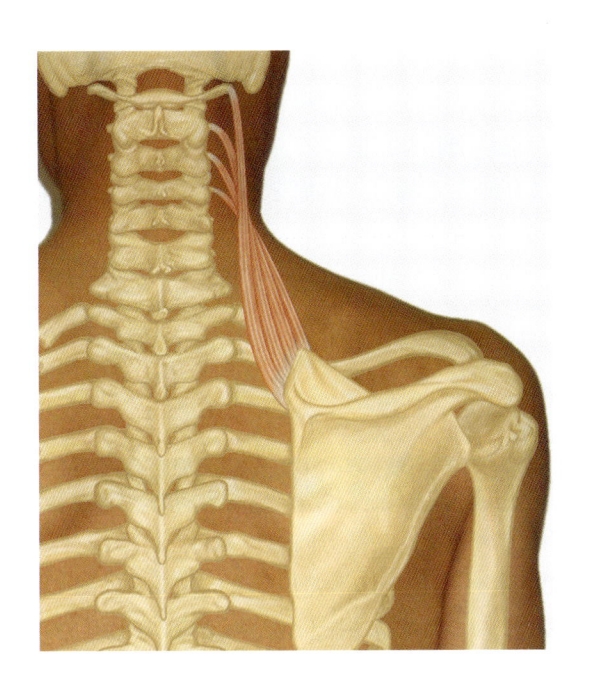

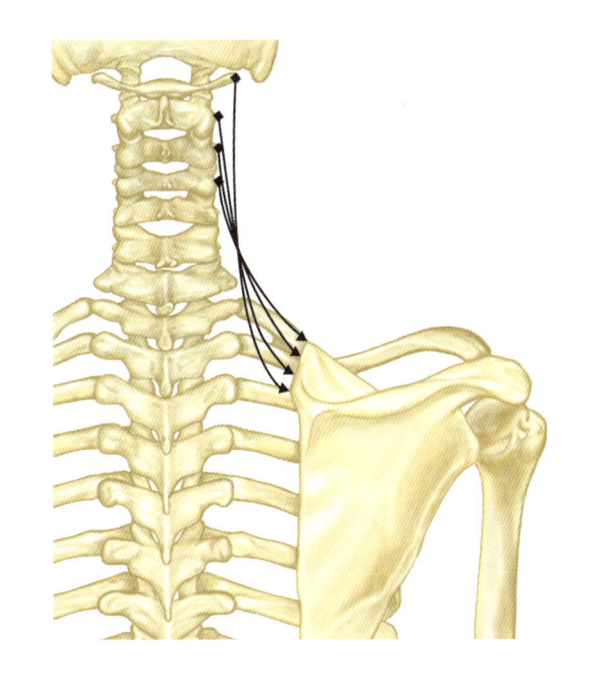

【 起　始 】　第1〜第(3)4頸椎の横突起後結節
【 停　止 】　肩甲骨上角と内側縁上部
【 主 機 能 】　肩甲骨挙上，頸部回旋
【神経支配】　頸神経叢の枝，肩甲背神経C2〜C5

骨のランドマーク

①第1〜第4頸椎横突起　　②肩甲棘三角部　　③肩甲骨上角　　④乳様突起　　⑤下顎角

第5章 触察法

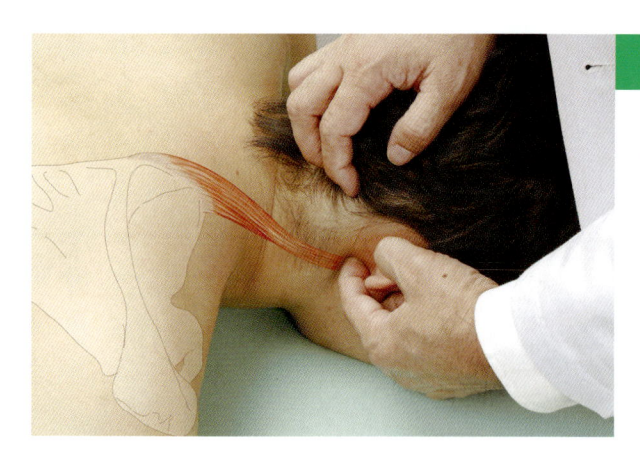

1) 第1頸椎横突起の確認

まず，肩甲挙筋を収縮させ，つまんで確認する．
乳様突起と下顎角を結んだ線の中点よりやや後方にある第1頸椎横突起を確認する．

＊強く圧迫した場合，疼痛を誘発しやすいので注意する．

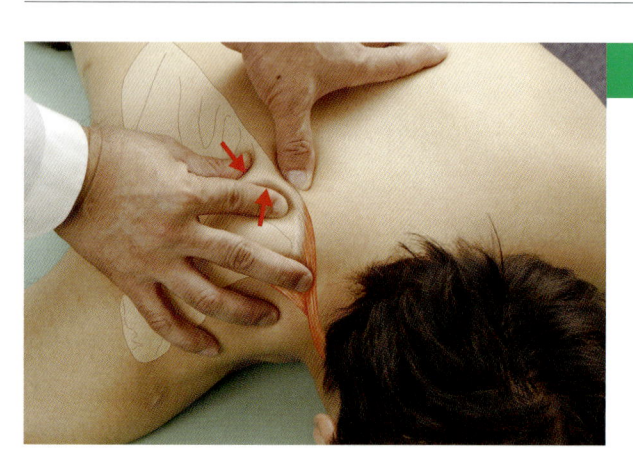

2) 肩甲棘三角部の確認

一方の手で肩甲棘を矢印方向へつまみ，肩甲棘三角部を確認する．もう一方の手で肩甲骨内側縁を確認する．肩甲挙筋は，この部位まで付着している．

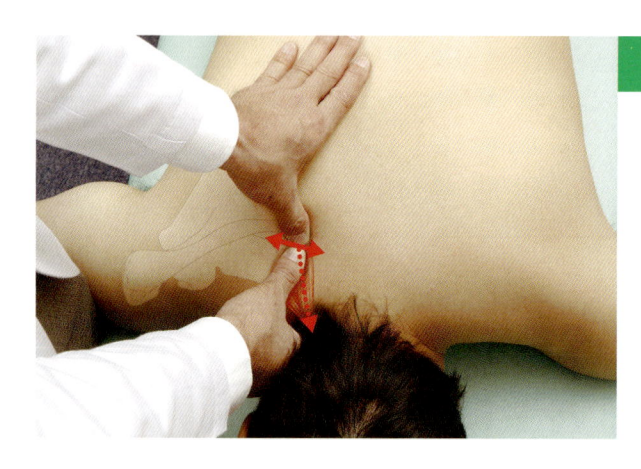

3) 肩甲挙筋停止部の触察

肩甲棘三角部の上部で肩甲骨内側縁に両母指を置き，筋の走行に対して直交するように矢印方向へ触察する．
上端へ近づくにしたがい筋線維が太くなることを確認する．
上方の示指〜小指は，肩甲挙筋の走行にあわせて，写真のように構える．

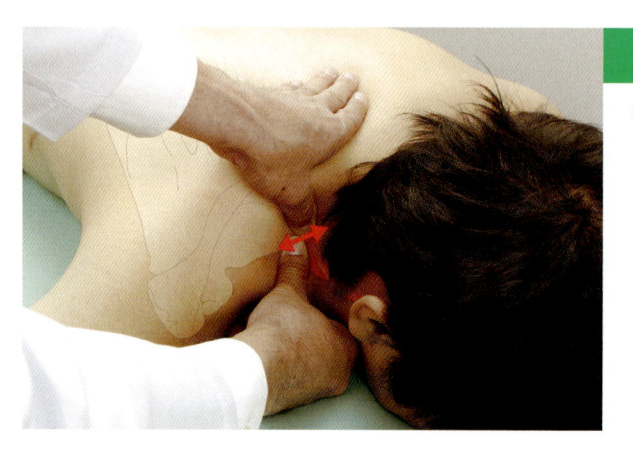

4) 肩甲挙筋の上角付近の触察

僧帽筋上部の前縁まで3)の方法で触察する．

74

2. 肩甲挙筋

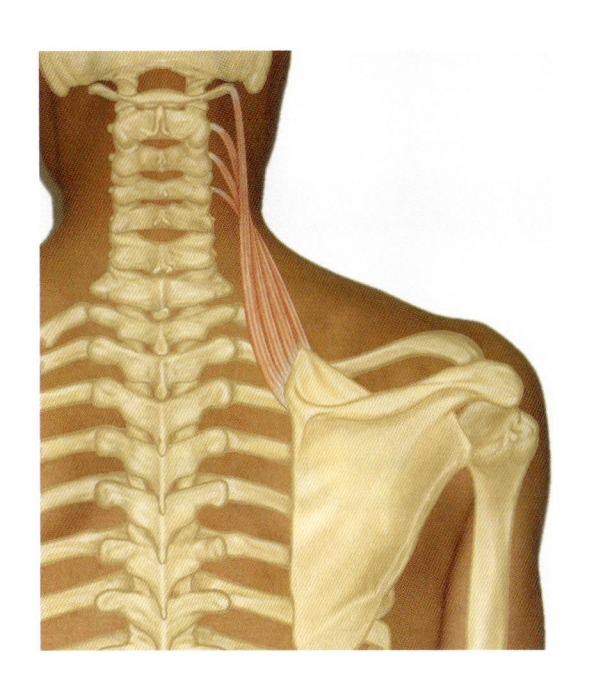

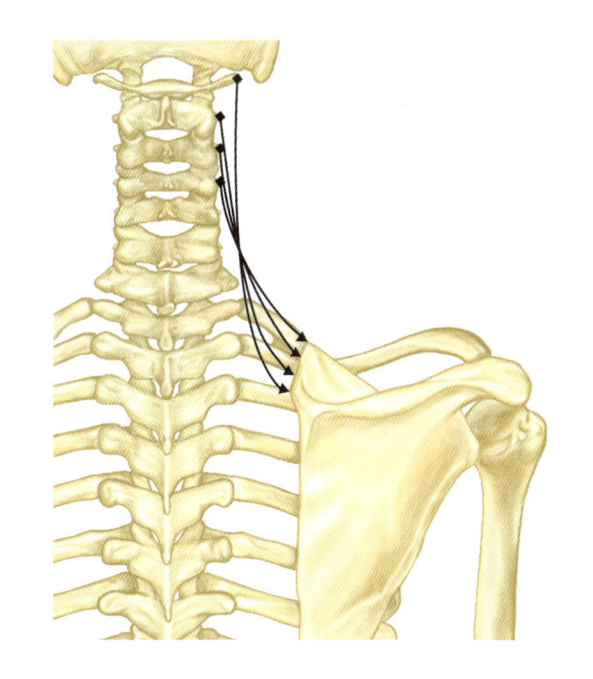

【 起 始 】 第1～第(3)4頸椎の横突起後結節
【 停 止 】 肩甲骨上角と内側縁上部
【 主 機 能 】 肩甲骨挙上，頸部回旋
【神経支配】 頸神経叢の枝，肩甲背神経C2～C5

骨のランドマーク

①第1～第4頸椎横突起　②肩甲棘三角部　③肩甲骨上角　④乳様突起　⑤下顎角

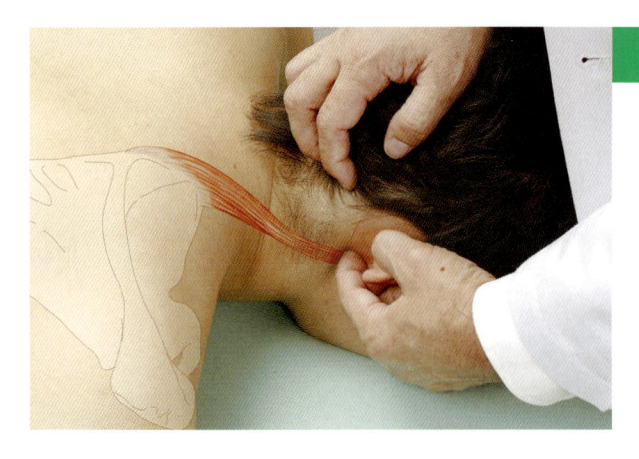

1) 第1頸椎横突起の確認

まず，肩甲挙筋を収縮させ，つまんで確認する．
乳様突起と下顎角を結んだ線の中点よりやや後方にある第1頸椎横突起を確認する．
　＊強く圧迫した場合，疼痛を誘発しやすいので注意する．

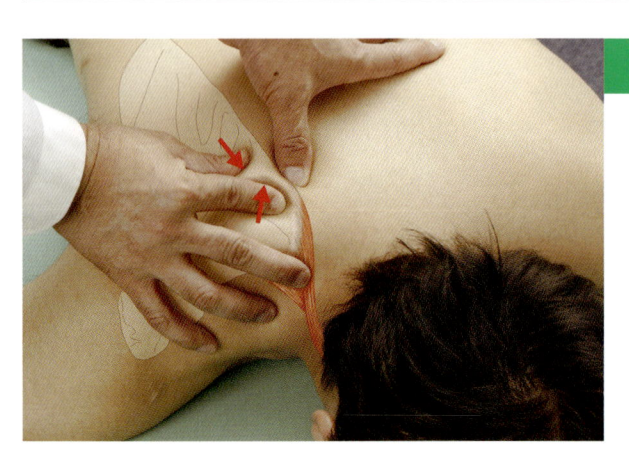

2) 肩甲棘三角部の確認

一方の手で肩甲棘を矢印方向へつまみ，肩甲棘三角部を確認する．もう一方の手で肩甲骨内側縁を確認する．肩甲挙筋は，この部位まで付着している．

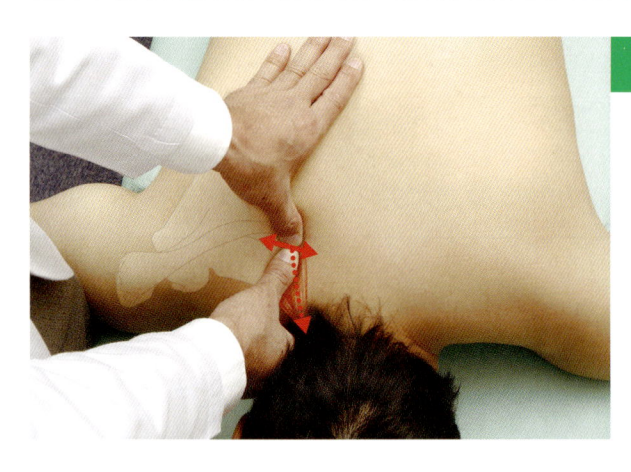

3) 肩甲挙筋停止部の触察

肩甲棘三角部の上部で肩甲骨内側縁に両母指を置き，筋の走行に対して直交するように矢印方向へ触察する．上端へ近づくにしたがい筋線維が太くなることを確認する．
上方の示指〜小指は，肩甲挙筋の走行にあわせて，写真のように構える．

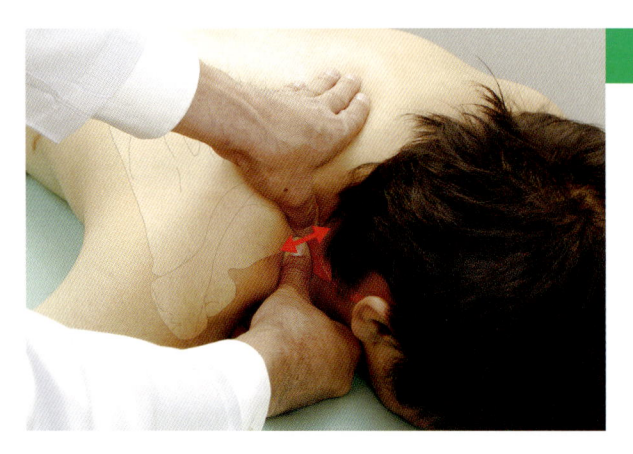

4) 肩甲挙筋の上角付近の触察

僧帽筋上部の前縁まで3) の方法で触察する．

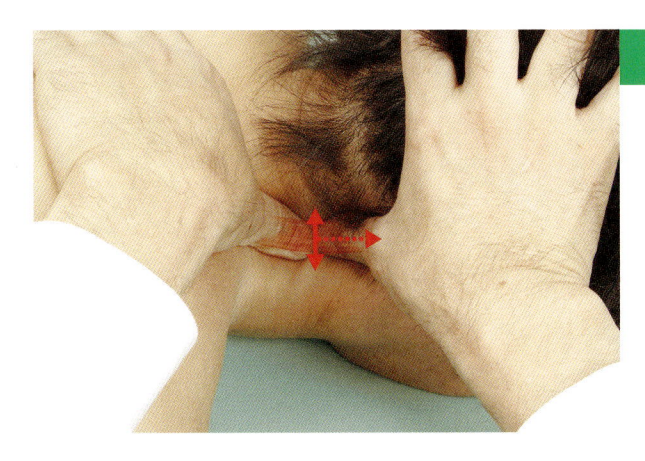

5）肩甲挙筋頸椎部の触察

肩甲挙筋は僧帽筋上部の前縁を越えると，頸椎と平行するように筋の走行を変える．
上方の手の示指～小指を写真のように後頭骨に置き換え，筋線維を確認しながら矢印方向に触察する．
肩甲骨上角上端から第4頸椎までは，4本の筋線維が束となっているが，第1頸椎では1本の筋線維になっているので注意して確認する．

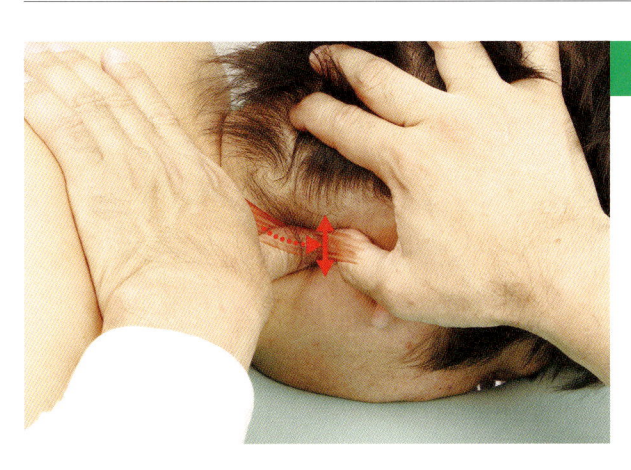

6）肩甲挙筋起始部の触察

第1頸椎横突起に付着する筋線維まで矢印方向へ触察する．
この時，強く圧迫すると疼痛を誘発するので注意する．

3. 小菱形筋

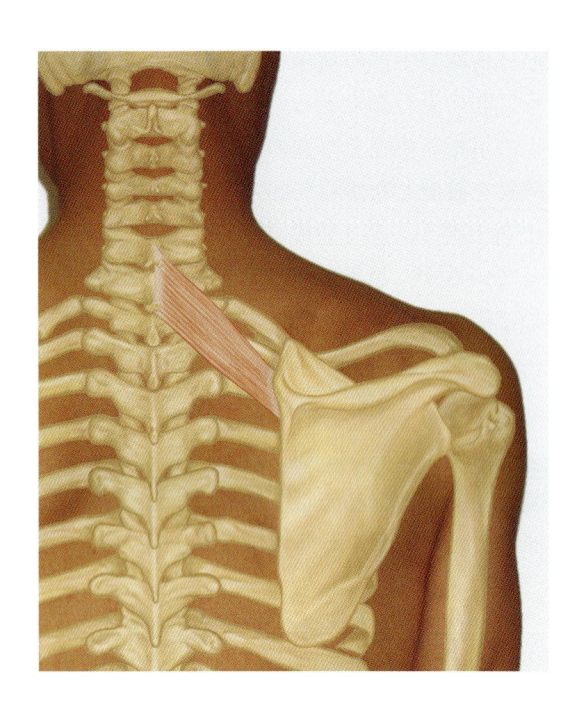

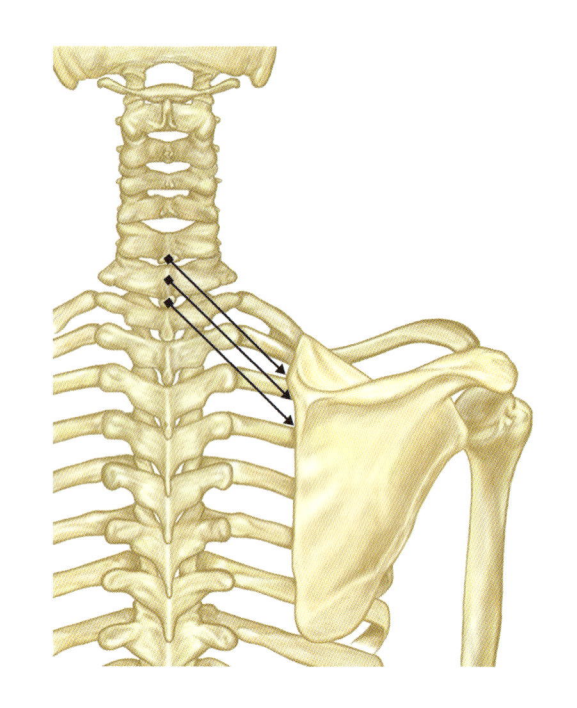

【 起　始 】　第(5)6〜第7頸椎の棘突起，項靱帯
【 停　止 】　肩甲骨内側縁
【 主機能 】　肩甲骨を内転・下方回旋
【神経支配】　肩甲背神経C4〜C6

骨のランドマーク

①肩甲棘三角部内側縁　　②第6〜第7頸椎棘突起

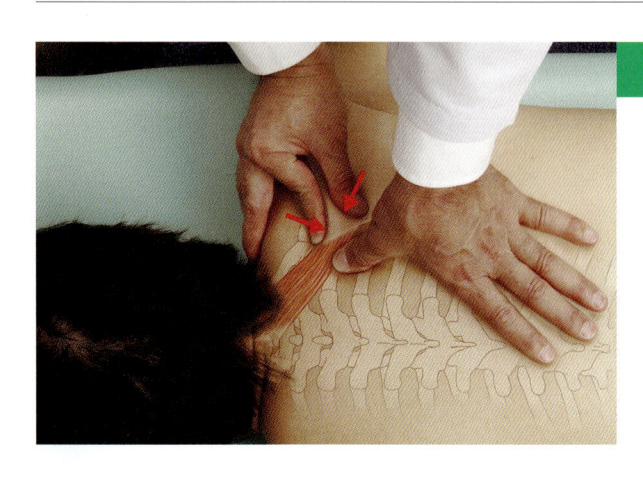

1）肩甲棘三角部の確認

一方の手で肩甲棘を矢印方向につまみ，肩甲棘三角部を確認する．もう一方の手で肩甲骨内側縁を確認する．

第5章 触察法

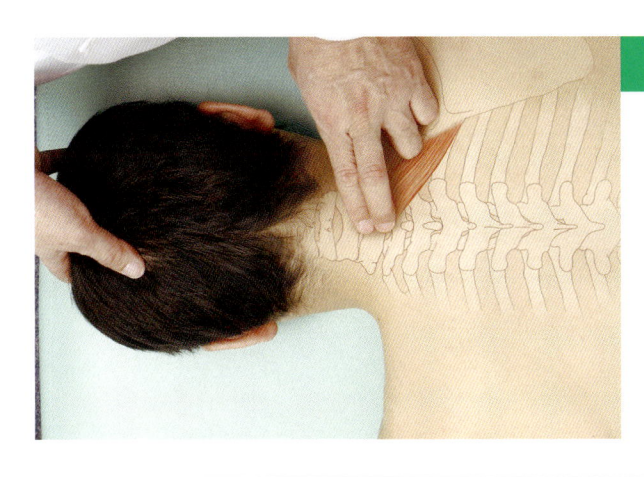

2）第6・第7頸椎棘突起の確認

後頭骨から頸椎を下方に触察し，第6・第7頸椎棘突起を確認する．

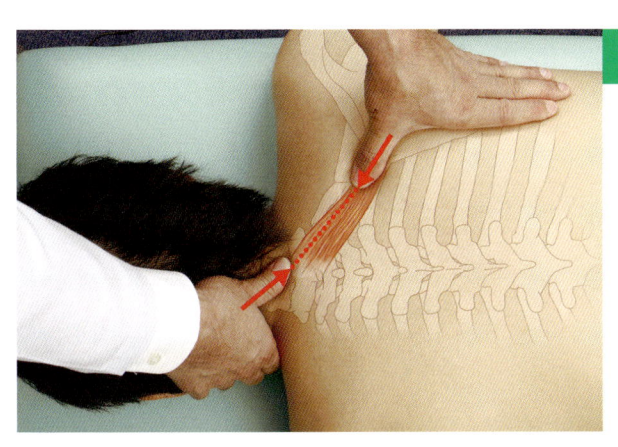

3）小菱形筋の走行の確認

肩甲棘三角部に一方の母指を当て，もう一方の母指を第6・第7頸椎棘突起間に当て筋の走行を確認する．

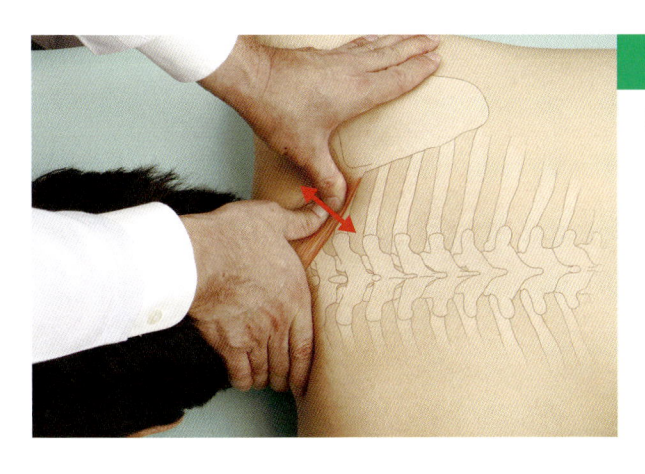

4）小菱形筋停止部の触察

棘突起に当てている母指を，肩甲棘三角部に当てているもう一方の母指に合わせ，筋の走行に直交するように停止部を矢印方向に触察する．

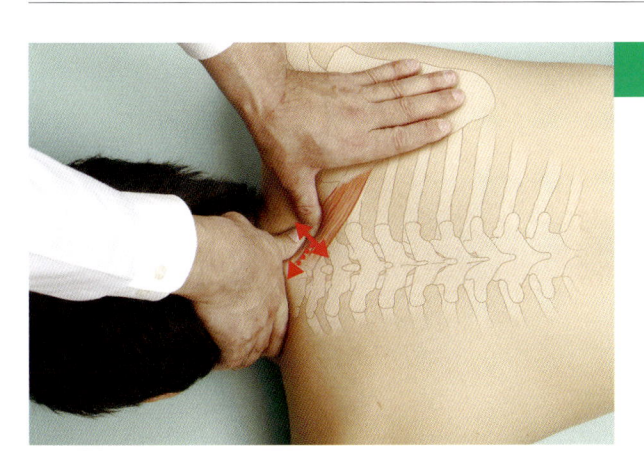

5）小菱形筋の触察

矢印のように第6・第7棘突起方向まで触察する．

Ⅲ・各筋の触察

3・小菱形筋

77

4. 大菱形筋

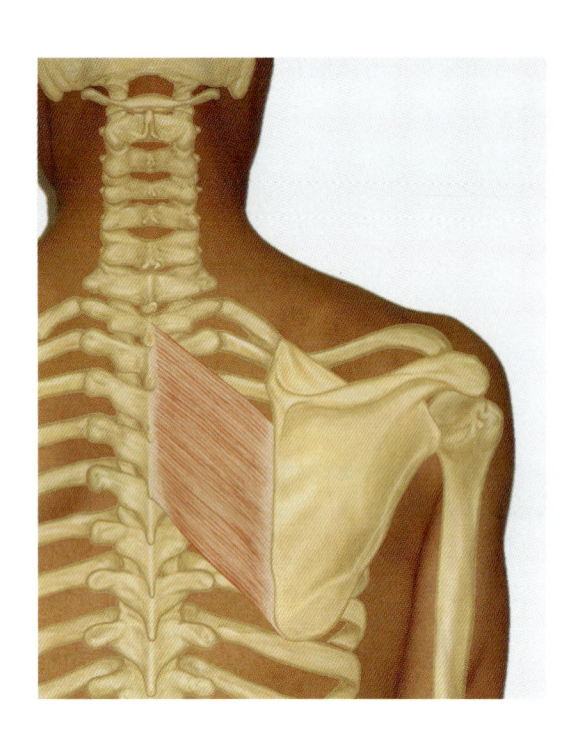

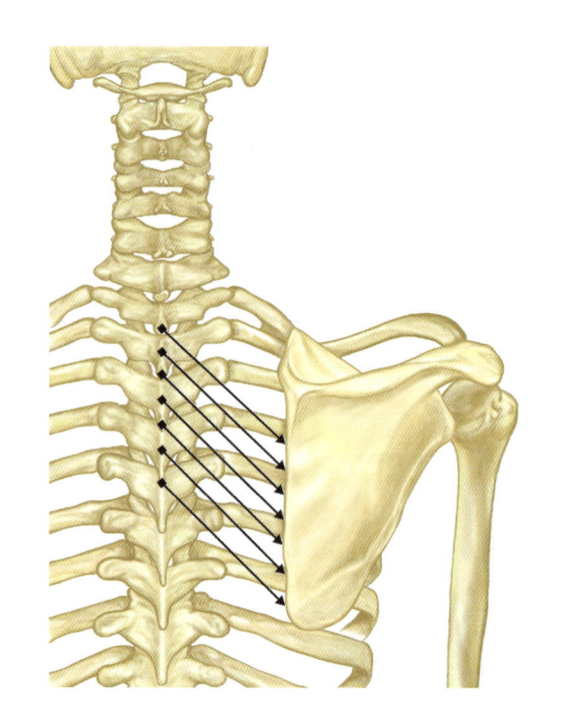

【 起　始 】　第1〜第(4)5胸椎の棘突起，棘上靭帯
【 停　止 】　肩甲骨内側縁
【 主 機 能 】　肩甲骨を内転・下方回旋
【神経支配】　肩甲背神経C4〜C6

骨のランドマーク

①肩甲骨下角　　②第7頸椎棘突起　　③第1〜第4胸椎棘突起

第5章 触察法

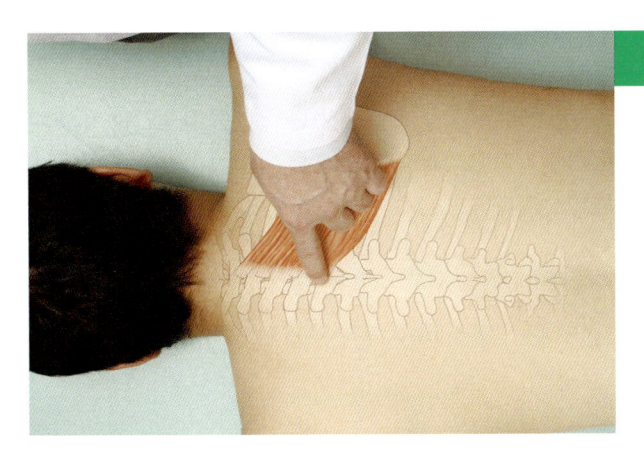

1) 第4胸椎棘突起の確認

大菱形筋を収縮させて確認する．
第4胸椎棘突起を確認する．

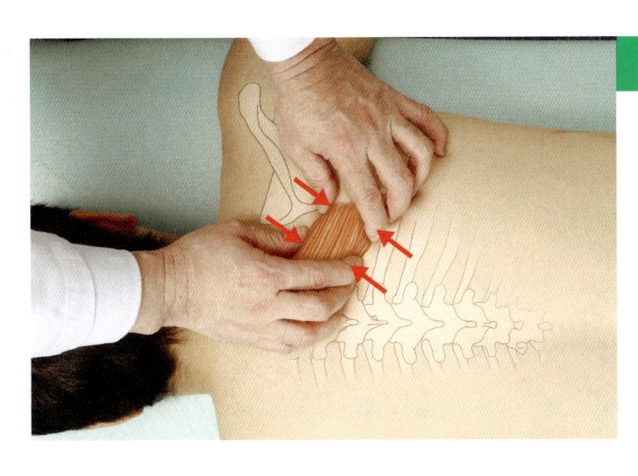

2) 大菱形筋の筋腹の確認

肩甲棘三角部と第7頸椎棘突起下方を結ぶ線および肩甲骨下角と第4胸椎棘突起下方を結ぶ線に囲まれた筋をつまんで確認する．

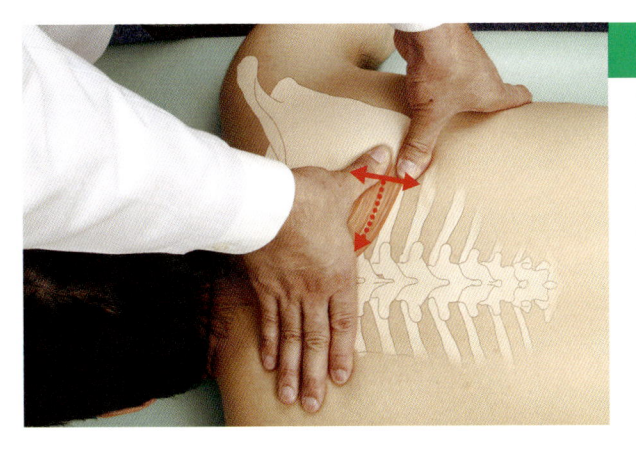

3) 大菱形筋下部の触察1

肩甲骨下角と第4胸椎棘突起を確認し，その間にある筋間溝を確認する．
大菱形筋は幅が広いため，上部下部の2列にわたって触察する．両母指を図のように縦列して置き，まず，下部の列を肩甲骨下角から筋の走行に直交するように矢印方向（第3～4胸椎棘突起）へ触察する．

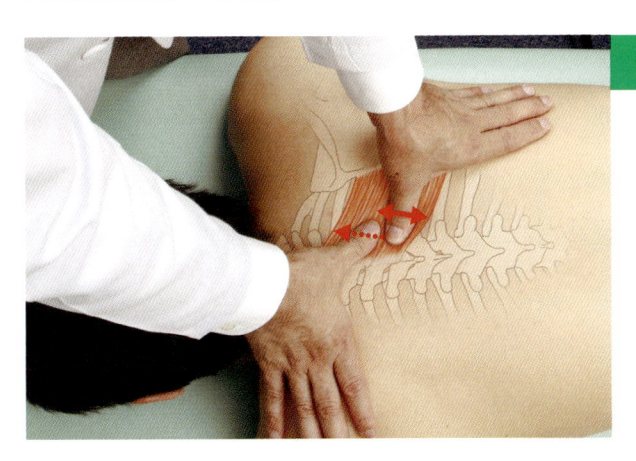

4) 大菱形筋下部の触察2

第3～4胸椎棘突起まで触察する．その後，矢印方向の上部の列（第1～2胸椎棘突起）へ，両母指を移動する．

Ⅲ・各筋の触察

4・大菱形筋

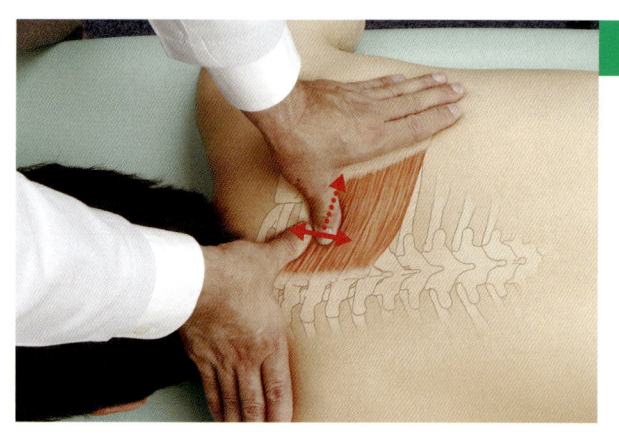

5）大菱形筋上部の触察1

第7頸椎棘突起の下方と肩甲棘三角部の間にある筋間溝を確認したら，筋の走行に直交するように矢印方向へ触察していく．

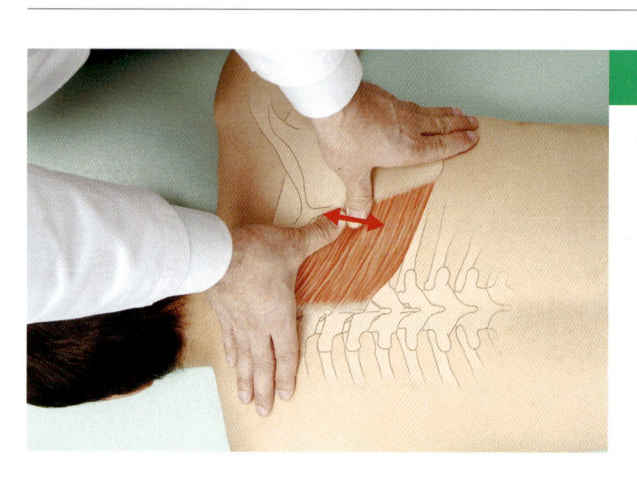

6）大菱形筋上部の触察2

肩甲骨内側縁まで触察する．

5. 棘上筋

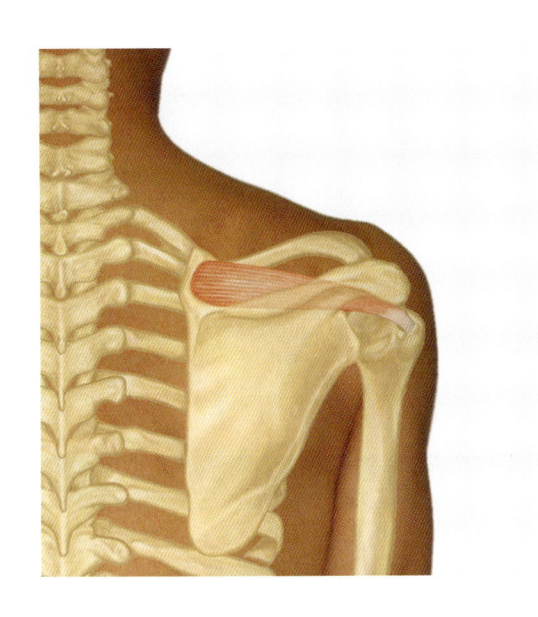

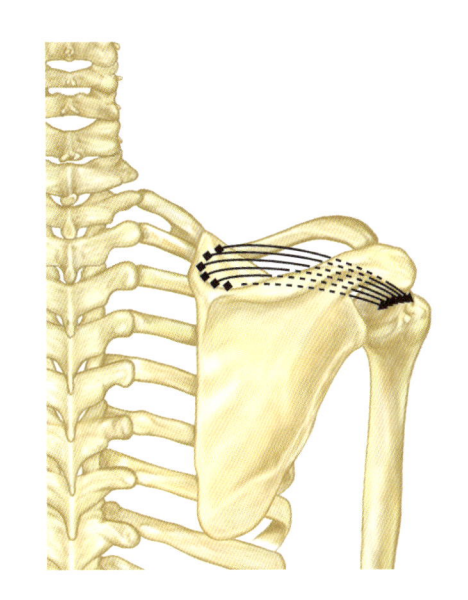

【起　始】 肩甲骨棘上窩，棘上筋膜内面
【停　止】 肩関節包，上腕骨大結節上部
【主機能】 肩関節外転
【神経支配】 肩甲上神経C5

骨のランドマーク

①肩甲棘　　②肩峰　　③肩甲骨上角　　④棘上窩

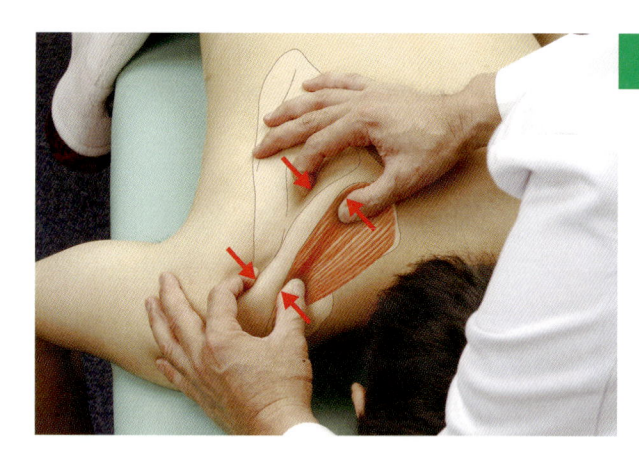

1）肩甲棘の確認

棘上筋を収縮させて確認する．
肩甲棘を肩峰から，内側縁まで矢印の方向につまんで確認する．

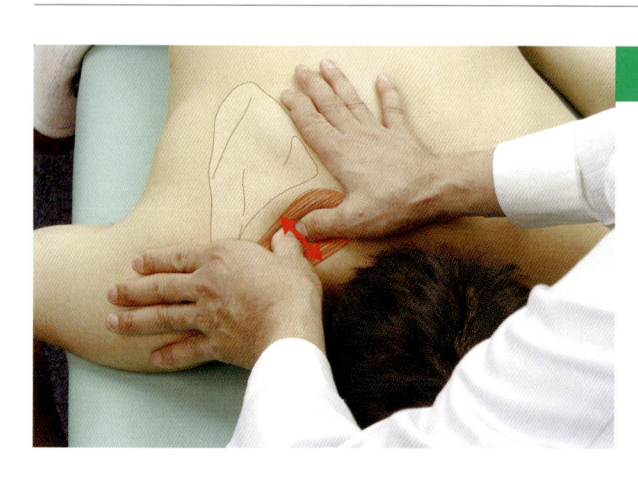

2）棘上筋起始部の触察

1）で確認した肩甲棘の上縁と上角との間にある棘上窩に筋を両母指で押し当て，筋の走行に直交するように矢印方向へ触察する．

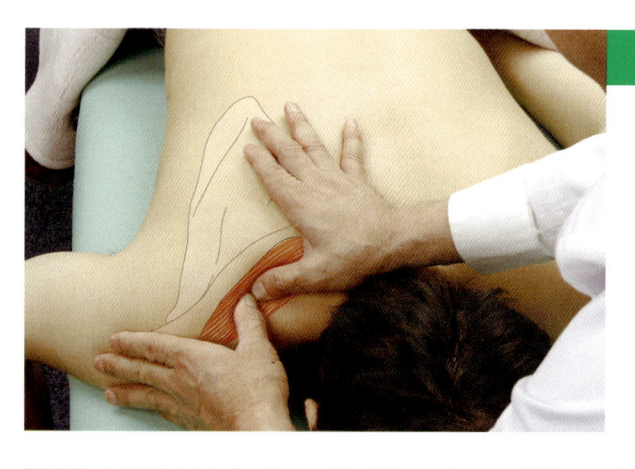

3）棘上筋の触察1

棘上筋は肩鎖関節付近では，確認しにくくなるので注意して触察する．

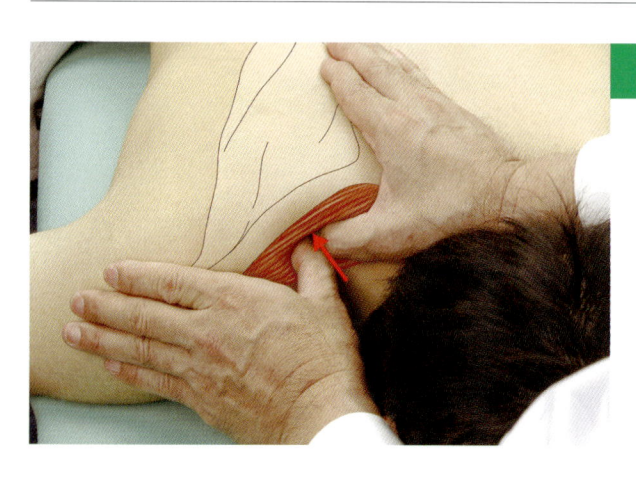

4）棘上筋の触察2

さらに，僧帽筋上部と中部の筋間溝に指を矢印方向に潜り込ませ触察する．

6. 棘下筋

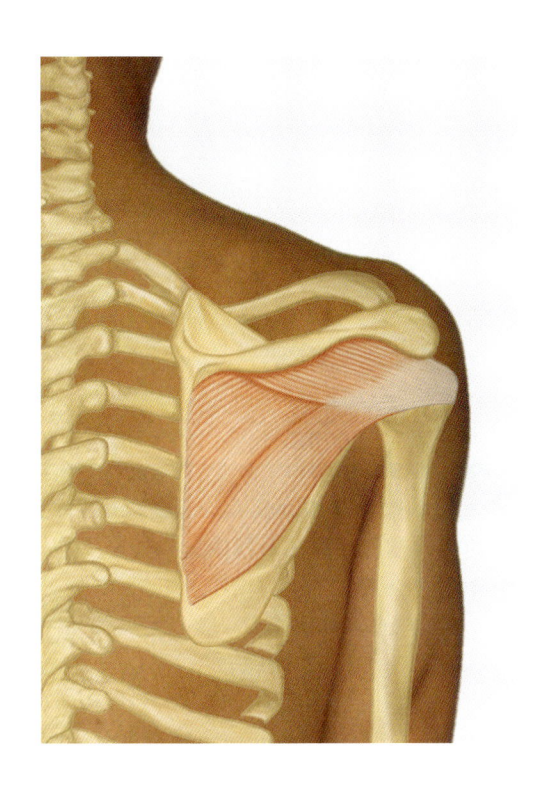

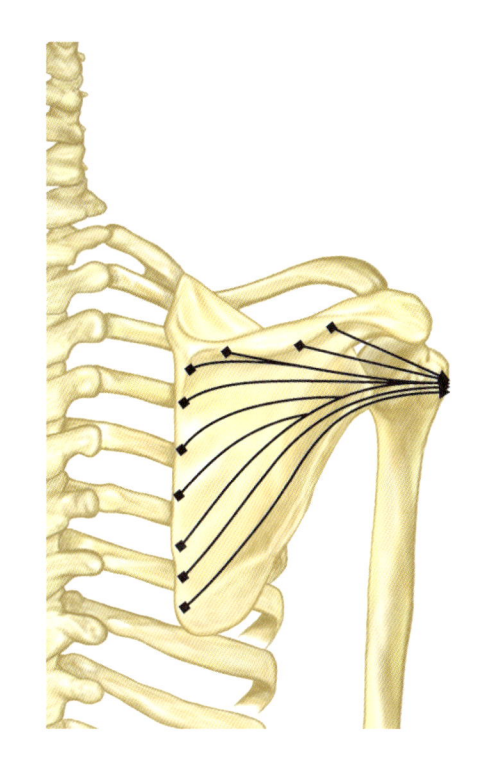

【起　始】 肩甲骨棘下窩，棘下筋膜内面
【停　止】 肩関節包後面，上腕骨大結節後縁
【主 機 能】 肩関節外旋
【神経支配】 肩甲上神経C5，C6

骨のランドマーク

①棘下窩外側の溝　　②肩甲棘　　③上腕骨大結節　　④肩甲骨下角　　⑤関節下結節　　⑥肩峰

第5章 触察法

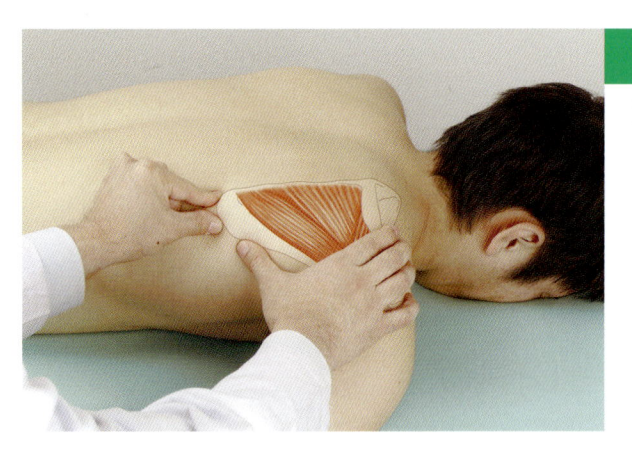

1）肩甲骨の下角と外側縁の確認
肩甲骨下角と外側縁を確認する．

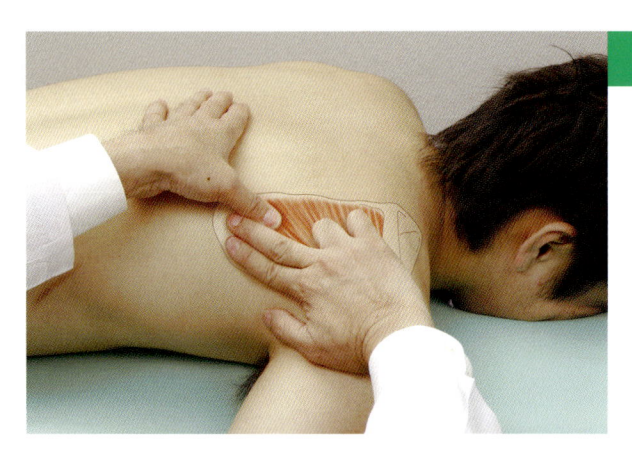

2）棘下窩外側の溝の確認
肩甲骨下角の外側縁から2横指内側に指を当て，溝があることを確認する．

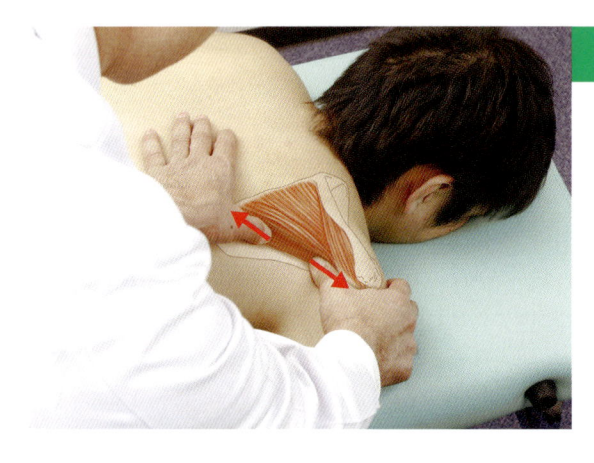

3）棘下窩外側の溝の確認
2）で確認した溝を肩甲骨下角付近から関節下結節まで両母指にて矢印方向に確認する．

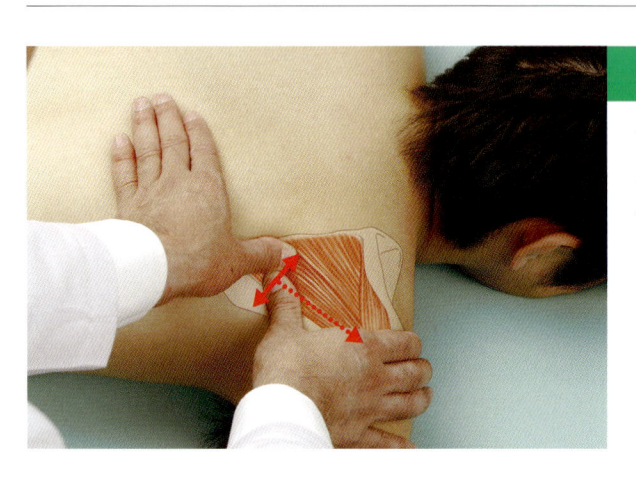

4）棘下筋下部起始部の触察
一方の母指を溝に置き，もう一方の母指で溝の上方にある筋線維を圧迫し，1〜2cmの幅の筋を走行に直交するように矢印方向へ触察する．

第5章 触察法

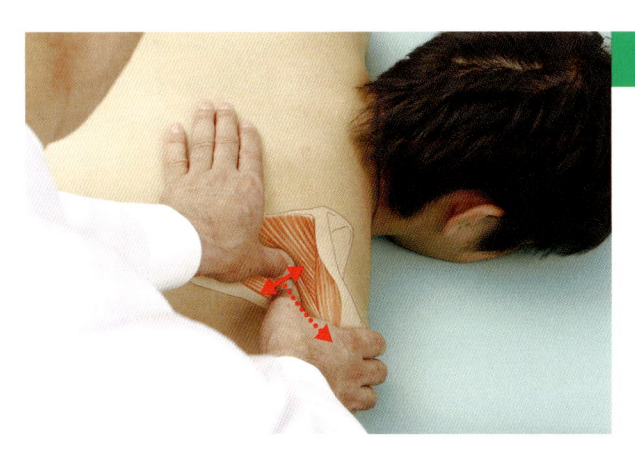

5) 棘下筋下部の触察

肩峰方向へ触察していくと三角筋が覆ってくるので，走行に注意しながら肩峰のやや外側の上腕骨大結節まで触察する．

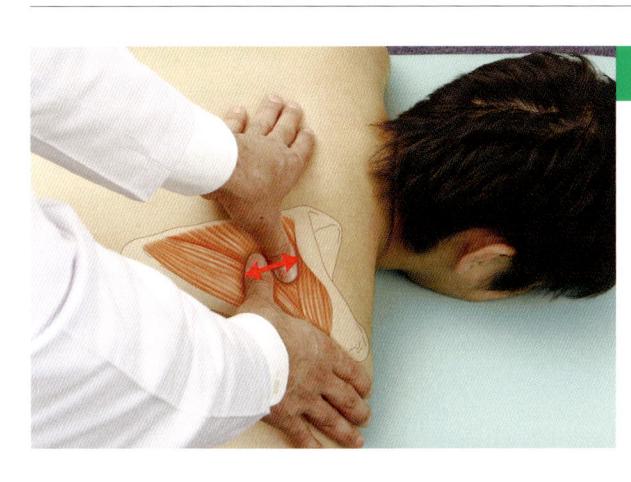

6) 棘下筋中部の触察

再度，棘下筋下部の上縁の筋間溝を確認し，その上方にある薄く"ザラザラ"した筋を矢印方向に触察する．
＊起始部付近（肩甲骨内側縁付近）は，特に幅が広いため，母指を縦列して触察するとよい．

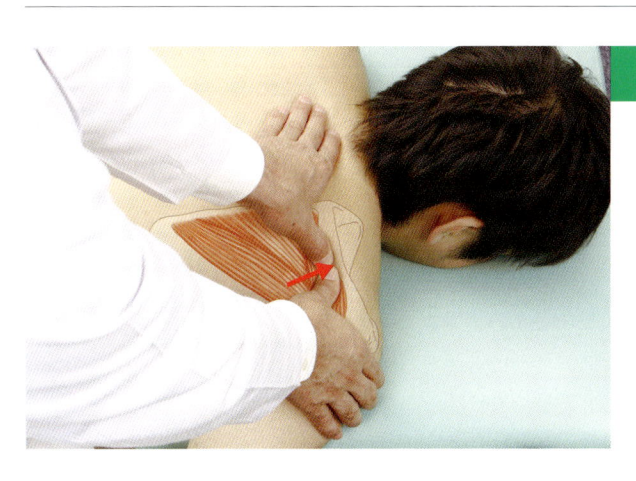

7) 棘下筋上部の触察

上部は肩甲棘下縁の1〜2cm下方から肩甲棘に直交するように矢印方向へ触察する．
その後，上腕骨大結節方向へ触察する．

Ⅲ・各筋の触察

6・棘下筋

85

7. 小円筋

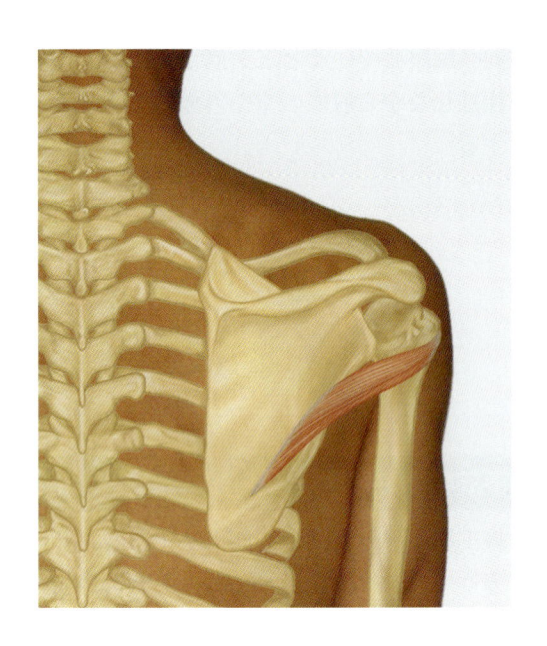

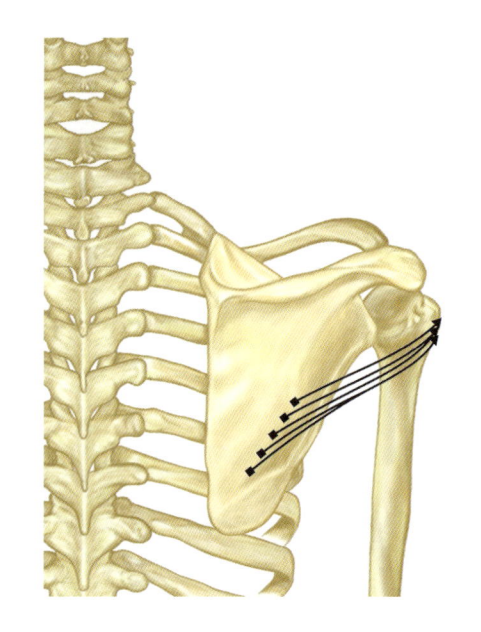

【起　始】 肩甲骨後面外側縁
【停　止】 上腕骨大結節後縁下部，大結節稜上端
【主 機 能】 肩関節外旋・内転
【神経支配】 腋窩神経C5

骨のランドマーク

①棘下窩外側の溝　　②上腕骨大結節　　③肩甲骨下角　　④関節下結節　　⑤肩峰

第5章 触察法

Ⅲ・各筋の触察

7・小円筋

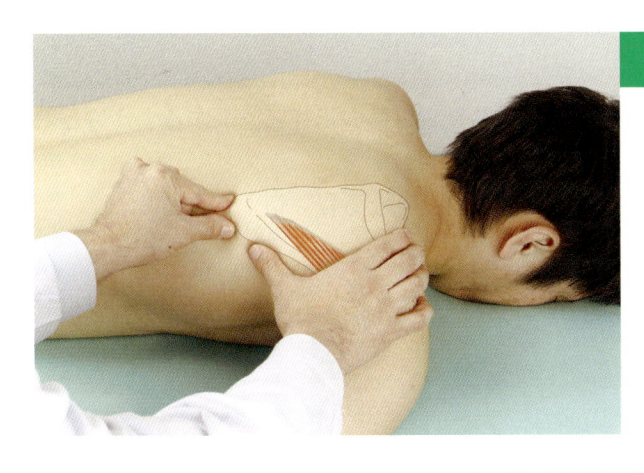

1) 肩甲骨下角と外側縁の確認

肩甲骨下角と外側縁を確認する．

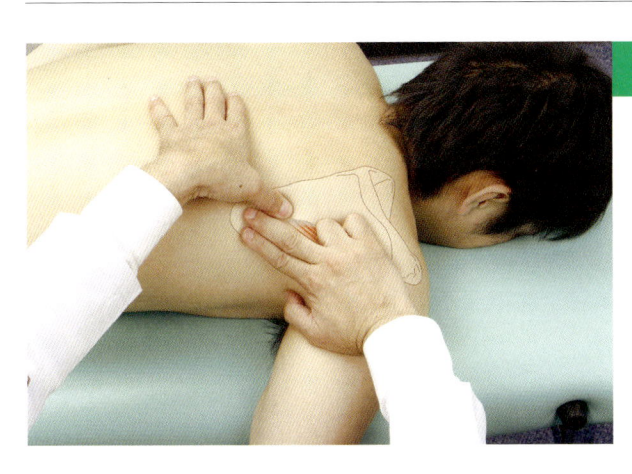

2) 棘下窩外側の溝の確認

肩甲骨下角の外側縁から2横指内側に指を当て，溝があることを確認する．

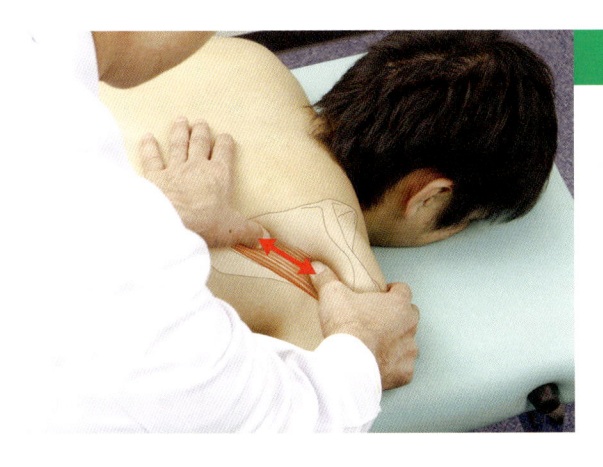

3) 棘下窩外側の溝の確認

2）で確認した溝を肩甲骨下角付近から関節下結節まで両母指にて矢印方向に確認する．

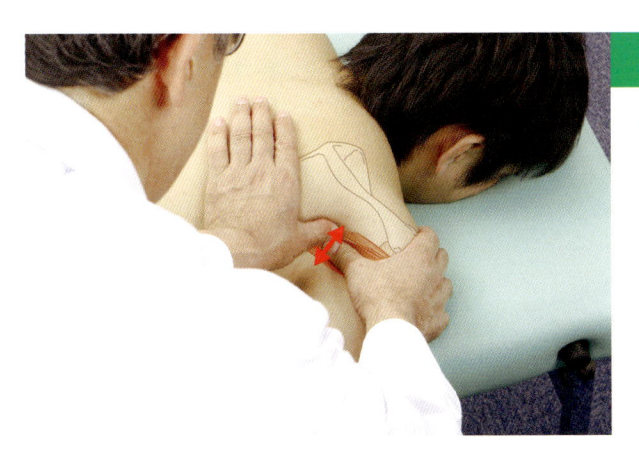

4) 小円筋起始部の触察

溝を確認したら，一方の母指を溝の上外側端へ移動させる．もう一方の母指を合わせ，溝の外側で1〜2cm幅の小円筋を確認する．
　＊この部位では，小円筋は小指ほどの太さで，コリッと固く弾力がある．

87

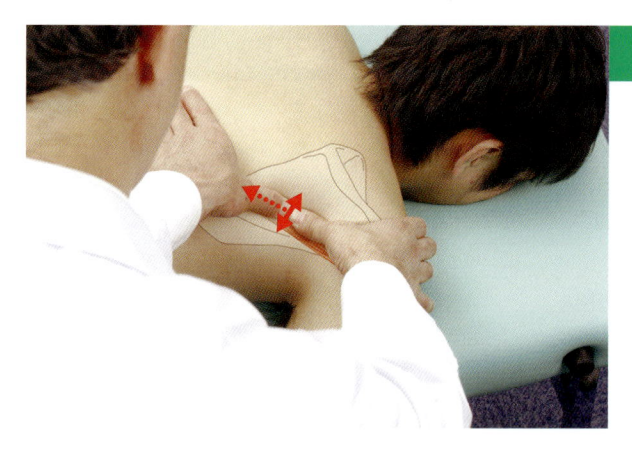

5) 小円筋の触察1

小円筋を確認したら，筋の走行に直交するように起始部まで矢印方向に触察する．
筋線維は起始部に近くなる程，細く薄くなる．

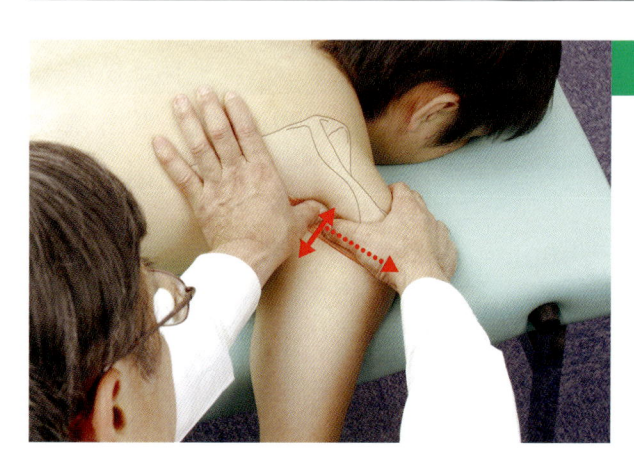

6) 小円筋の触察2

起始部まで触察したら，再び外上方へ触察する．
肩峰に近づくにつれ三角筋の筋線維が覆うので，筋の走行に注意し，可能であれば上腕骨大結節まで矢印方向に触察する．
　＊棘下筋下部と間違えやすいので注意する．

8. 大円筋

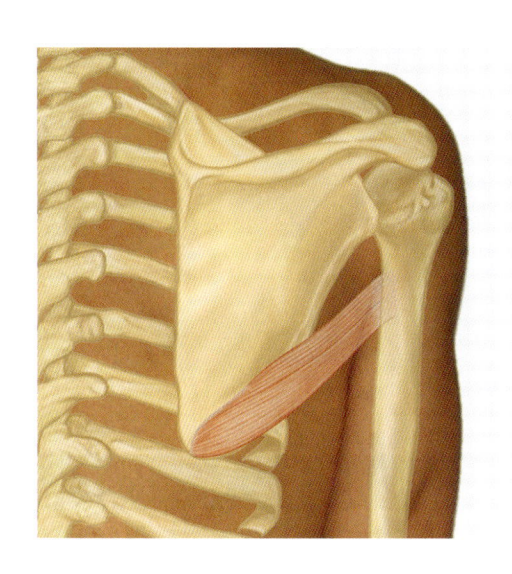

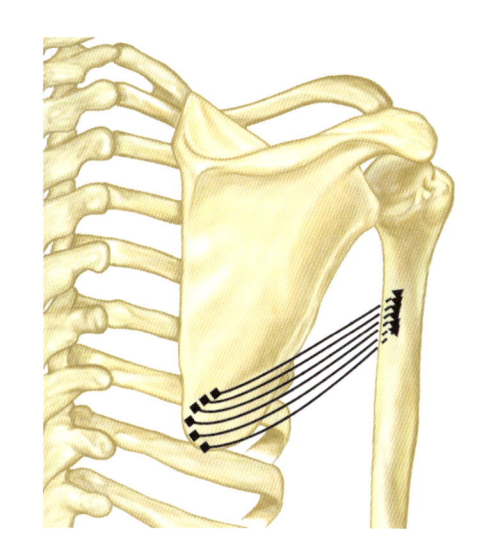

【起　始】 肩甲骨下角部，棘下筋膜下部外面
【停　止】 上腕骨小結節稜
【主 機 能】 肩関節内転・内旋・伸展
【神経支配】 肩甲下神経(C5)，C6，(C7)

骨のランドマーク

①肩甲骨下角　　②上腕骨小結節稜　　③棘下窩外側の溝

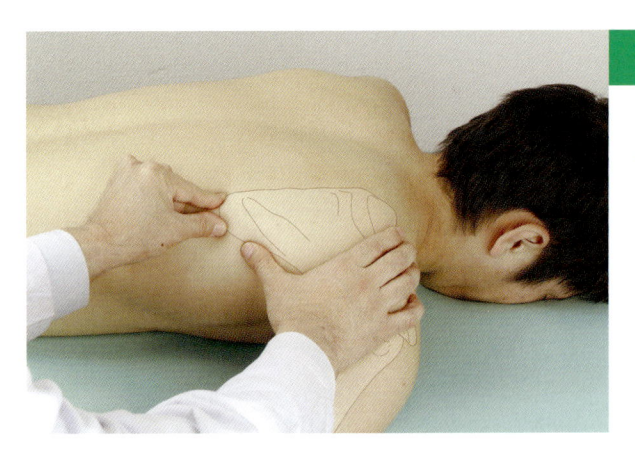

1) 肩甲骨の下角と外側縁の確認

まず，大円筋を収縮させ，つまんで確認する．
肩甲骨下角と外側縁を確認する．

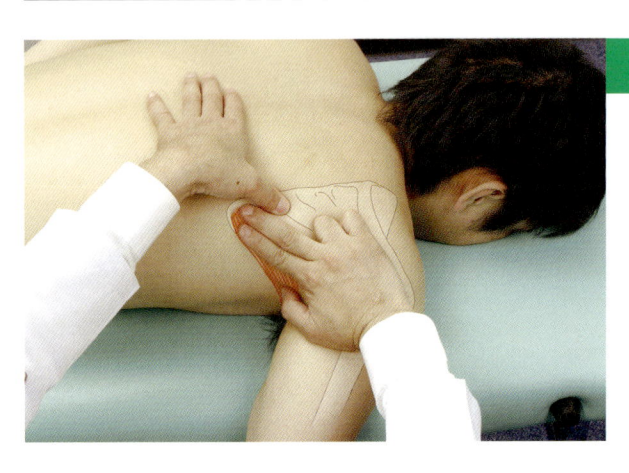

2) 棘下窩外側の溝の確認

肩甲骨下角の外側縁から2横指内側に指を当て，溝があることを確認する．
大円筋はその溝と下角付近の肩甲骨外側縁の間から，腋窩を通り上腕骨小結節稜へ走行する．

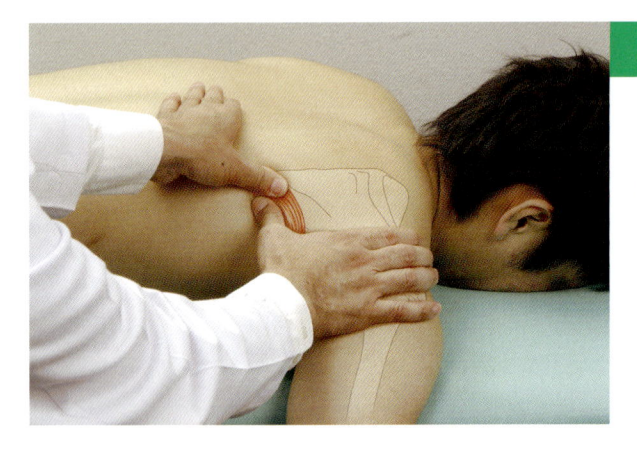

3) 大円筋起始部の触察

2) で置いた右示指・中指を母指に置き換えて触察する．大円筋は不安定かつ動きやすいので，写真のように一方の手で肩甲骨を固定しながら触察するとわかりやすい．

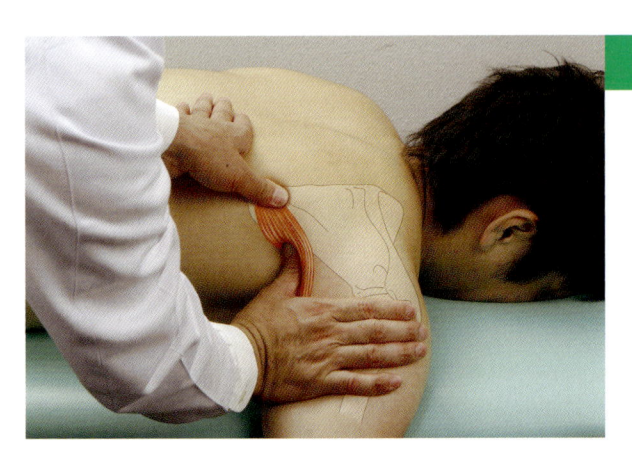

4) 大円筋の触察1

外側の母指を大円筋外側の筋間溝に潜り込ませながら1～2cm上外側に移動させ，筋を確認する．

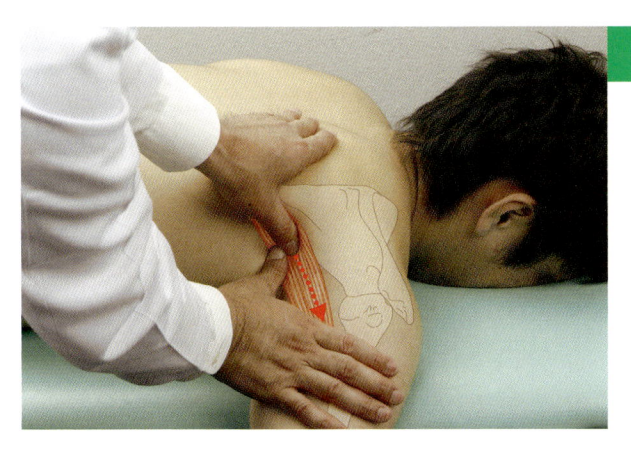

5）大円筋の触察2

写真のように腋窩付近まで触察したら，矢印の方向に大きく向きを変える．

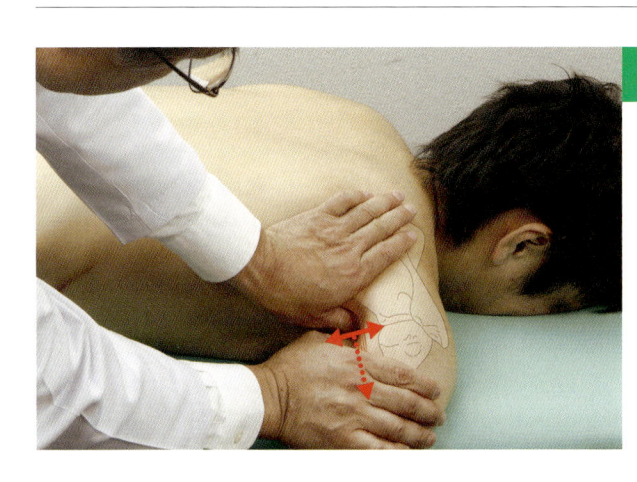

6）大円筋停止部の触察

上腕三頭筋長頭の前方を通り，上腕骨小結節稜へ向かう筋線維を停止部まで触察する．

大円筋は広背筋と共に走行するが，広背筋は膜のように薄く固いので，筋間溝を確認しながら矢印の方向に触察を行うことで区別は可能である．

9. 広背筋

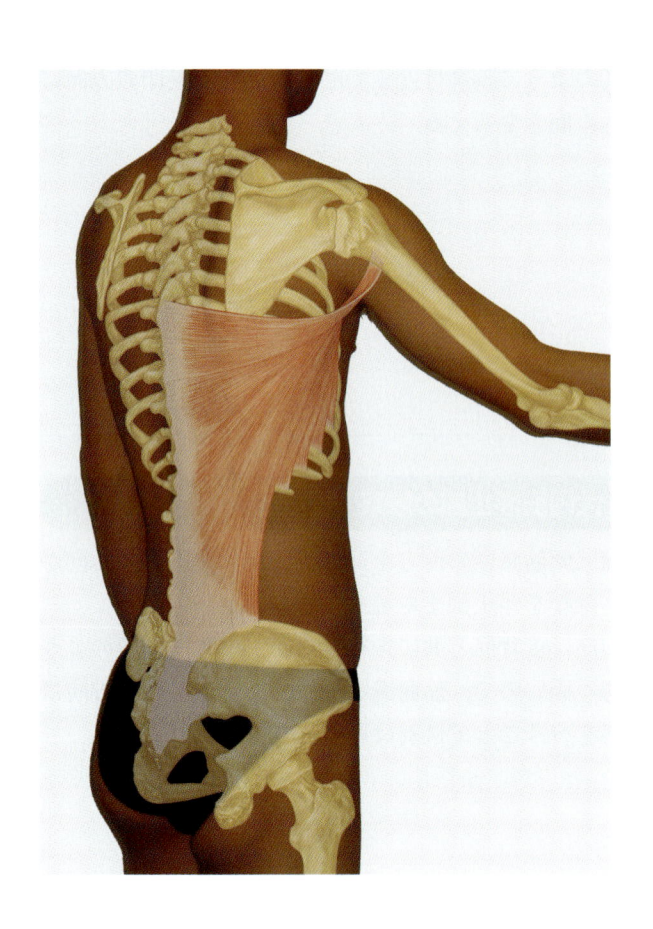

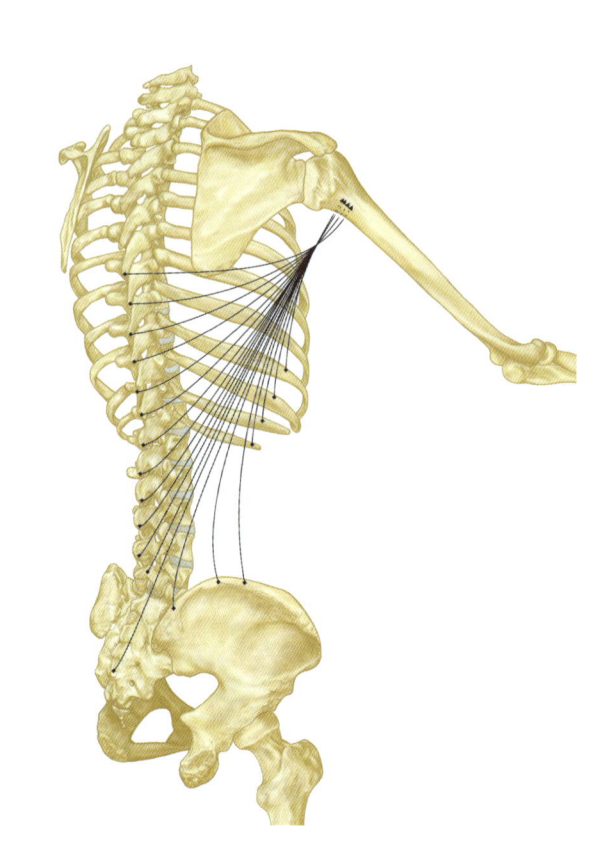

第5章 触察法

【起　始】第6〜第8胸椎以下の棘突起，腰背腱膜浅葉，腸骨稜，第(9)10〜第12肋骨，肩甲骨下角
【停　止】上腕骨小結節稜
【主機能】肩関節伸展・内転・内旋
【神経支配】肩胸背神経(C6)，C7，C8

骨のランドマーク

①第7胸椎棘突起　②肩甲骨下角　③聴診三角　④腸骨稜中央　⑤下部肋骨
⑥上腕骨小結節稜

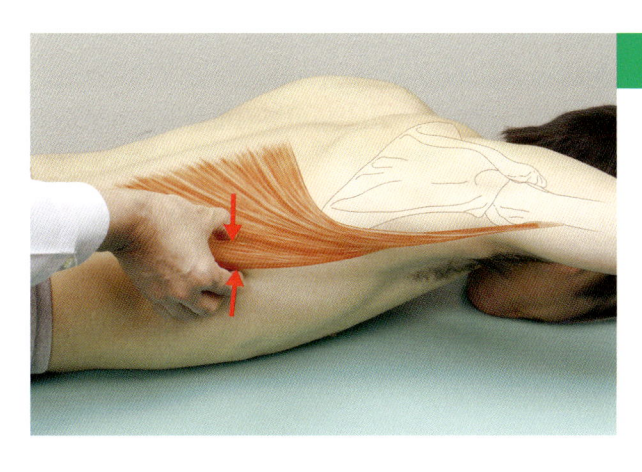

1）筋収縮による広背筋の確認

肩関節屈曲位から広背筋を収縮させ，筋を矢印の方向につまんで確認する．

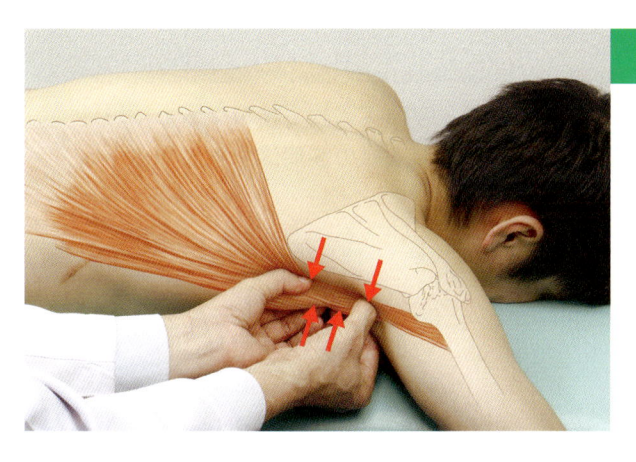

2）肩甲骨外側部での広背筋の確認

肩関節屈曲位から広背筋を収縮させ，大円筋の前外側にある筋間溝を確認してから，筋を矢印方向に，つまみを用いた触察で確認するとわかりやすい．

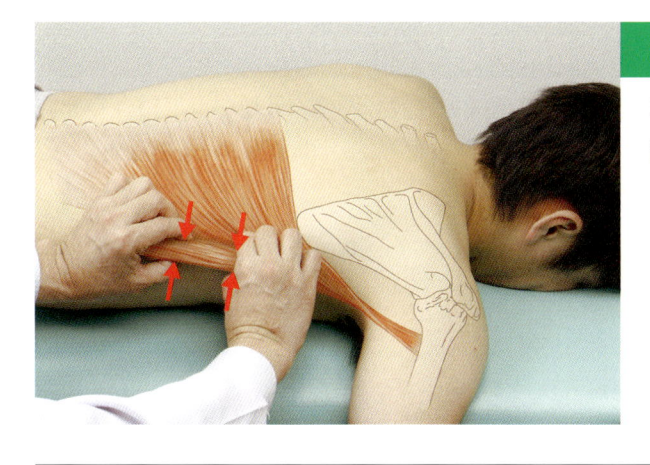

3）腸骨から起こる広背筋の確認

2）で確認した筋を腸骨へ向かい矢印方向につまんで確認する．

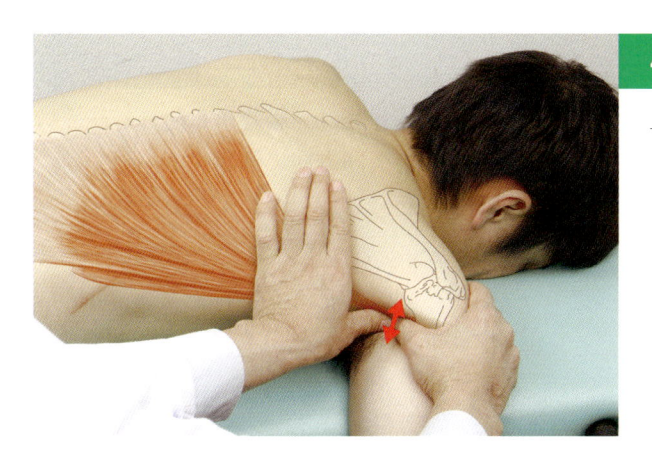

4）広背筋停止部の触察

上腕三頭筋長頭の前方で大円筋を確認し，その前外側を走行する広背筋を矢印方向に触察する．

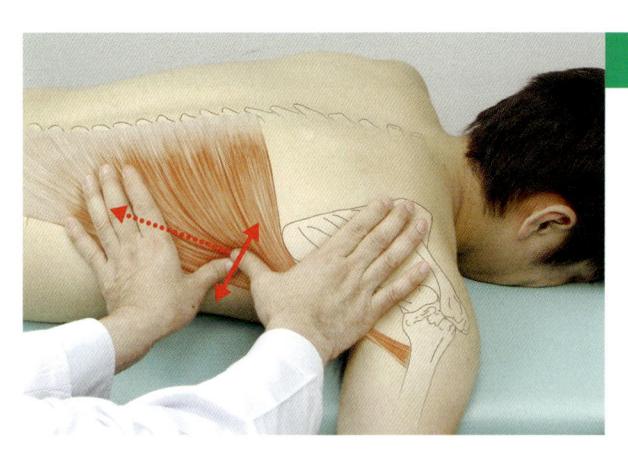

5) 腸骨から起こる広背筋の触察

3) で確認した筋を，母指を用いて肩甲骨下角外側から矢印のように腸骨稜まで触察する．

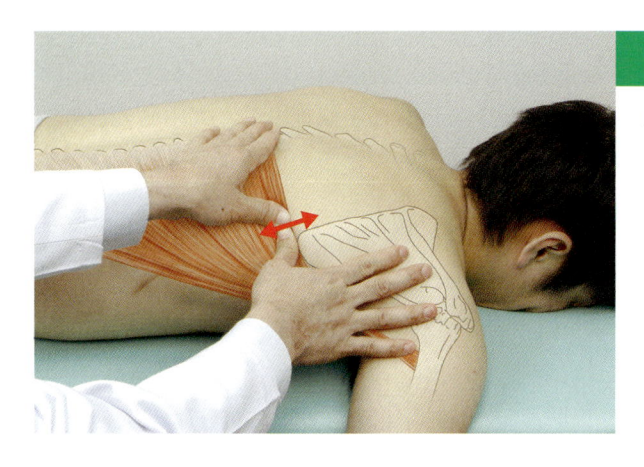

6) 第7胸椎から起こる広背筋の確認

肩甲骨下角と第7胸椎棘突起を結んだ線上で聴診三角の下方にある広背筋上縁の筋間溝を確認する．

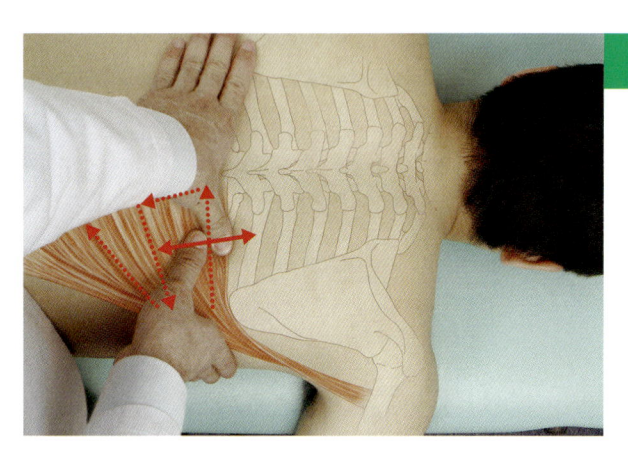

7) 胸腰椎から起こる広背筋の触察

6) で広背筋上縁を確認した後，母指を上下に合わせ第7胸椎棘突起まで触察し，矢印の順に全体を触察する．

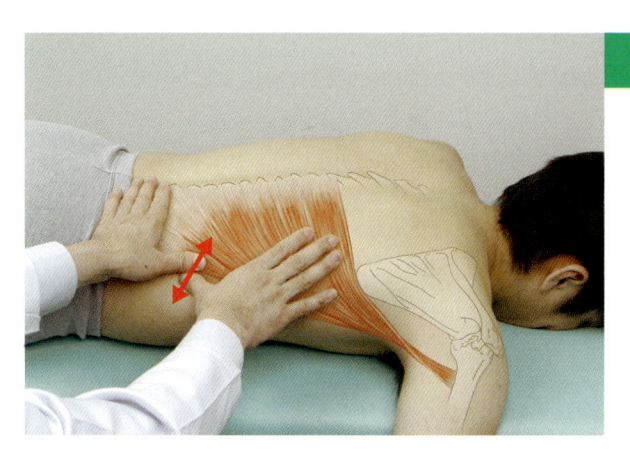

8) 下位肋骨から起こる広背筋の触察

下位肋骨から起こる筋線維は，腸骨から起こる筋線維を確認し，その外側で矢印方向に触察する．

10．最長筋

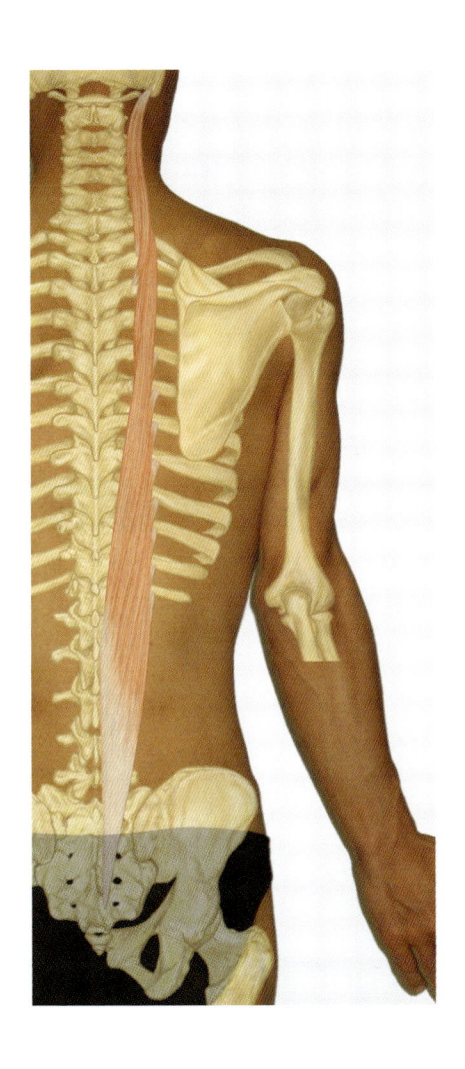

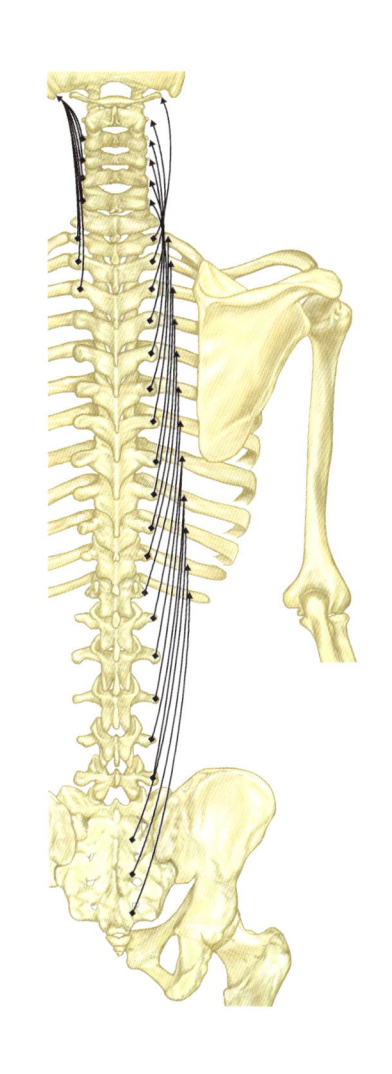

【起　始】	頭最長筋：第4頸椎～第7頸椎の関節突起，第1～第4(5)(6)胸椎の横突起
	頸最長筋：第(1)2～第6胸椎の横突起
	胸最長筋：腸骨稜，仙椎および全腰椎の棘突起
【停　止】	頭最長筋：側頭骨の乳様突起
	頸最長筋：第2～第6頸椎の横突起の後結節
	胸最長筋：全胸椎の横突起と全腰椎の副突起，第3～第5以下の肋骨と全腰椎の肋骨突起
【主機能】	頸部と体幹を伸展する．一側が働くと，頸部と体幹が同側方向に側屈する．
【神経支配】	脊髄神経後枝の外側枝C1～L5

骨のランドマーク

①第7胸椎棘突起　　②肩甲骨下角　　③仙骨　　④上後腸骨棘

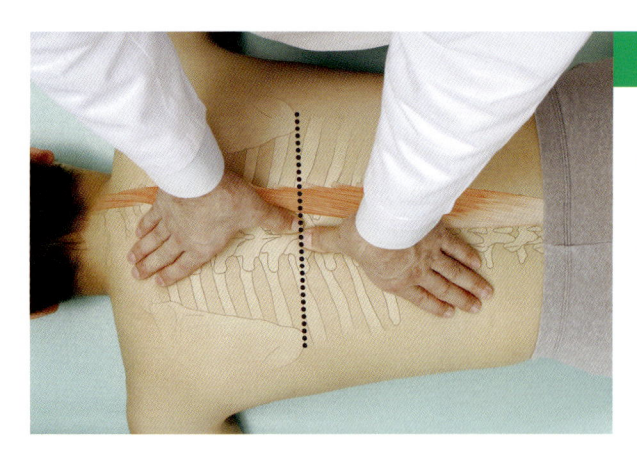

第5章 触察法

1）第7胸椎棘突起とその外側の窪みの確認

まず，最長筋を収縮させて確認する．
両側の肩甲骨下角を結ぶ線と脊柱との交点で，第7胸椎棘突起を一方の母指で確認し，もう一方の母指をその外側の窪みに置く．

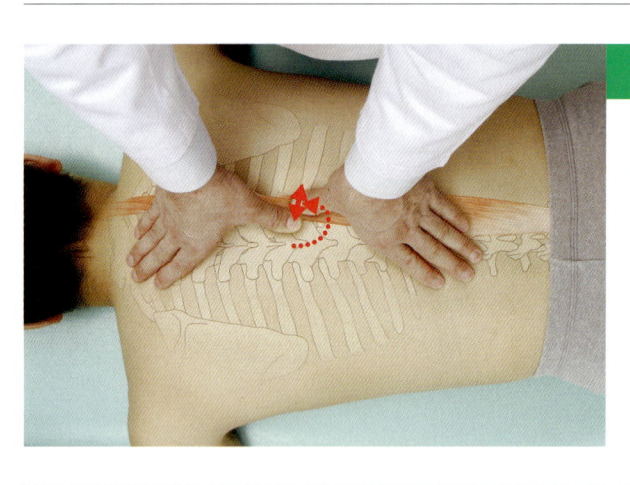

2）最長筋膨隆部の確認

棘突起に置いた母指を，窪みに置いた母指の外方へ移動し，最長筋膨隆部を確認する．

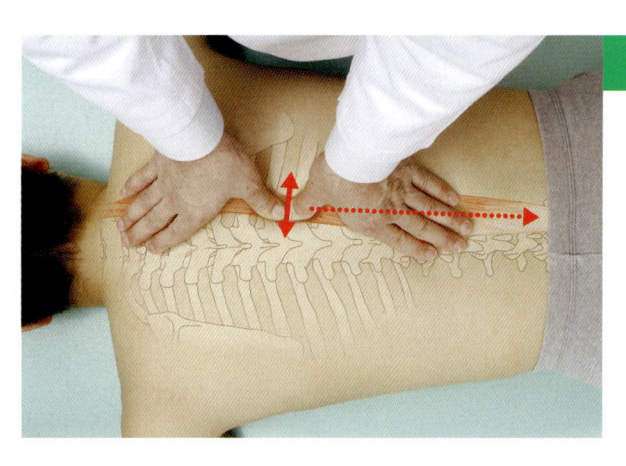

3）最長筋の触察

両母指で最長筋の内外側の筋間溝を確認する．その後，両母指を揃え，筋の走行に直交するように触察し，仙骨の方向に移動していく．

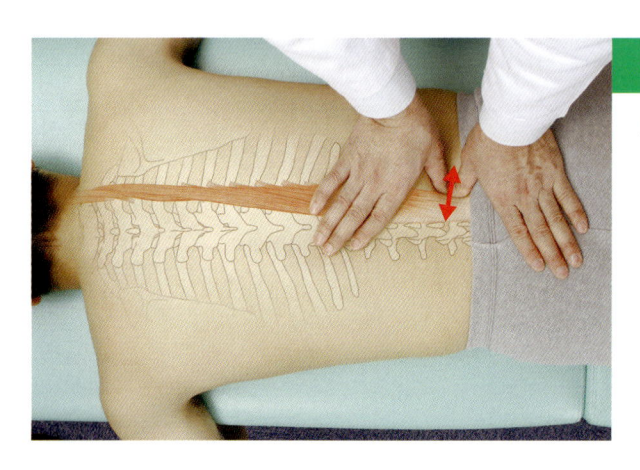

4）最長筋の下方への触察

腰部になると筋線維は薄くなり，筋膜に移行していく．上後腸骨棘のやや内側を通過し仙骨まで触察する．

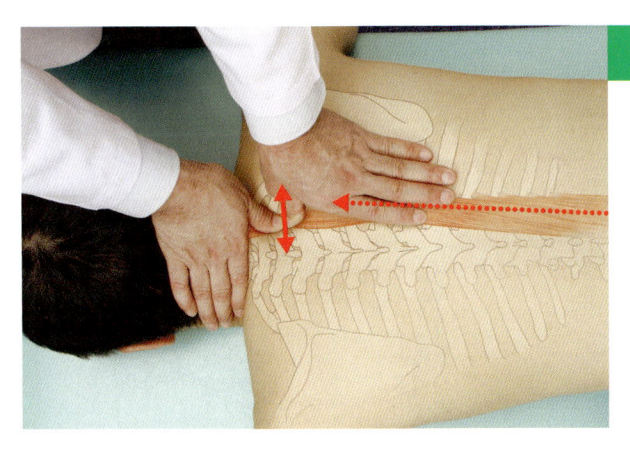

5) 最長筋の上方への触察

筋の幅の変化に注意しながら，仙骨から肩甲骨上角付近まで触察する．

11. 腸肋筋

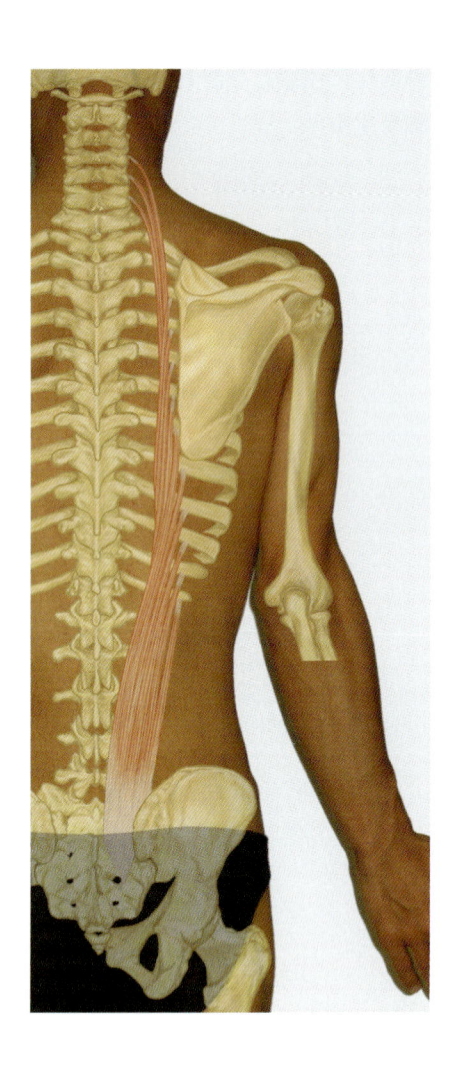

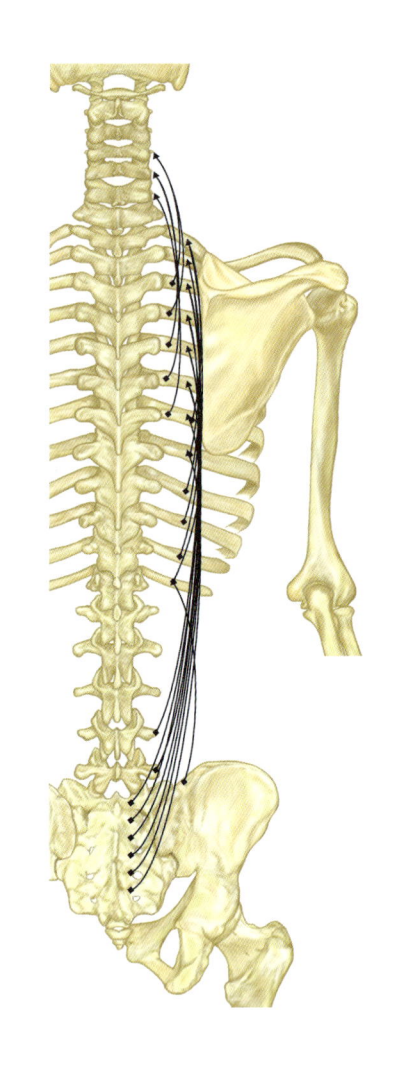

【起　始】	頸腸肋筋：第3(4)〜第6肋骨角上縁
	胸腸肋筋：第7〜第12肋骨角上縁
	腰腸肋筋：腸骨稜，仙骨後面，脊柱起立筋の共同腱膜
【停　止】	頸腸肋筋：第4(3)〜第6頸椎横突起の後結節
	胸腸肋筋：第1〜第6肋骨角，第7頸椎横突起の後結節
	腰腸肋筋：第4〜第12肋骨角
【主機能】	頸部と体幹を伸展する．一側が働くと，頸部と体幹が同側方向に側屈する．
【神経支配】	脊髄神経後枝の外側枝C8〜L1

骨のランドマーク

①第7胸椎棘突起　②肩甲骨下角　③肋骨角　④仙骨　⑤下部肋骨　⑥腸骨稜

第5章 触察法

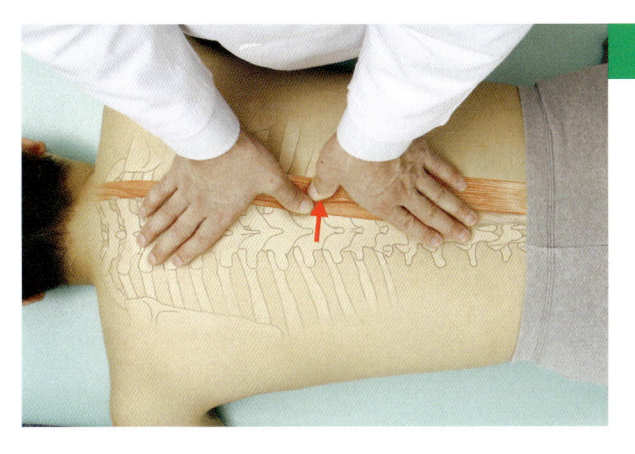

1）最長筋の確認

両側の肩甲骨下角を結んだライン上（第7胸椎レベル）で一方の母指で最長筋を確認し，もう一方の母指をその外方に置き，腸肋筋との筋間溝を確認する．

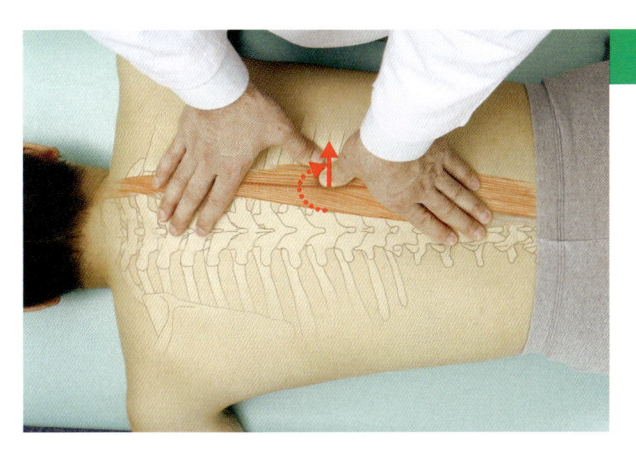

2）肋骨角の確認

最長筋を確認していた母指を手前に置き換え，両母指を手前に引き肋骨角を確認する．
肋骨角は角のように隆起しているので容易に確認できる．

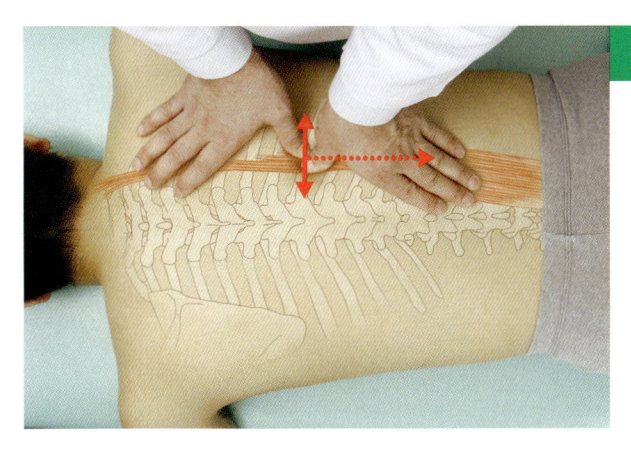

3）腸肋筋の触察

肋骨角と最長筋外側縁との間で腸肋筋を矢印方向に2～3回横断し確認する．
両母指をやや立て，肋骨角上から横突起方向に肋骨表面を削るように触察し，腸肋筋の深部を確認する．その後，筋の走行に直交するように下位肋骨レベルまで触察する．

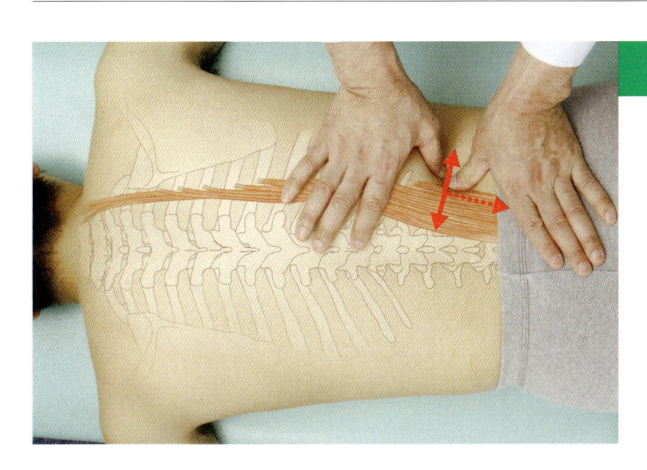

4）腸肋筋の下位肋骨より下方の触察

第12肋骨より下方では，肋骨がなくなるので，腸肋筋外側縁の筋のもり上がりを注意して確認し，矢印の方向に触察する．

Ⅲ・各筋の触察

11・腸肋筋

99

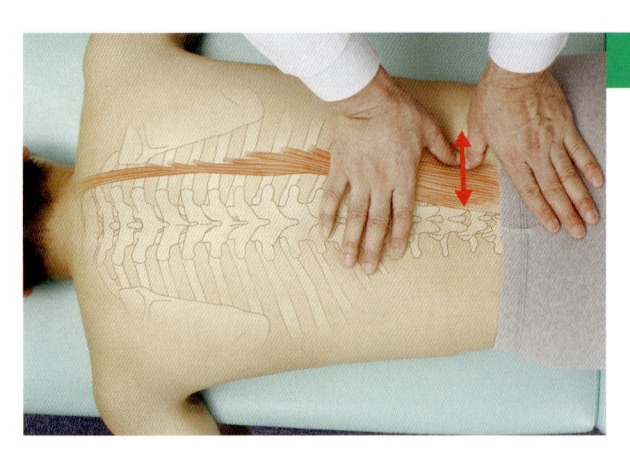

5）腸肋筋の腸骨稜起始部での触察

腸肋筋の深部を触察する場合は，指をやや立てて筋を外側から押し込むように触察し，腸骨稜を通り仙骨まで触察する．その後，頭側へ向きを換えて触察する．

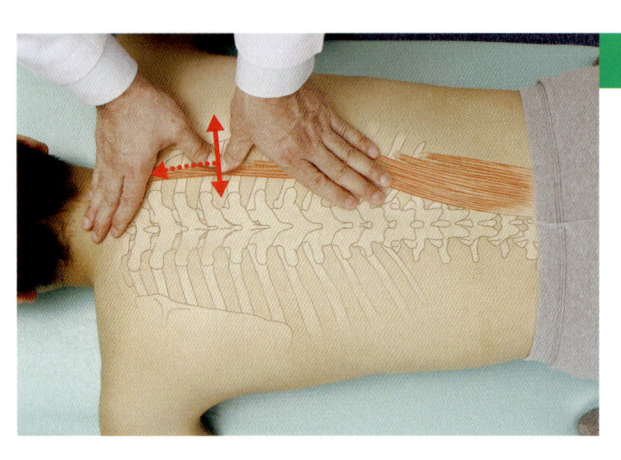

6）腸肋筋の肩甲骨中央部付近での触察

腸肋筋を矢印方向に頸部付近まで触察する．
上位胸椎では，徐々に筋線維が細くなるのを確認しながら矢印の方向に触察する．

12. 腰方形筋

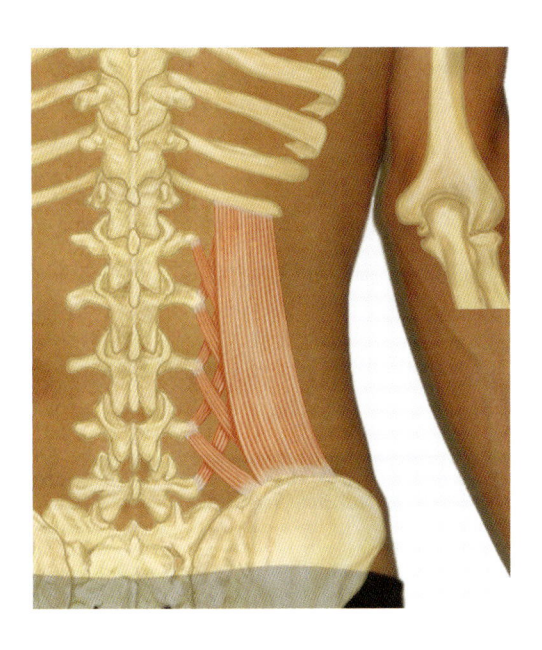

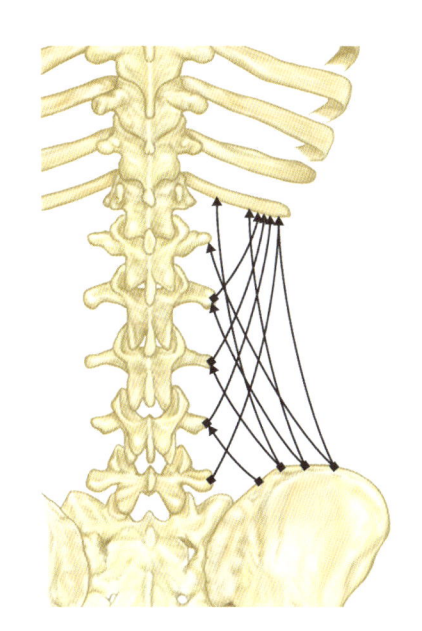

【起　始】腸骨稜，腸腰靭帯，第2(3)〜第5腰椎の肋骨突起
【停　止】第12肋骨，第1〜第4腰椎の肋骨突起
【主 機 能】腰椎の側屈，両側が働くと腰椎伸展
【神経支配】腰神経叢Th12〜L3

骨のランドマーク

①腸骨稜　　②下位肋骨　　③肋骨突起　　④上前腸骨棘　　⑤上後腸骨棘　　⑥腸骨稜中央

第5章 触察法

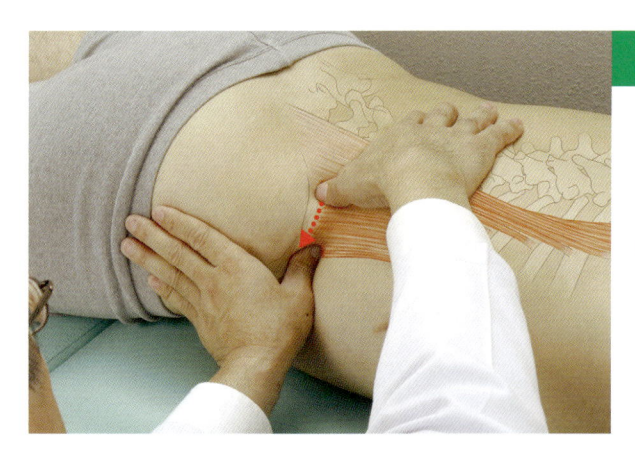

1) 腰方形筋起始部外側縁の確認

腸骨稜を確認した後，上前腸骨棘と上後腸骨棘の中央に母指を当てて，腰方形筋腸骨起始部付近の筋をイメージする．

腸骨稜上方を腸肋筋外側から数cmずつ外側に圧迫していき，腰方形筋の抵抗を感じなくなる部位を探す．その部位が，腰方形筋の外側の筋間溝である．

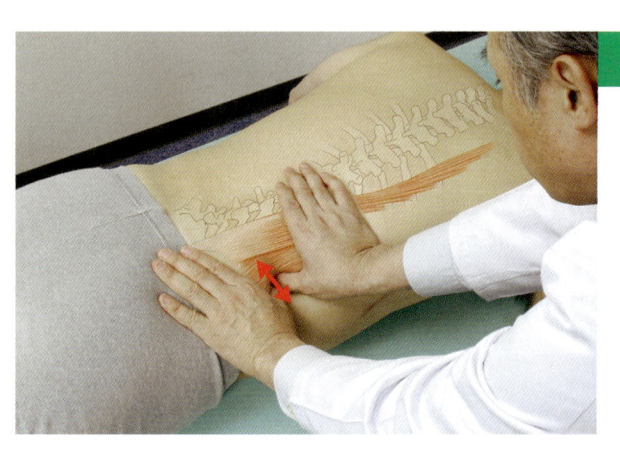

2) 腰方形筋起始部外側の触察

1) で抵抗がなくなる部位に両母指を深く押し込み，腰方形筋外側の筋間溝を探し，矢印方向へ筋の走行に直交するように触察する．

＊高齢者ほど，腸骨と下位肋骨の幅が狭くなり，強く圧迫しすぎると肋骨を痛める場合があるので注意する．

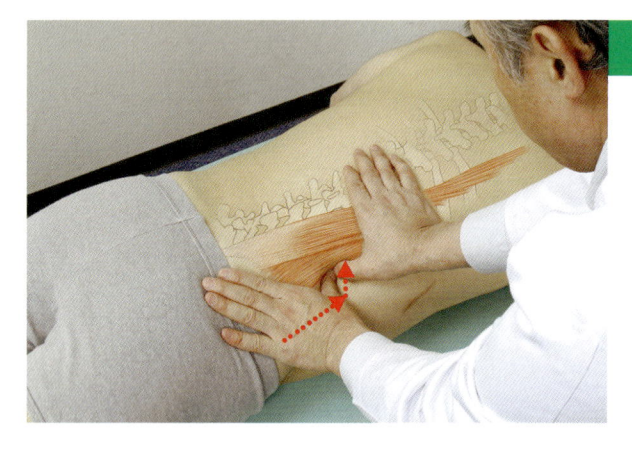

3) 腰方形筋停止部外側の触察

腰方形筋の外側部を起始部から下位肋骨まで触察したら，肋骨に沿って矢印方向に腸肋筋の深部まで触察する．

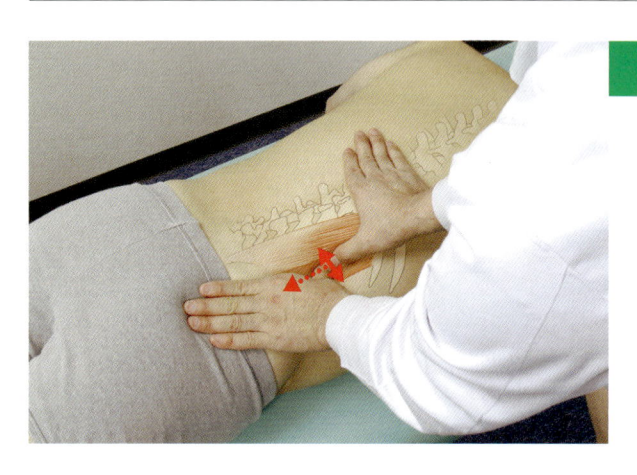

4) 腰方形筋起始部内側の触察

3) の部位から，腸肋筋外側縁に沿って矢印方向へ移動し，腸骨稜まで触察する．

102

第5章 触察法

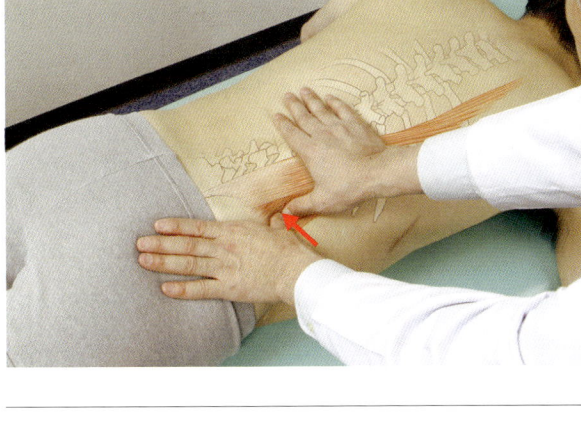

5）腰方形筋停止部内側の触察

腸肋筋外側縁深部にある腰方形筋は，腸肋筋の深部に母指を矢印方向に押し込んで触察する．

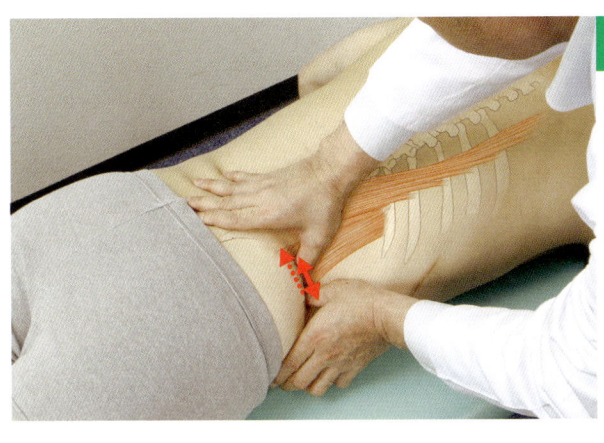

6）腰方形筋腸骨稜起始部の触察

腸骨稜深部を腰方形筋外側縁から腸肋筋まで両母指でえぐるように矢印方向に触察する．

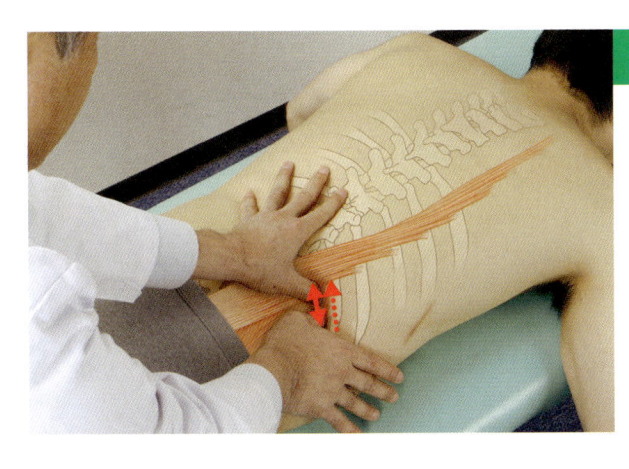

7）腰方形筋第12肋骨停止部の触察

腰方形筋の下位肋骨停止部の深部を，腰方形筋の外側縁から内側縁まで矢印方向に触察する．
＊この時，肋骨を強く圧迫しすぎると，痛みが生じることがあるので注意する．

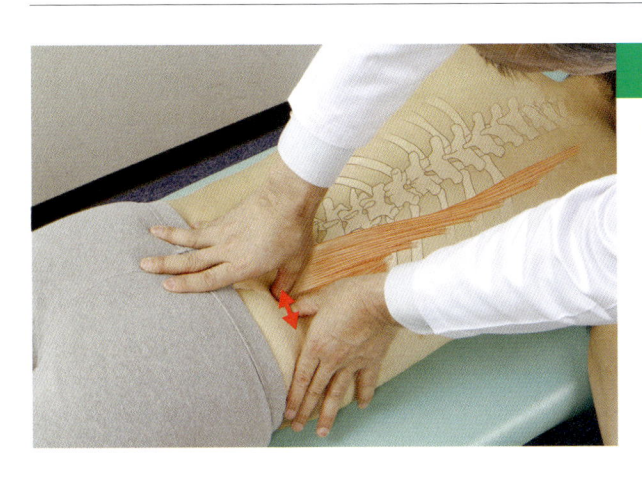

8）腰方形筋深部（腸骨稜と腸肋筋の間）の触察

腸肋筋と腸骨稜の間では，両母指を下内側深部に押し込み触察する．

Ⅲ・各筋の触察

12・腰方形筋

13. 大殿筋

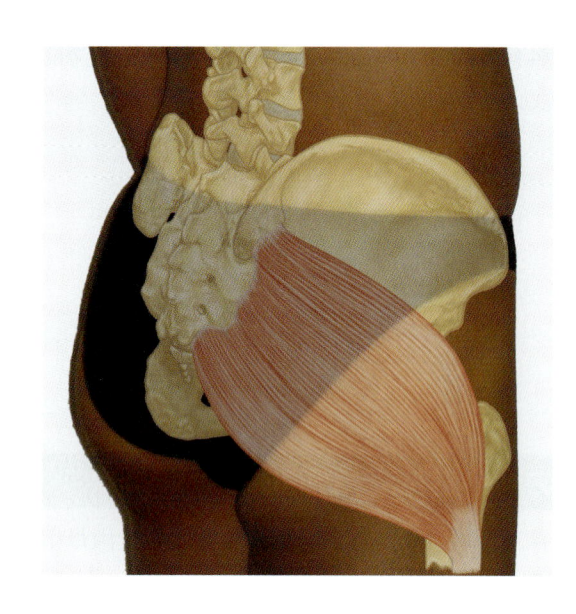

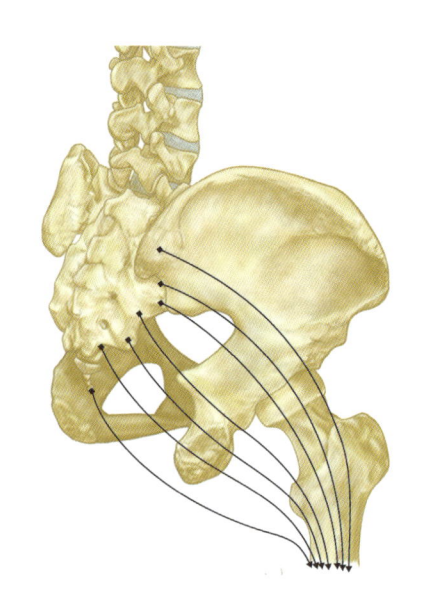

【 起 始 】	腸骨翼の外面で後殿筋線の後方，腰背腱膜，仙骨・尾骨の外側縁，仙結節靱帯
【 停 止 】	大腿骨大転子を越え腸脛靱帯深層，大腿骨殿筋粗面
【 主 機 能 】	股関節伸展・外旋
【神経支配】	下殿神経(L4)，L5，S1，(S2)

骨のランドマーク

①上後腸骨棘　　②大転子　　③仙骨　　④坐骨結節

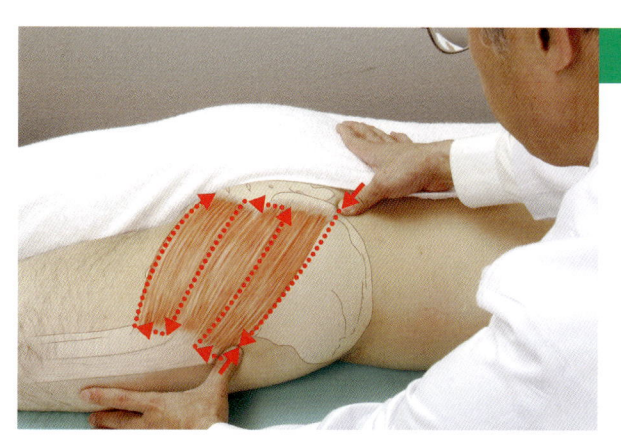

1) 大殿筋の走行の確認

上後腸骨棘のやや上方と大転子に母指を当て，触察方向を確認する．

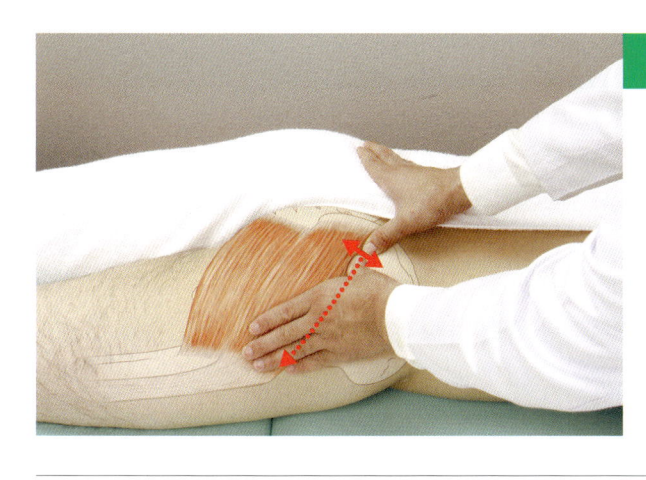

2）大殿筋起始部上縁の触察

上後腸骨棘のやや上方と大転子に母指を置き筋の走行を確認した後，筋の走行に直交するように大殿筋の内側上縁を触察する．
触察は，骨盤表面に対して筋を直角に圧迫しながら矢印方向に行う．

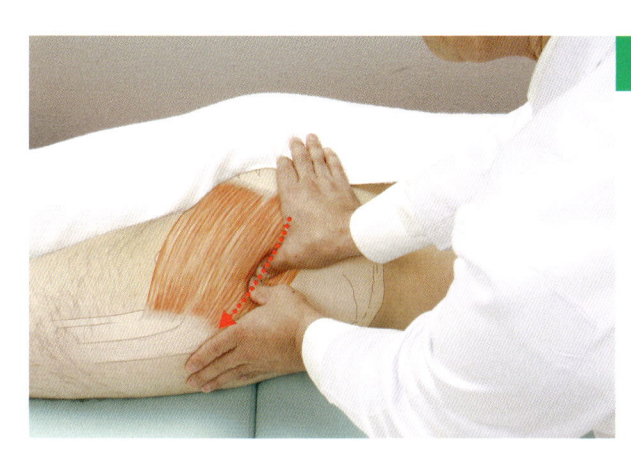

3）大殿筋の触察1

起始部から大転子に向かって矢印の方向に触察する．
この時，大殿筋上縁では中殿筋との筋間溝でひっかかりを確認できる．

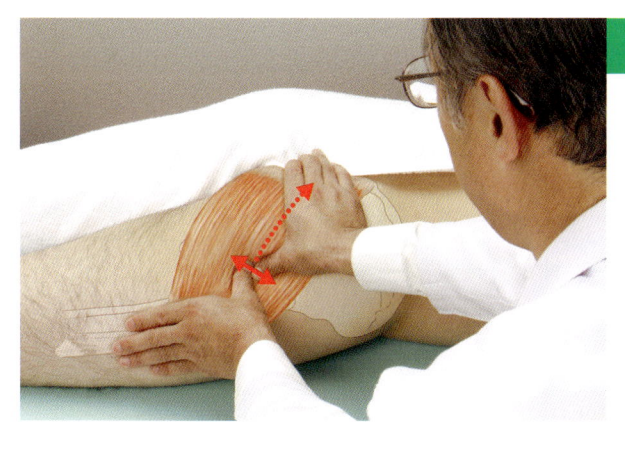

4）大殿筋の触察2

大転子から矢印方向に触察する．
筋の幅が広いため，わかりづらい場合は，母指を縦列して触察するとよい．

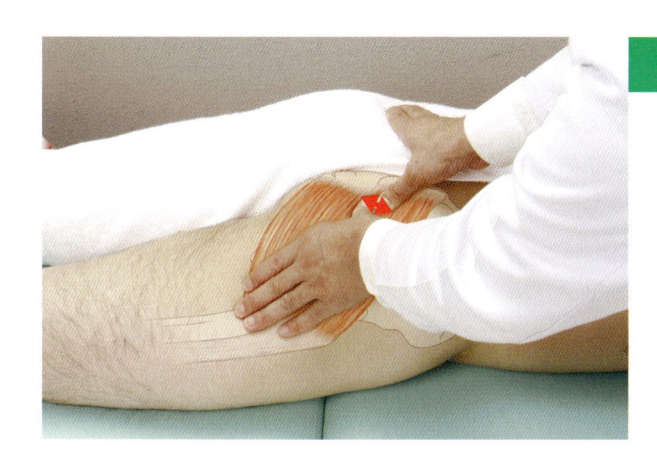

5）大殿筋の触察3

仙骨部は仙骨表面に筋を直角に押し当てるように圧迫して矢印の方向に触察する．

第5章 触察法

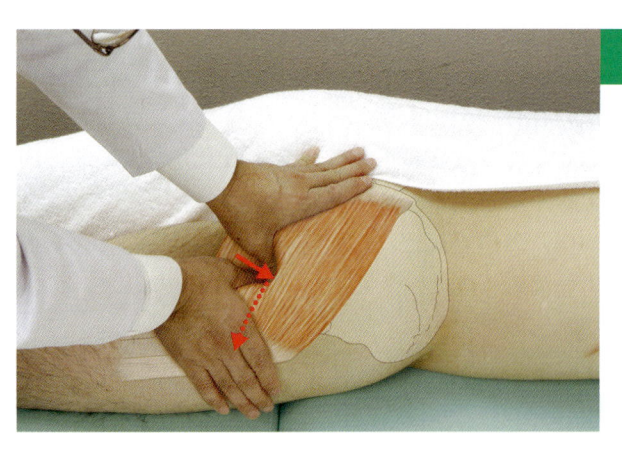

6）大殿筋の触察4

大殿筋の下部の触察は，下方外側に立ち，矢印方向に圧迫しながら行う．

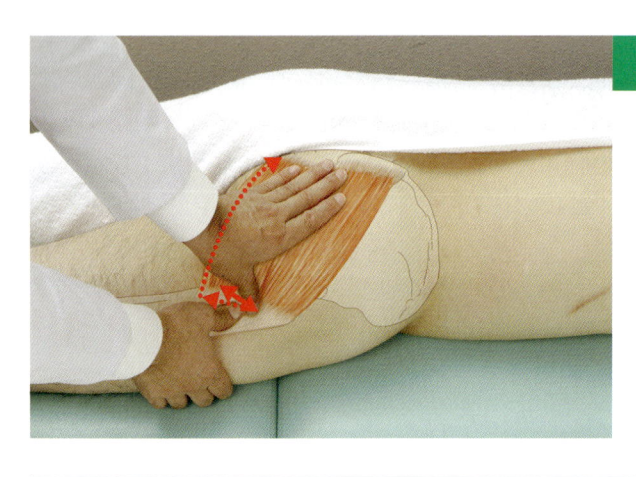

7）大殿筋の触察5

腸脛靭帯に移行するところまで触察する．その後，矢印方向へ大殿筋下縁を仙骨まで触察する．

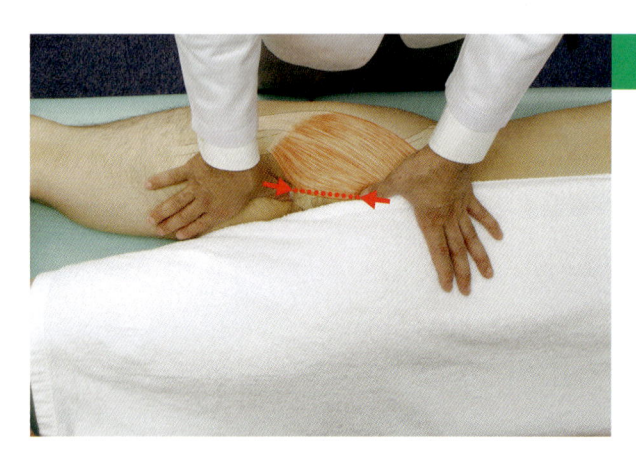

8）仙結節靭帯の確認

仙骨外側縁と坐骨結節を写真のように母指で押さえ，仙結節靭帯の走行を確認する．

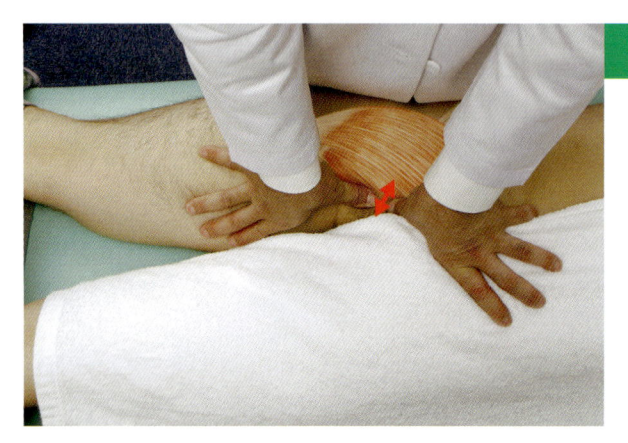

9）大殿筋の仙結節靭帯に付着する部位の触察

仙結節靭帯に付着する筋は，仙骨と坐骨結節に母指を当て筋の走行を確認し，その方向に直交するように触察する．

14. 中殿筋

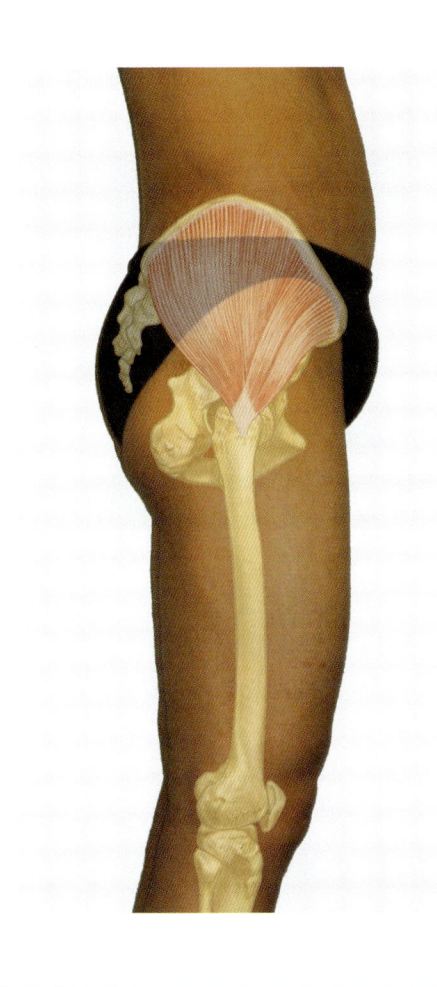

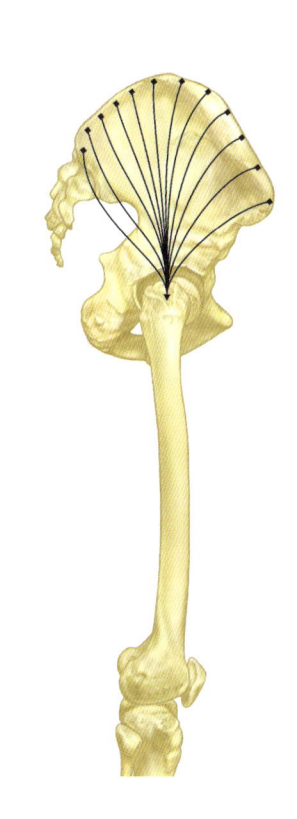

【起　始】	腸骨翼外面で前および後殿筋線の間，腸骨稜外唇，殿筋筋膜
【停　止】	大腿骨大転子
【主機能】	股関節外転
【神経支配】	上殿神経L4〜S1

骨のランドマーク

①腸骨稜　　②上後腸骨棘　　③大転子　　④上前腸骨棘

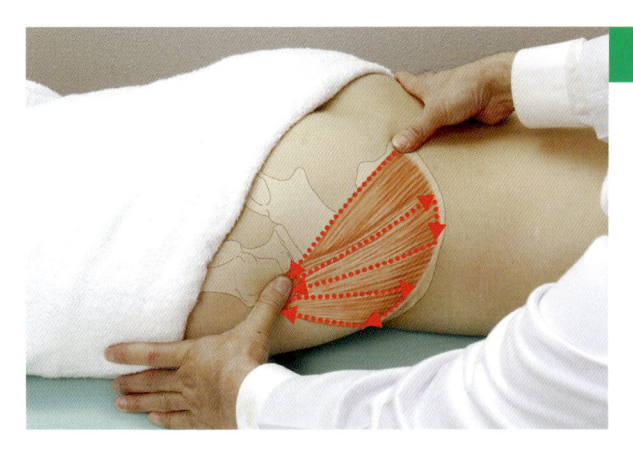

1）中殿筋の走行の確認

腸骨稜を確認し，上後腸骨棘，大転子上に母指を当て，筋の走行を確認する．

触察は，中殿筋を4つに分けて矢印方向に行う．

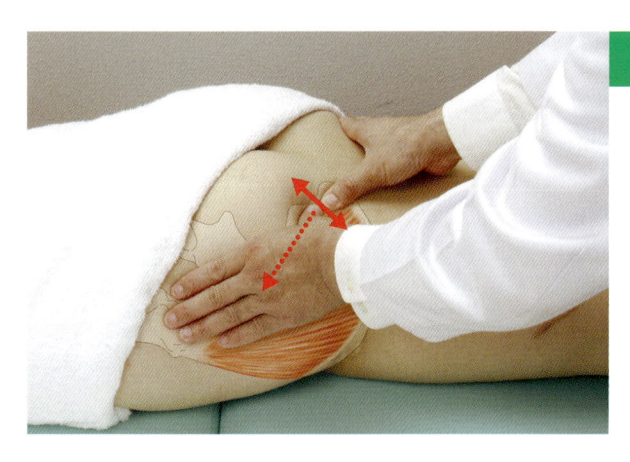

2）中殿筋起始部後方の触察

上後腸骨棘に両母指を合わせ，中殿筋後方の筋間溝を確認する．筋間溝が確認できたら圧迫を加え，矢印方向へ触察する．

触察は，骨盤表面に対して筋を直角に圧迫しながら行う．

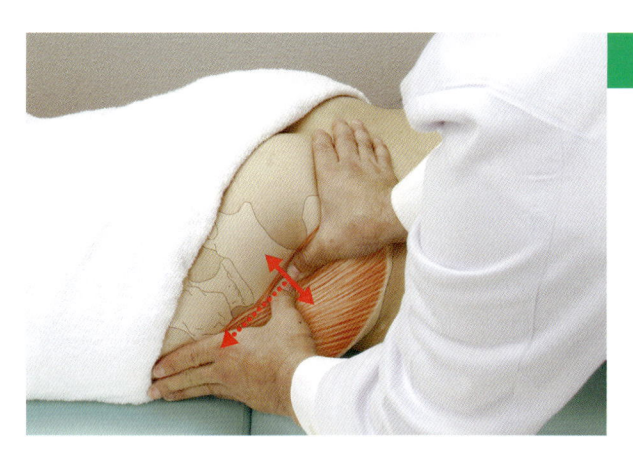

3）中殿筋の触察1

中殿筋を筋の走行に直交するように大転子方向へ触察する．

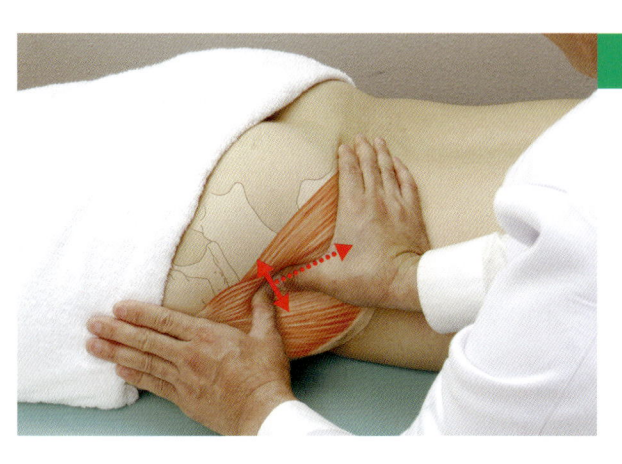

4）中殿筋の触察2

大転子まで触察したら，方向を変え矢印の方向に触察する．

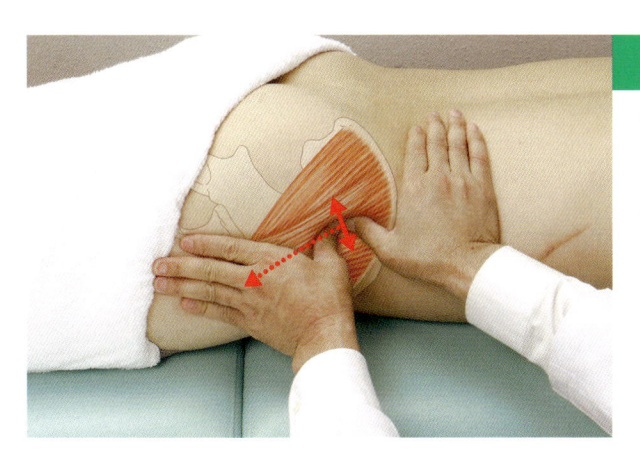

5）中殿筋の触察3

中殿筋は前方へ向かうにしたがい走行が変わるので，常に筋の走行に対し施行者の位置が平行となるように注意して触察する．

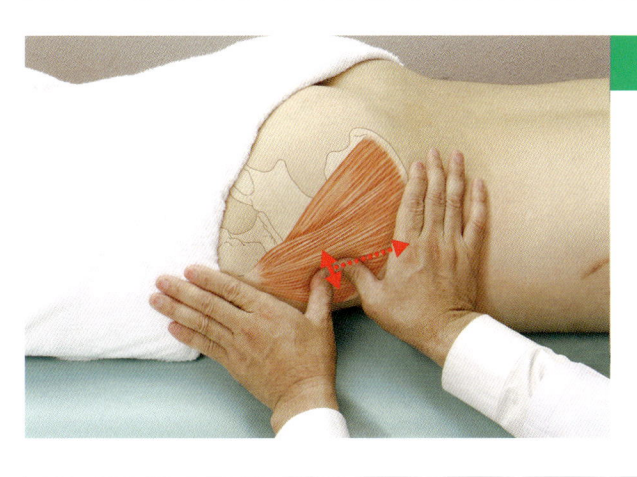

6）中殿筋の触察4

大転子から矢印の方向へ触察する．この位置では，筋をほぼ真横に骨盤へ圧迫し触察する．

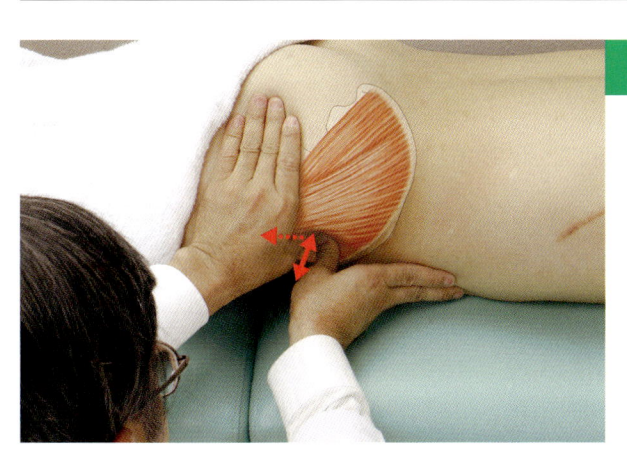

7）中殿筋の触察5

中殿筋の前縁付近は施行者のポジションを低くし，前方から矢印方向に触察するか，背臥位にして触察する．

15. 大胸筋

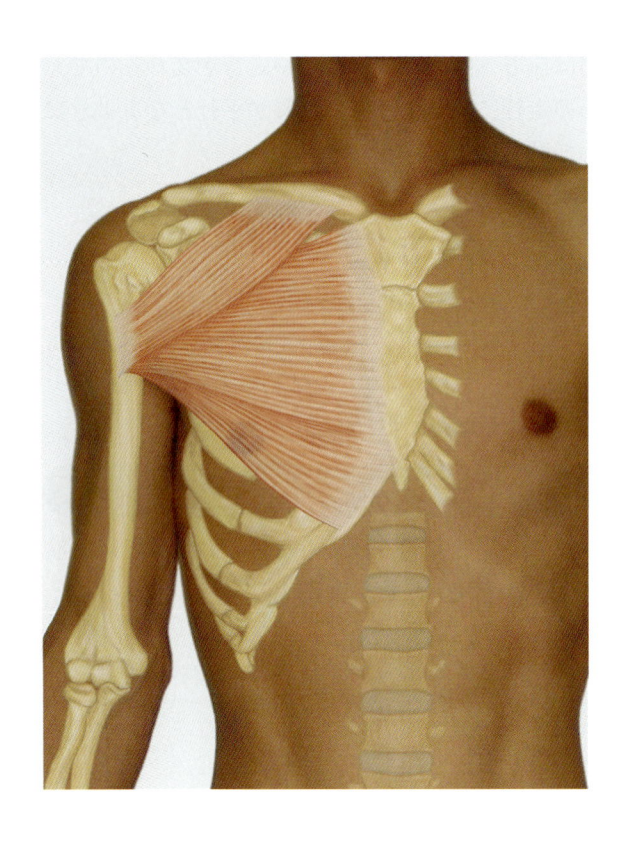

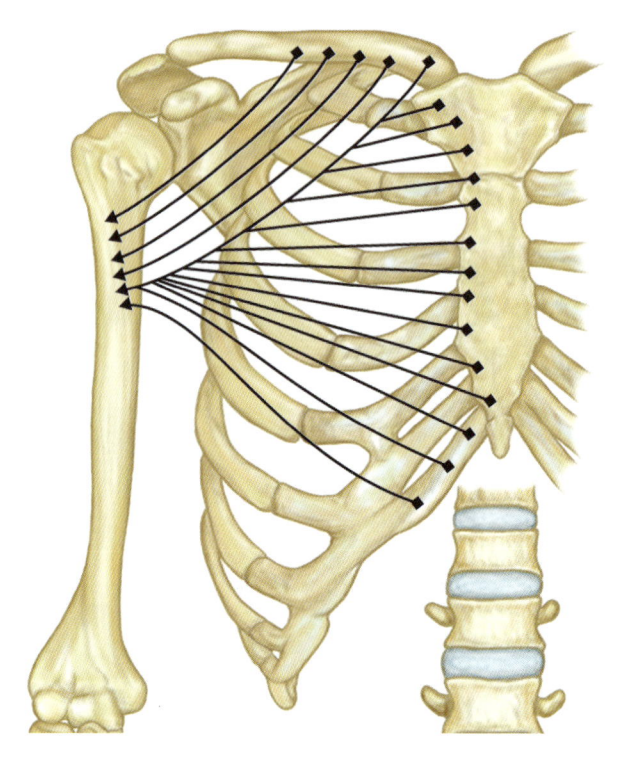

【起　始】	鎖骨部：鎖骨内側1/2〜2/3
	胸肋部：胸骨，第2〜第7肋軟骨の前面
	腹部：腹直筋鞘前葉の表面
【停　止】	上腕骨大結節稜
【主機能】	肩関節水平内転・内旋，鎖骨部は肩関節屈曲，腹部は屈曲位からの伸展にも働く．
【神経支配】	内側・外側胸筋神経（C5）C6〜Th1

骨のランドマーク

①鎖骨内側1/2　　②上腕骨大結節稜　　③三角筋大胸筋三角　　④胸骨　　⑤肋骨弓

第5章 触察法

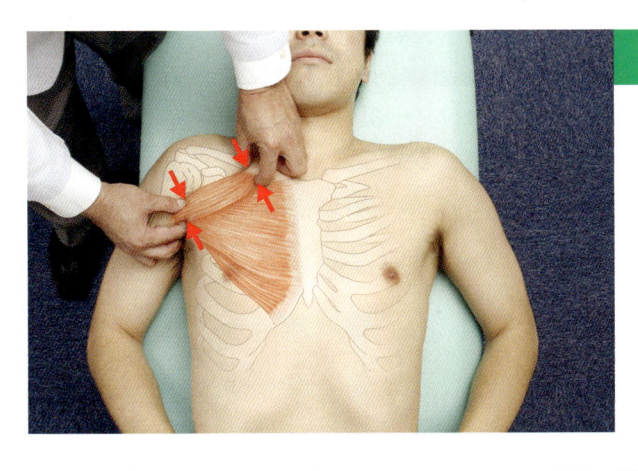

1) 大胸筋鎖骨部の確認

鎖骨内側1/2から大結節稜へ走行する筋を矢印方向につまんで確認する．
さらに，上肢を屈曲位にし，大胸筋を収縮させ，筋をつまんで確認する．

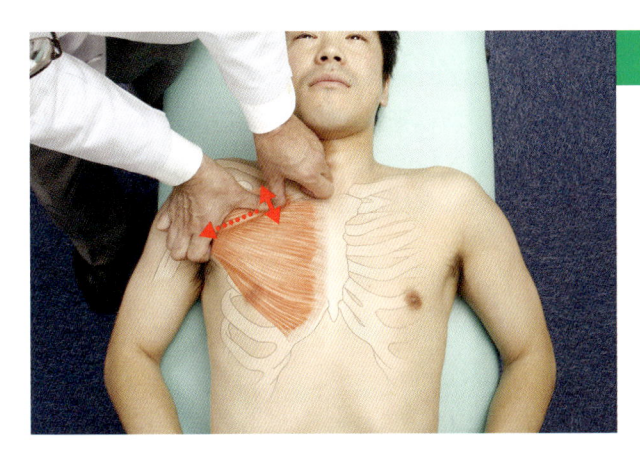

2) 大胸筋鎖骨部の触察1

三角筋大胸筋三角を確認し，窪みに手を当てる．
1) で確認した筋を肋骨に押し当てながら，矢印方向へ大結節稜まで触察する．

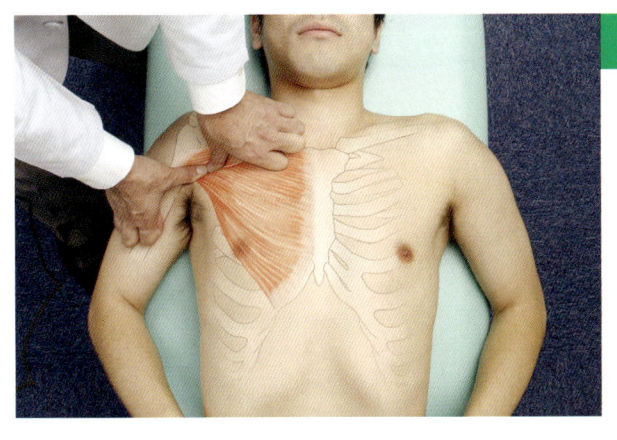

3) 大胸筋鎖骨部の触察2

停止部付近は上腕骨に押し当てるように触察する．

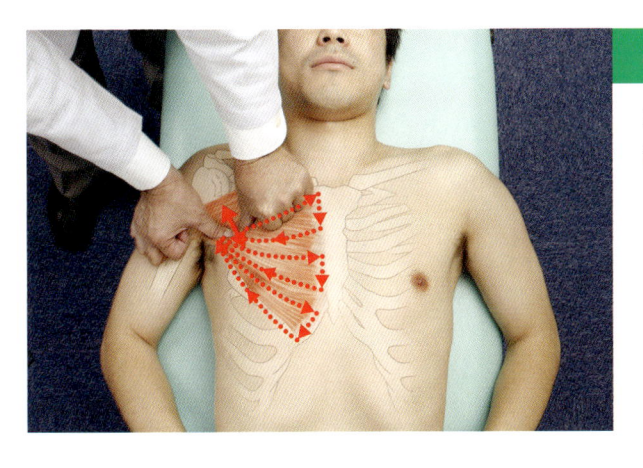

4) 大胸筋胸肋部の触察1

大胸筋鎖骨部の停止部まで触察したら矢印の順で大胸筋胸肋部を触察する．

Ⅲ・各筋の触察

15・大胸筋

111

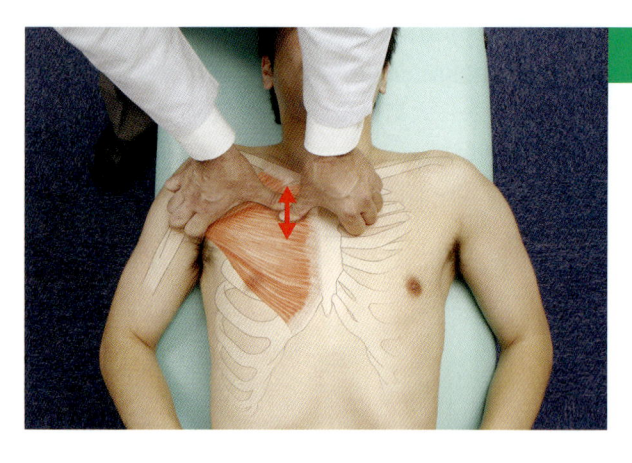

5) 大胸筋胸肋部の触察2

胸骨の起始部は母指を縦列し，胸骨に押し当てながら矢印方向へ触察する．

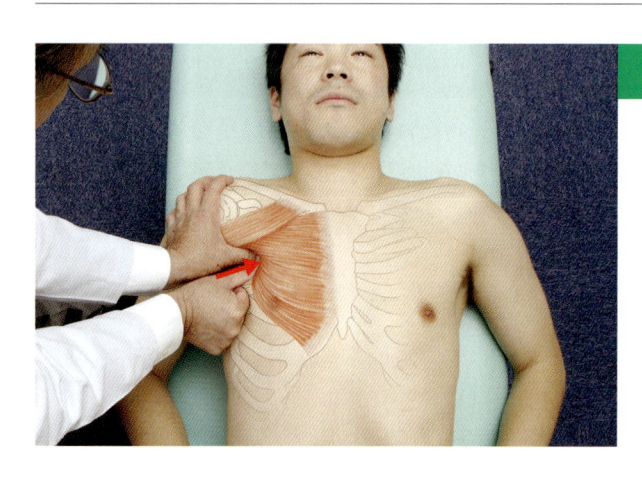

6) 大胸筋腹部の触察1

大胸筋胸肋部の筋線維を矢印方向に触察する．
　＊筋の走行に合わせ施行者のポジションを移動する．
　　女性の場合，胸部は注意して触察する．

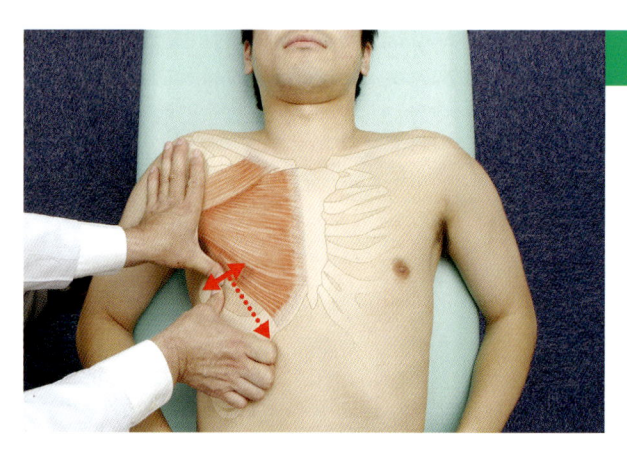

7) 大胸筋腹部の触察2

腹部の筋は走行をイメージし，乳頭のやや外側を筋の走行に直交するように矢印方向へ肋骨弓まで触察する．

16. 小胸筋

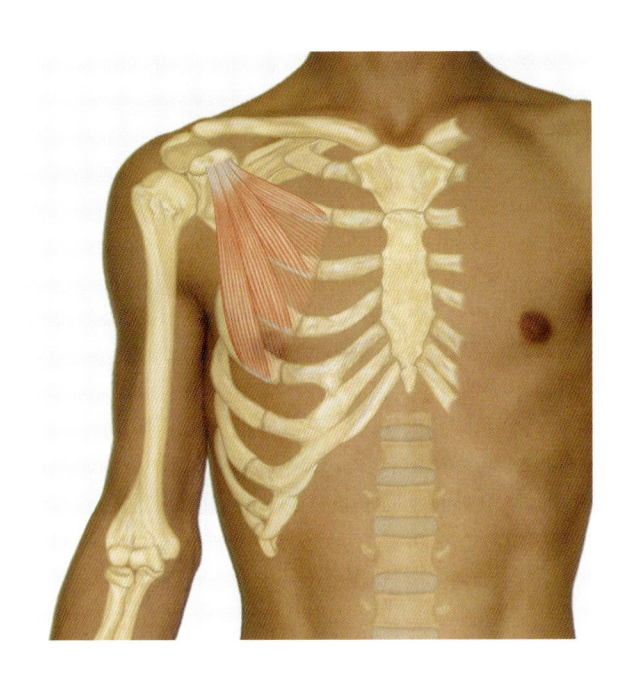

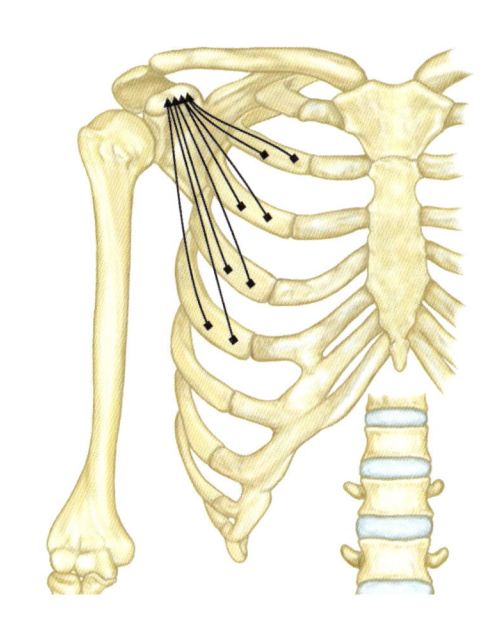

【起　始】 第2(3)〜第5肋骨の前端
【停　止】 肩甲骨烏口突起
【主機能】 肩甲骨外転，下制，下方回旋
【神経支配】 内側・外側胸筋神経C7，C8，(Th1)

骨のランドマーク

①烏口突起　　②第2〜第5肋骨　　③鎖骨

第5章 触察法

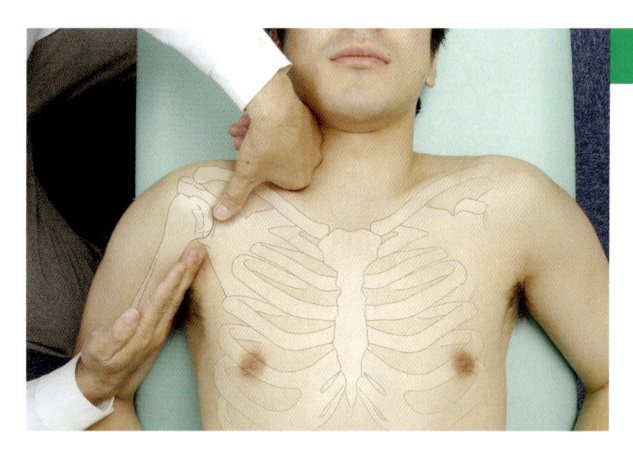

1) 烏口突起の確認

上腕内側縁から腋窩を通る延長線上で，鎖骨直下から下方にある烏口突起を確認する（左母指の位置）．

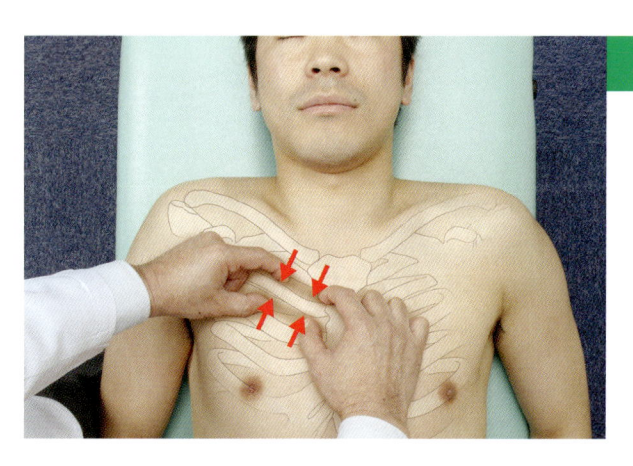

2) 第2肋骨の確認

鎖骨内側下部にある第1肋骨を確認し，その1つ下の第2肋骨を矢印方向につまんで確認する．

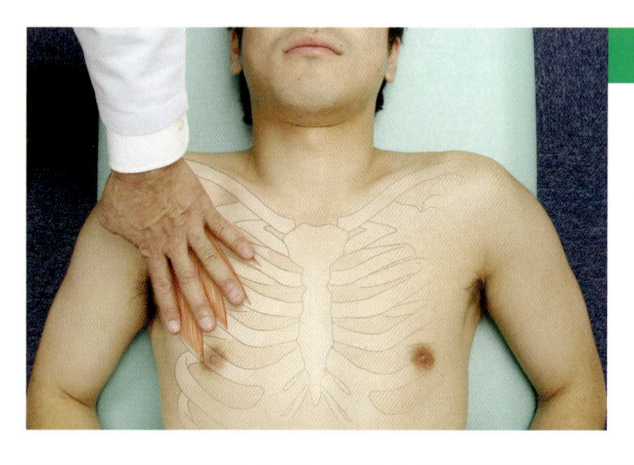

3) 小胸筋の走行の確認

烏口突起を中心として手指を扇状に当て，小胸筋の走行をイメージする（示指を第5肋骨，小指を第2肋骨に当てる）．
 ＊第5肋骨へ停止する筋線維は乳頭より外側に位置する．

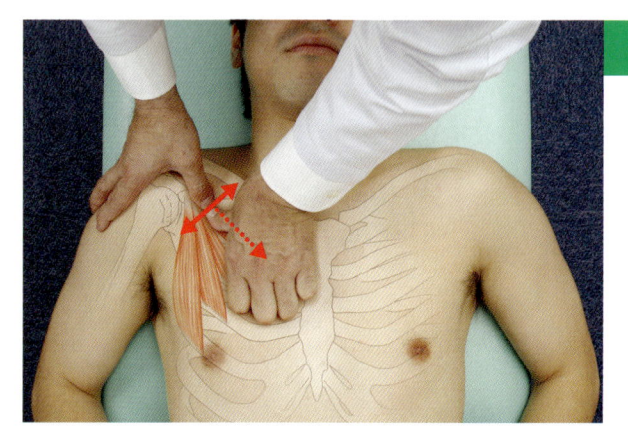

4) 小胸筋の第2肋骨へ停止する筋の触察

烏口突起に両母指を置き，筋の走行に直交するように第2肋骨の前面中央へ触察していく．
起始部では，筋線維がはっきりと確認できる．
 ＊女性の場合，胸部は注意して触察する．

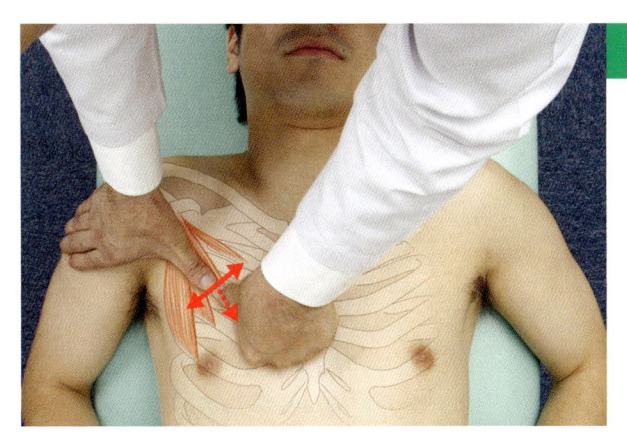

5）小胸筋の第3肋骨へ停止する筋の触察

烏口突起へ両母指を戻し，筋の走行に直交するように第3肋骨への筋を矢印方向へ触察する．

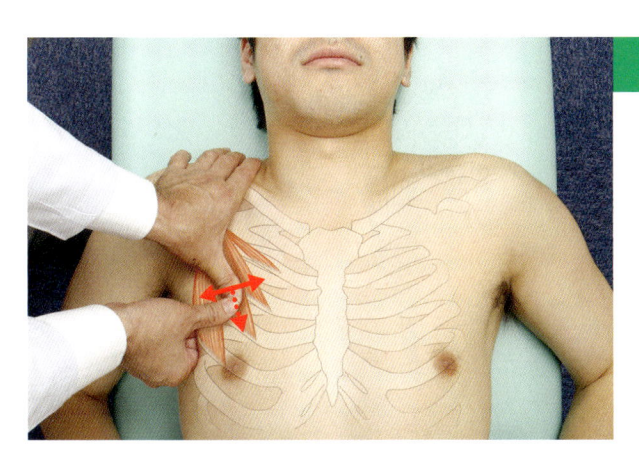

6）小胸筋の第4肋骨へ停止する筋の触察

烏口突起へ両母指を戻し，筋の走行に直交するように第4肋骨への筋を矢印方向へ触察する．

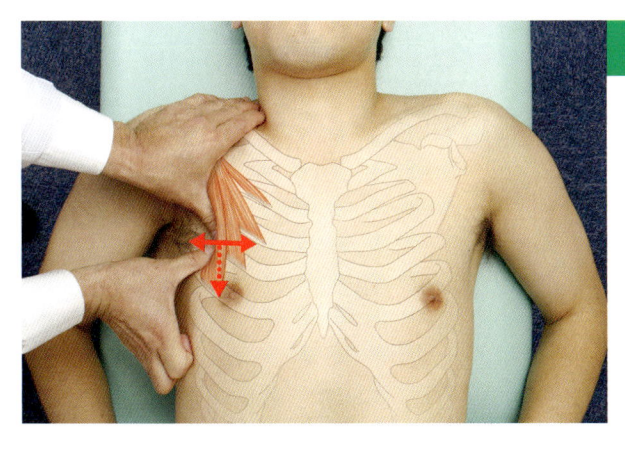

7）小胸筋の第5肋骨へ停止する筋の触察

大胸筋の筋線維の下に指を潜り込ませ，肋骨の上をこするようにして矢印方向へ触察する．

17. 腸腰筋（大腰筋・腸骨筋）

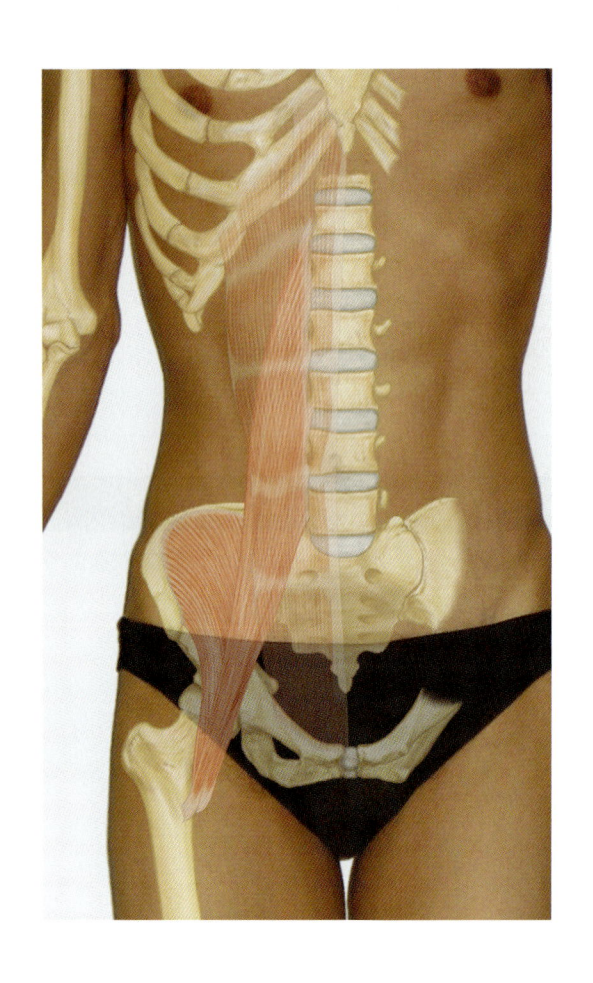

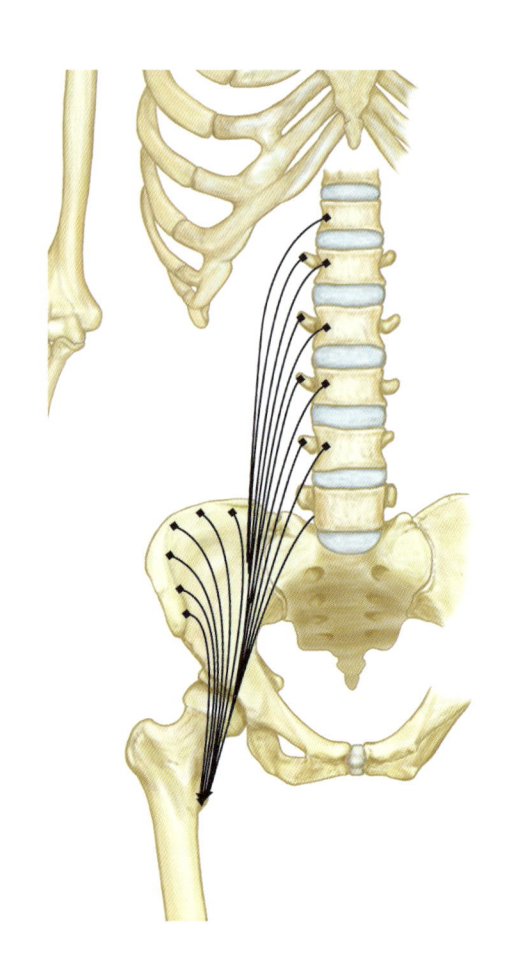

【起　始】腸骨筋：腸骨窩，下前腸骨棘
　　　　　大腰筋：浅頭；第12胸椎〜第4腰椎の椎体と椎間円盤
　　　　　　　　　深頭；全腰椎の肋骨突起と第12肋骨
【停　止】腸骨筋：大腿骨小転子
　　　　　大腰筋：大腿骨小転子
【主機能】腸骨筋：股関節屈曲
　　　　　大腰筋：股関節屈曲
【神経支配】腰神経叢と大腿神経の枝（Th12）L1〜L4

骨のランドマーク

①剣状突起　　②上前腸骨棘　　③腸骨稜　　④鼠径靭帯中央

第5章 触察法

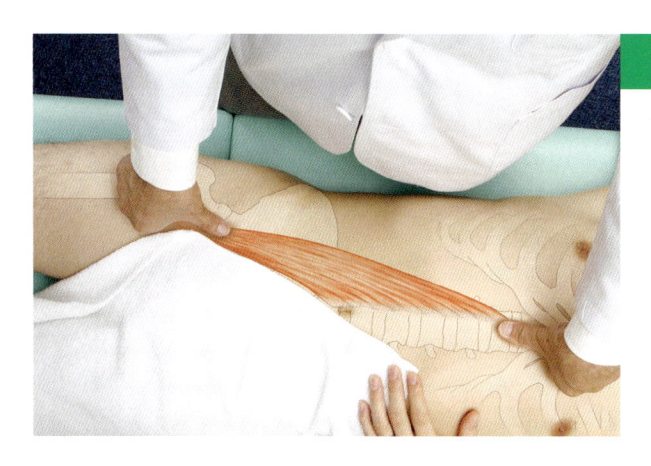

III・各筋の触察

1) 大腰筋の走行の確認

一方の母指で剣状突起, もう一方の母指で鼡径靱帯の中央を確認し, それらを結ぶ線を大腰筋の走行の指標とする.

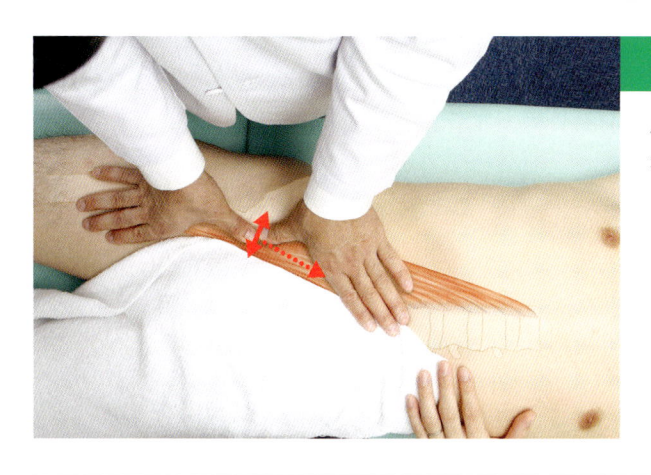

2) 大腰筋の鼡径靱帯付近の触察

腹直筋を収縮させて確認し, 鼡径靱帯中央にて1)の指標に合わせ, 両母指を当て, 矢印方向に触察する.

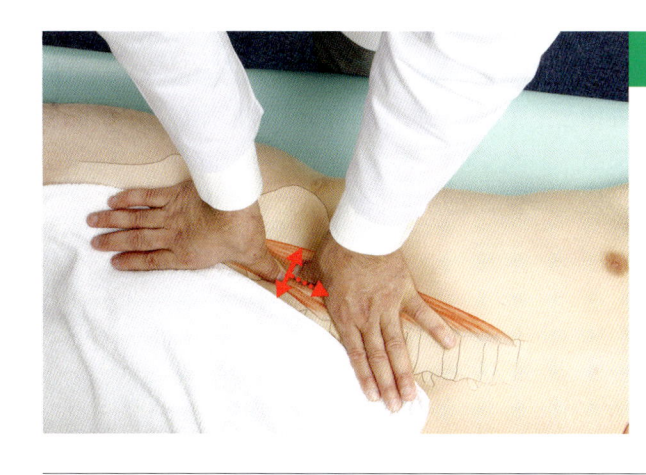

3) 大腰筋の触察

大腰筋を収縮させ筋を確認した後, 鼡径靱帯中央で筋の走行に直交するよう矢印方向に2, 3回確認し, 腹直筋外側縁のところまで触察する.

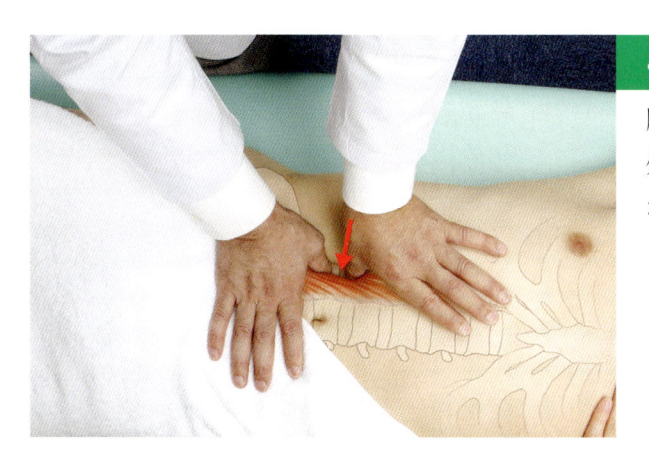

4) 大腰筋中央部の触察

臍のやや下方からは腹直筋が表層にあるため, 腹直筋外側縁より約1cm外側に指を当てた後, 腹式呼吸を行わせ, 呼気時に母指を深部に潜り込ませる.

17・腸腰筋（大腰筋・腸骨筋）

117

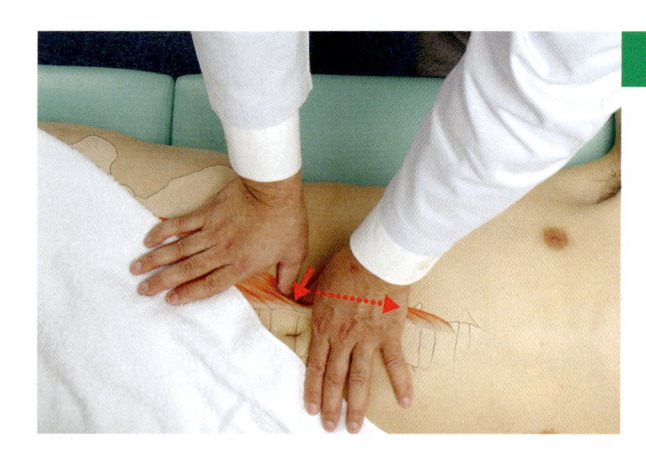

5）大腰筋深部の触察

腹直筋の外側筋間溝から深部に指を潜り込ませたら，呼気時に内側に向きを変え，矢印方向へ触察する．可能であれば，腰椎椎体を確認し，筋を椎体に圧迫するように触察する．

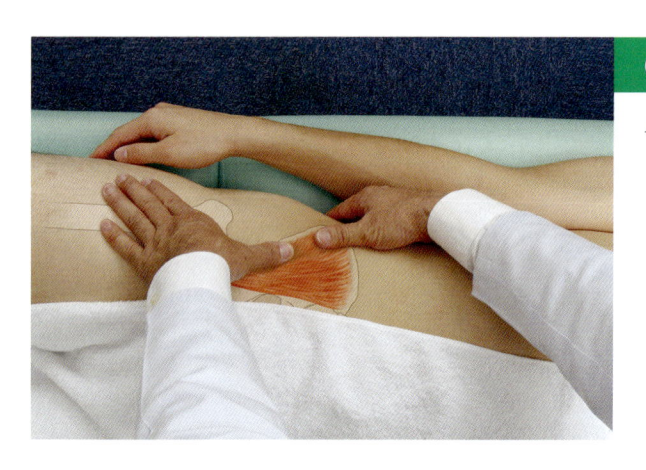

6）上前腸骨棘，腸骨稜の確認

上前腸骨棘，腸骨稜を確認する．

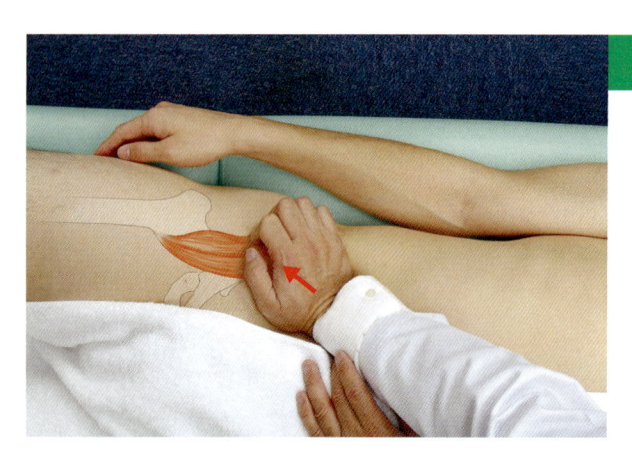

7）腸骨筋の触察（手掌面を用いる方法）

腸骨稜と大腰筋の間で手根部を腸骨に押しつけるように深部へと入っていく．その際，手関節を背屈させる．その後，腸骨筋を鼠径部まで触察していく．

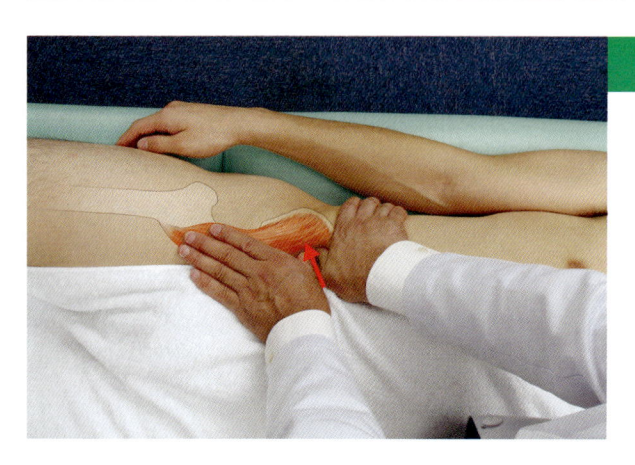

8）腸骨筋の触察（母指を用いる方法）

腸骨に対して垂直になるように矢印方向に触察する．

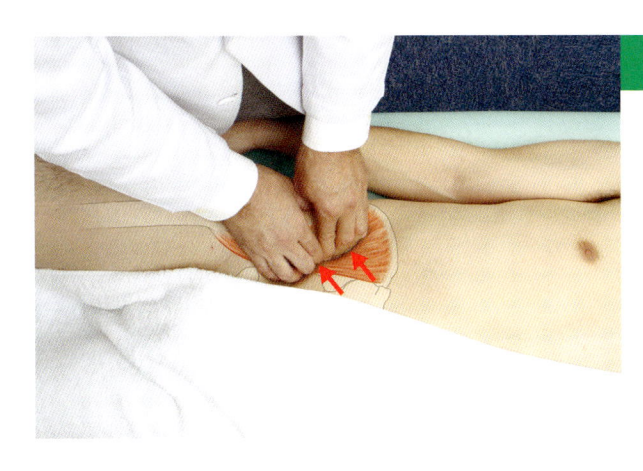

9）腸骨筋の触察（手指を用いる方法）

腸骨筋を示指から小指でひっかけるようにして矢印方向に触察する．

18. 三角筋

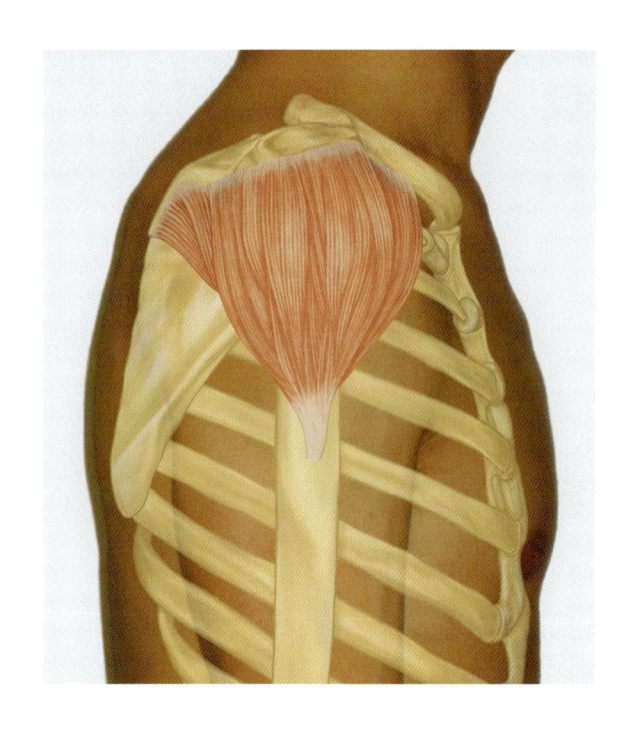

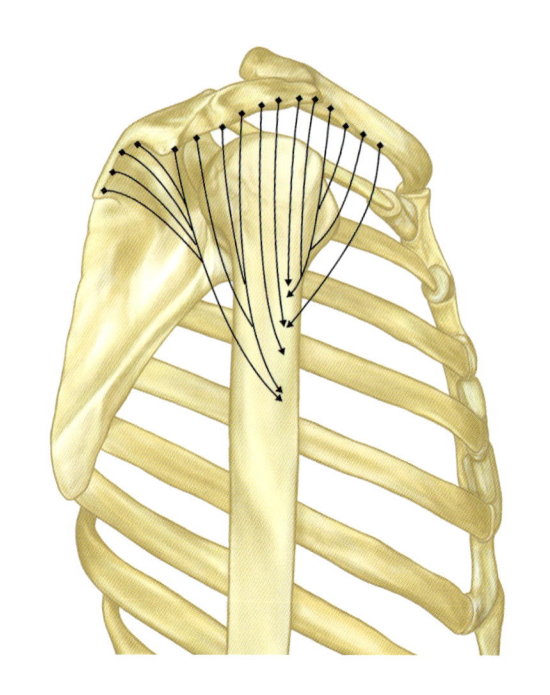

【 起 始 】 鎖骨の外側部1/3, 肩峰, 肩甲棘
【 停 止 】 上腕骨三角筋粗面
【 主 機 能 】 肩関節外転・屈曲・伸展
【神経支配】 腋窩神経(C4) C5, 6

骨のランドマーク

①鎖骨外側1/3　　②三角筋粗面　　③肩甲棘　　④肩峰　　⑤肩峰角

第5章 触察法

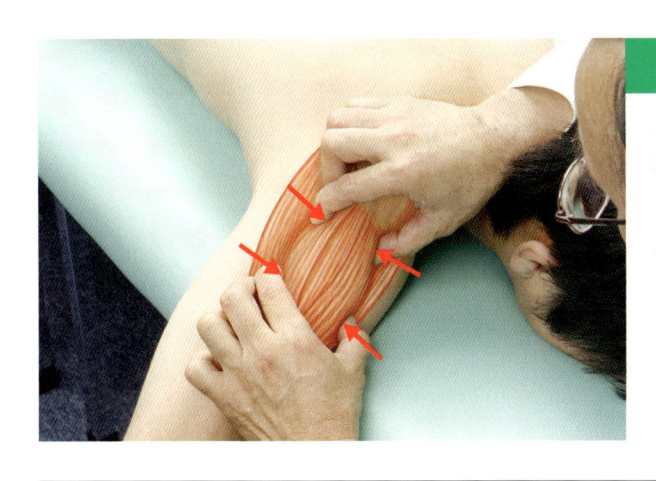

1）筋間溝の確認

肩関節を外転させ，三角筋中部を収縮し，筋の走行を確認する．肩鎖関節前縁から三角筋粗面（前部と中部の筋間溝）と，肩峰角から三角筋粗面（中部と後部の筋間溝）を目安に中部を矢印方向につまんで確認する．

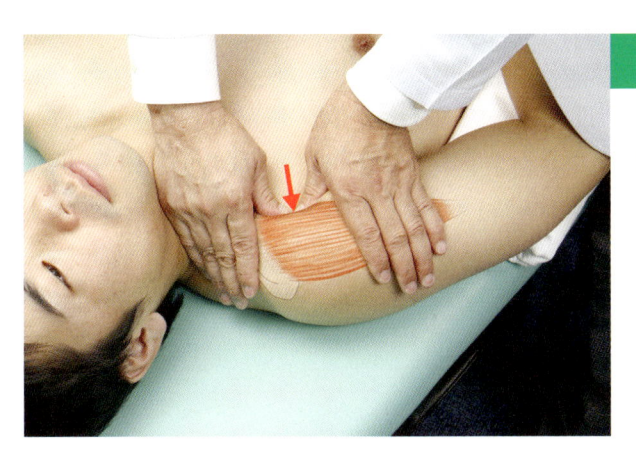

2）三角筋前部起始部の触察

三角筋前部を収縮させ，筋腹と筋間溝を確認する．鎖骨外側1/3の窪みに，両母指を矢印方向に当て，三角筋粗面までの三角筋前部の前方にある筋間溝を確認する．

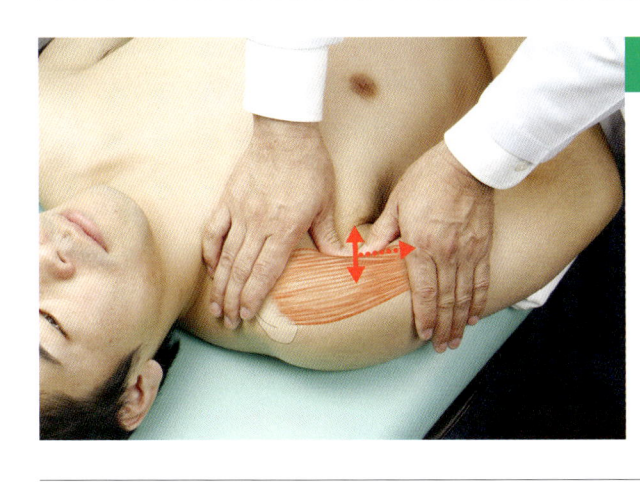

3）三角筋前部の触察

三角筋前部の触察は，三角筋前部の前方にある筋間溝から矢印方向に触察する．

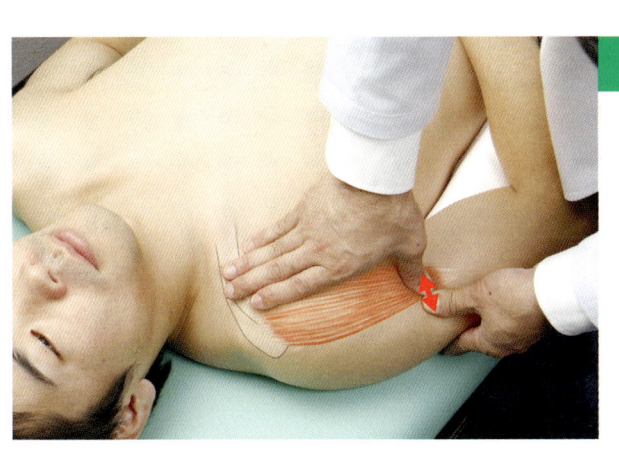

4）三角筋前部停止部の触察

母指を縦列し，2）で確認した筋間溝と筋腹を三角筋粗面まで筋の走行に直交するように触察する．

Ⅲ・各筋の触察

18・三角筋

121

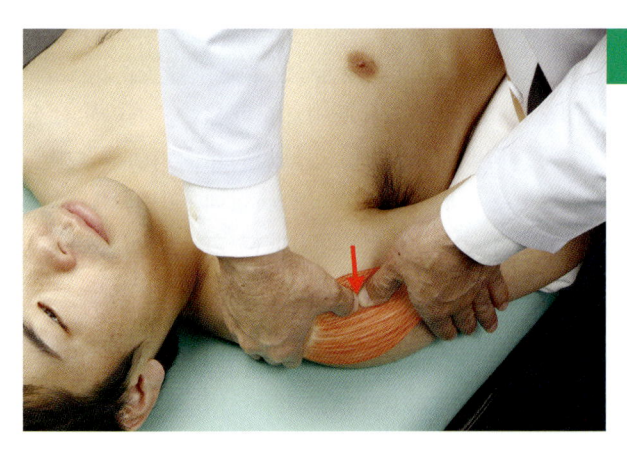

5）三角筋中部前方部の確認

1）で確認した前部と中部の筋間溝に両母指を潜り込ませ，矢印方向に母指を動かし，三角筋中部前方部の起始部を確認する．

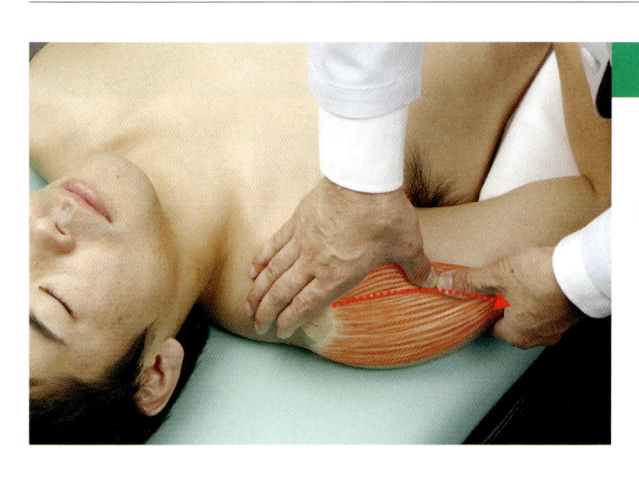

6）三角筋中部前方部の触察

三角筋中部前方部は，前部と中部の筋間溝を指標に，三角筋粗面まで筋の走行に直交するように矢印方向に触察する．

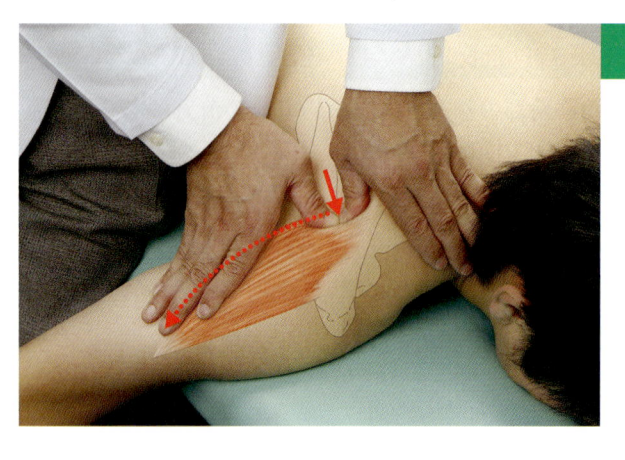

7）三角筋後部の起始部後縁の確認

肩甲棘内側下縁に両母指を矢印方向に当てる．三角筋粗面までの三角筋後部後縁の筋間溝を確認する．

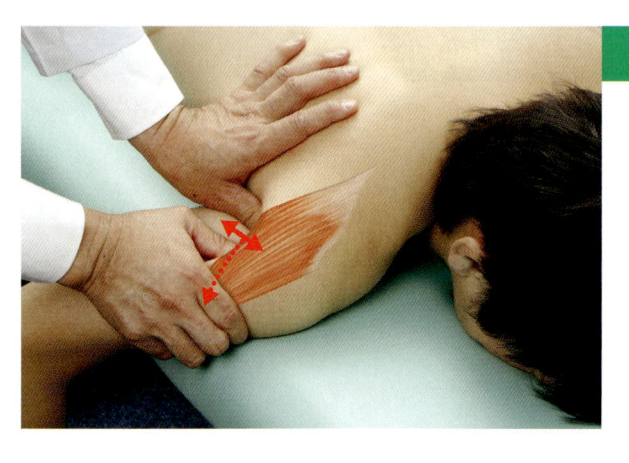

8）三角筋後部の触察

三角筋後部は，後縁の筋間溝から触察する．

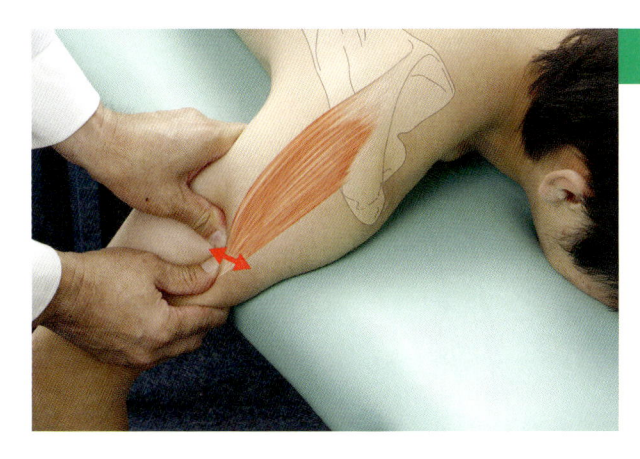

9）三角筋後部停止部の触察

肩甲棘内側端から三角筋粗面までを筋の走行に直交するように矢印方向に触察する．

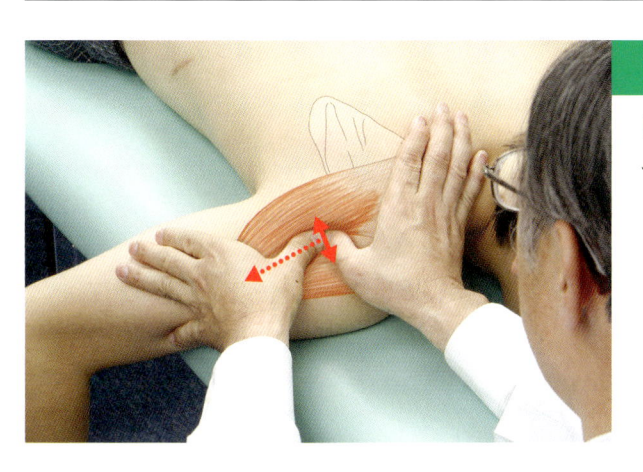

10）三角筋中部と後部の触察1

1）で確認した中部と後部の筋間溝に両母指を潜り込ませ，起始部から矢印方向に当て触察する．

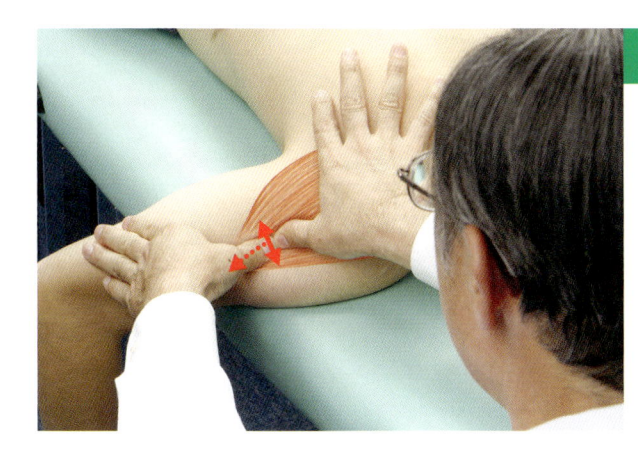

11）三角筋中部と後部の触察2

中部と後部の筋間溝を指標に三角筋粗面まで，筋の走行に直交するよう矢印方向に触察する．

19. 上腕二頭筋

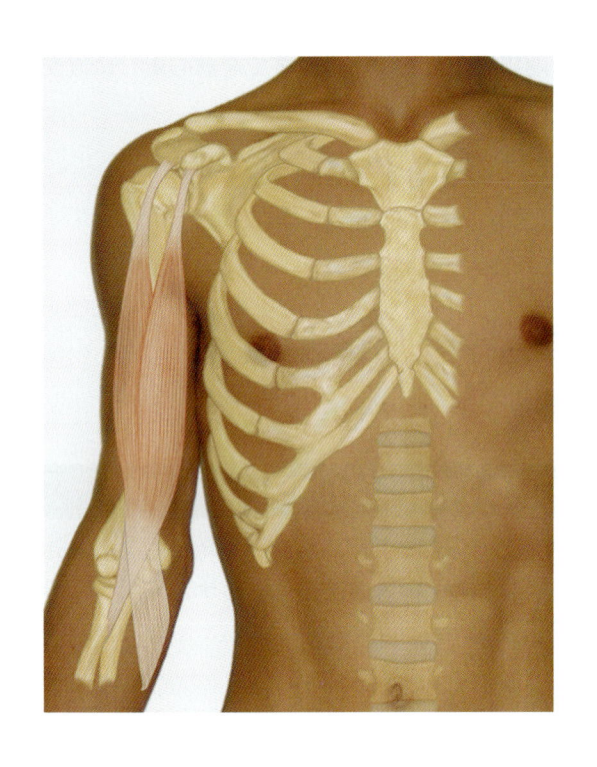

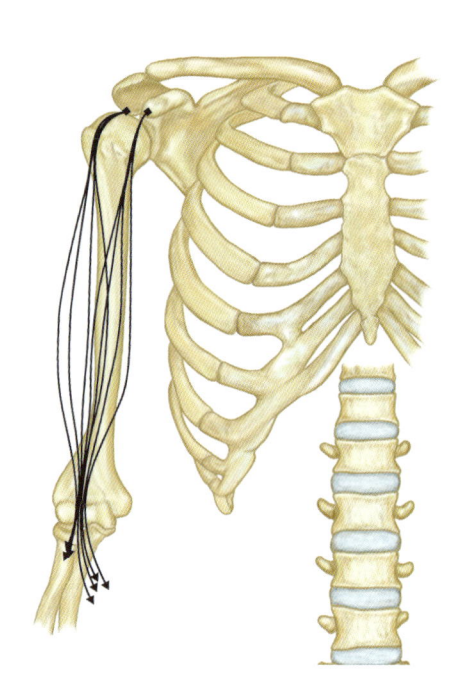

【起　始】　長頭：肩甲骨関節上結節，一部は関節唇
　　　　　　短頭：肩甲骨烏口突起
【停　止】　橈骨粗面，腱の一部は上腕二頭筋腱膜となり前腕筋膜の上内側に放散
【主機能】　肘関節屈曲，前腕回外，肩関節屈曲
【神経支配】　筋皮神経C5～C7

骨のランドマーク

①上腕骨結節間溝　　②烏口突起　　③上腕骨大結節　　④上腕骨小結節　　⑤橈骨粗面

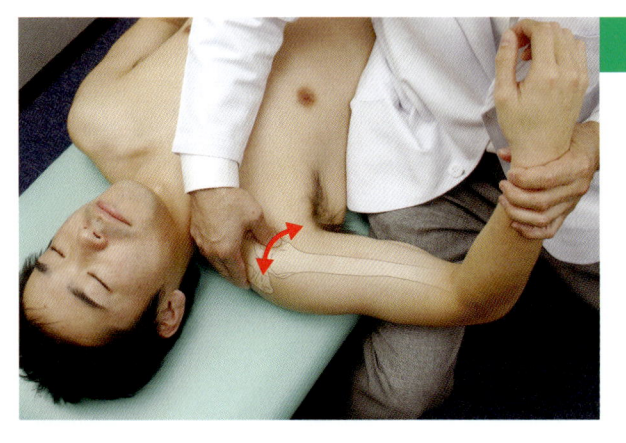

1）結節間溝の確認

写真のような肢位で，肩関節を内・外旋させる．大結節，小結節の間にある窪みが結節間溝である．

第5章 触察法

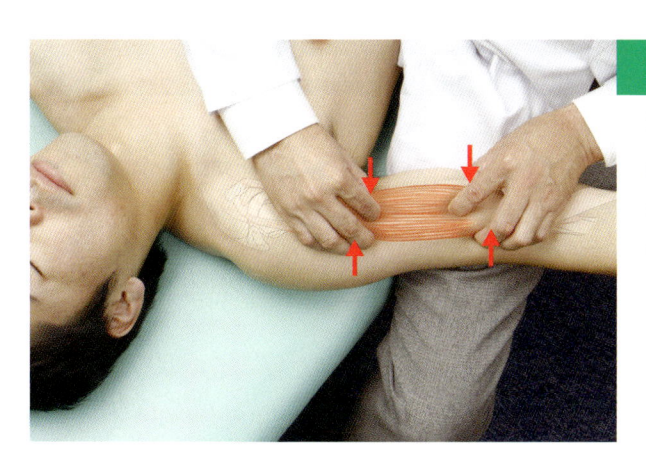

Ⅲ・各筋の触察

2）上腕二頭筋の確認

写真のように長軸方向で上腕前面中央部に示指を当て，母指を上腕二頭筋短頭の内側縁，第3～第5指を長頭の外側縁に当て，上腕二頭筋全体を矢印方向につまんで確認する．

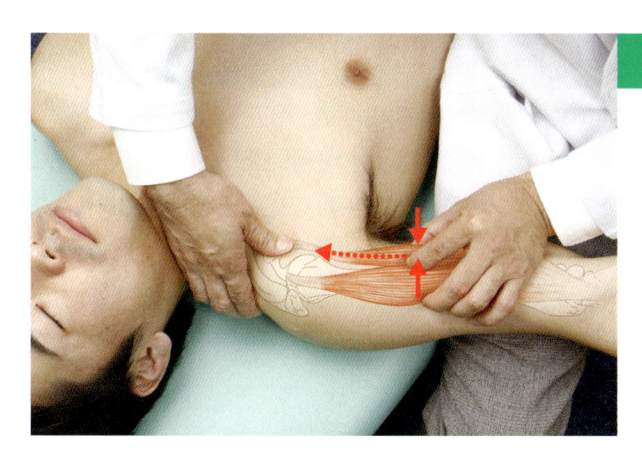

3）上腕二頭筋短頭の走行の確認

2）で確認した一方の母指を烏口突起に当て，母指と示指で矢印方向につまんだ筋を指標に，上腕二頭筋短頭の走行を確認する．

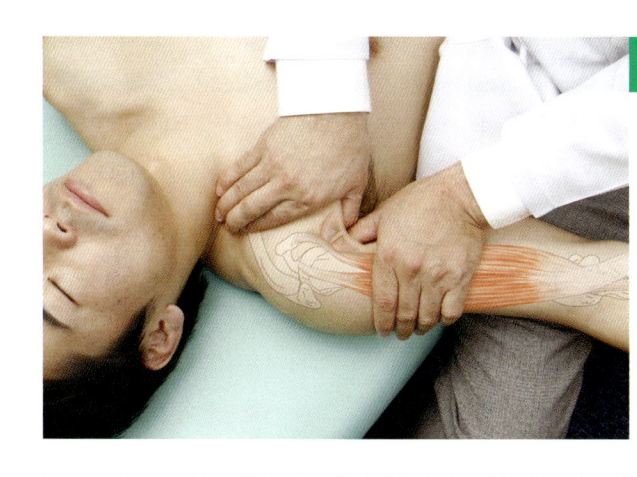

4）上腕二頭筋短頭起始部の触察

腋窩に指を矢印方向に押し込み，3）で確認した短頭を烏口突起から筋の走行に直交するよう触察する．
＊短頭のすぐ後方は烏口腕筋，その後方を正中神経が走行している．正中神経を刺激しないように注意する．

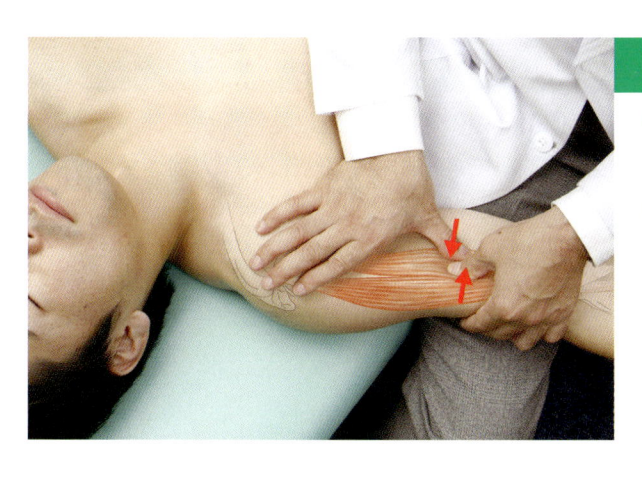

5）上腕二頭筋短頭の触察

肘関節を屈曲させて収縮した筋を確認した後，停止部方向へ触察する．両母指で上腕二頭筋短頭を矢印方向に挟むように触察することで筋を見失いにくくなる．

19・上腕二頭筋

125

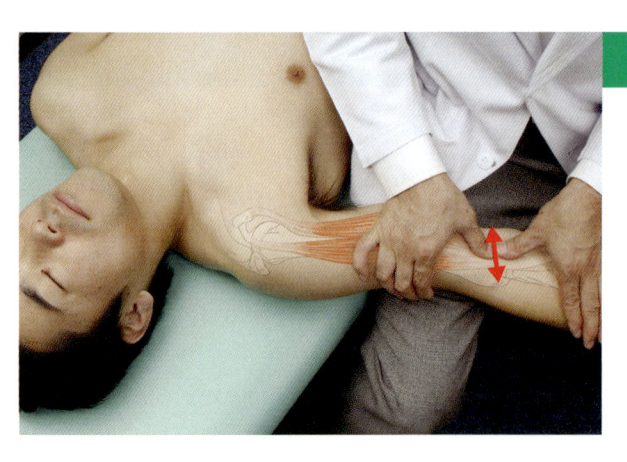

6）上腕二頭筋短頭停止部の触察

上腕二頭筋短頭停止部付近では，2本の腱を確認することができる．外側の腱は橈骨粗面に停止する腱，内側の腱は上腕二頭筋腱膜である．

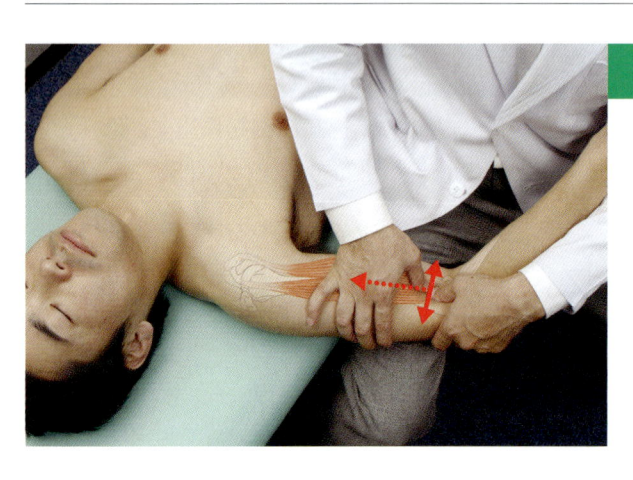

7）上腕二頭筋長頭停止部の触察

肘関節を屈曲させて触察する．
6)で触察した橈骨粗面に停止する腱と結節間溝を結ぶ線上で上腕二頭筋長頭の走行を確認し，筋の走行に直交するように矢印方向へ触察する．

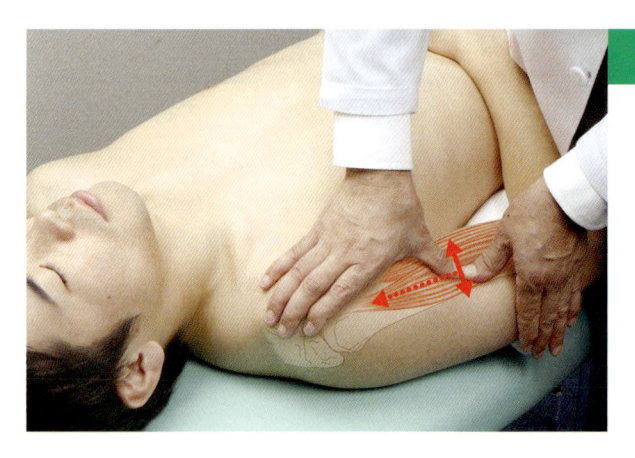

8）上腕二頭筋長頭の触察

上腕二頭筋は内，外側へ移動しやすいので筋を逃さないように矢印方向へ触察する．

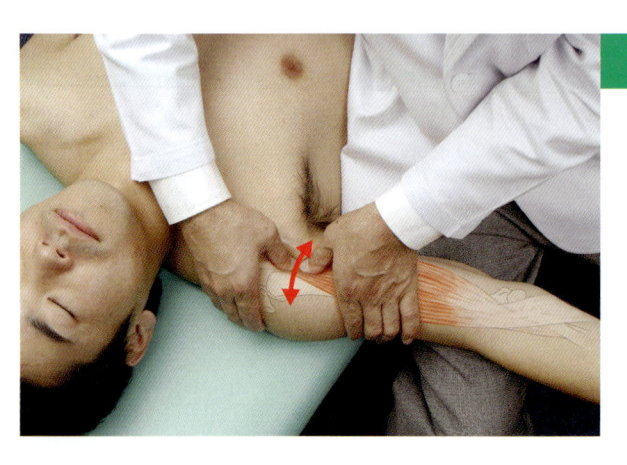

9）上腕二頭筋長頭停止部付近の触察

上腕二頭筋長頭の起始部付近は結節間溝に腱が埋もれ，ほとんど触察できないので慎重に矢印方向へ触察する．

20. 上腕三頭筋

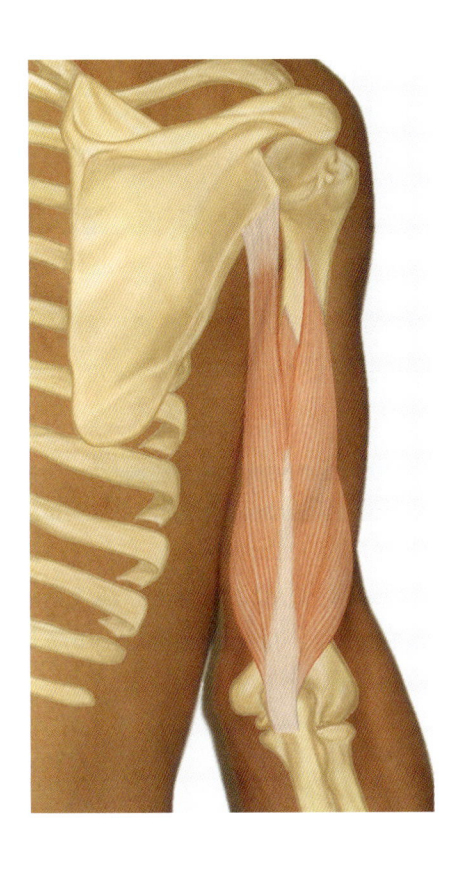

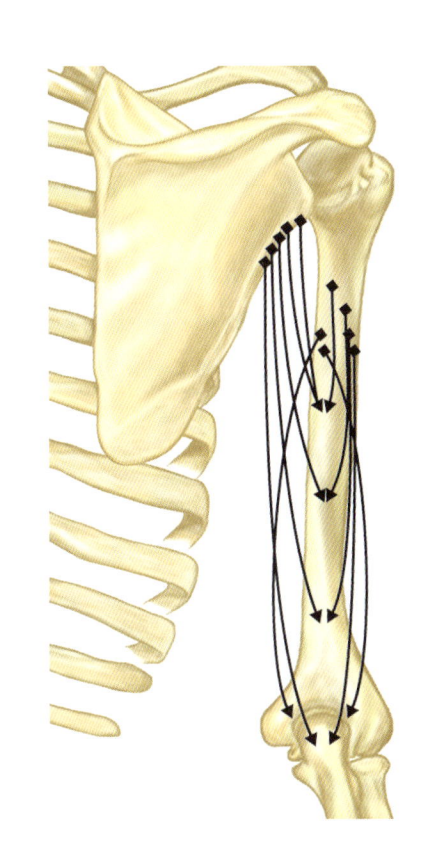

【 起 始 】	長頭：肩甲骨関節下結節
	外側頭：上腕骨の橈骨神経溝の上方
	内側頭：上腕骨後面
【 停 止 】	肘頭
【 主機能 】	肘関節伸展，肩関節伸展・内転（長頭）
【神経支配】	橈骨神経C6〜C8

骨のランドマーク

①三角筋粗面　　②肩甲骨関節下結節　　③肘頭　　④上腕骨内側上顆　　⑤上腕骨外側上顆

第5章 触察法

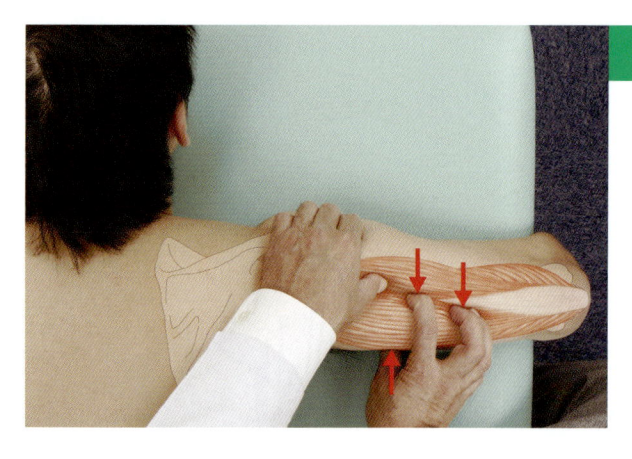

1）上腕三頭筋長頭の筋間溝の確認

肩関節90度外転位で，三角筋後部外側の筋間溝を探し，三角筋粗面の後方で長頭と外側頭の筋間溝を確認する．長頭は筋を矢印方向につまんで確認すると触察しやすくなる．

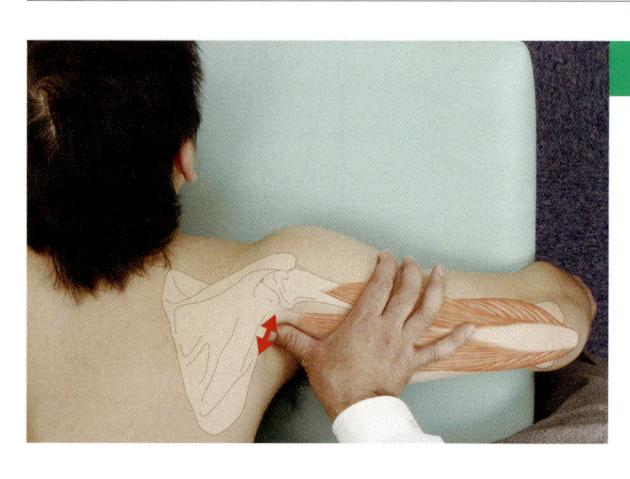

2）上腕三頭筋長頭起始部の確認

肩甲骨関節下結節に母指を当て，上腕の長軸方向に直交するように母指を動かし，起始部の硬い筋を確認する．触診する方向により大円筋，小円筋と間違えやすいので注意する．

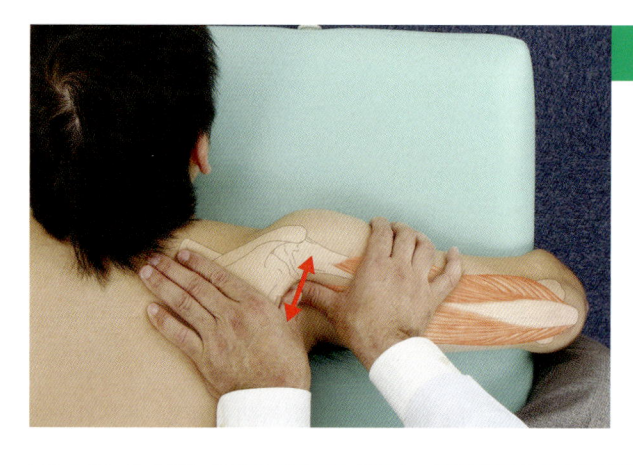

3）上腕三頭筋長頭起始部の触察

上腕三頭筋長頭起始部が確認できたら，大円筋，小円筋を触察し，長頭がその間から出ていることを確認して筋の走行に直交するように矢印方向へ触察する．

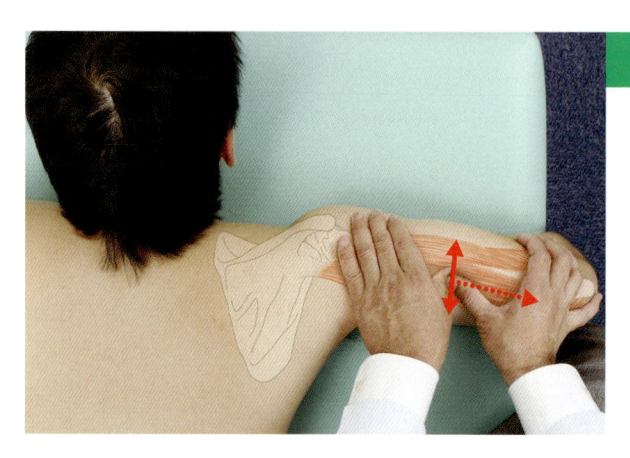

4）上腕三頭筋長頭の触察

筋の走行に対して直交するように矢印方向へ肘頭まで触察する．

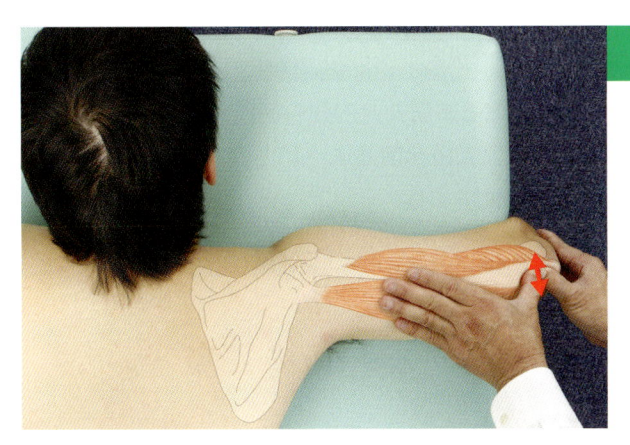

5）上腕三頭筋長頭停止部の触察

上腕三頭筋長頭の内外側の筋間溝を確認し，筋間溝の間で筋を触察する．

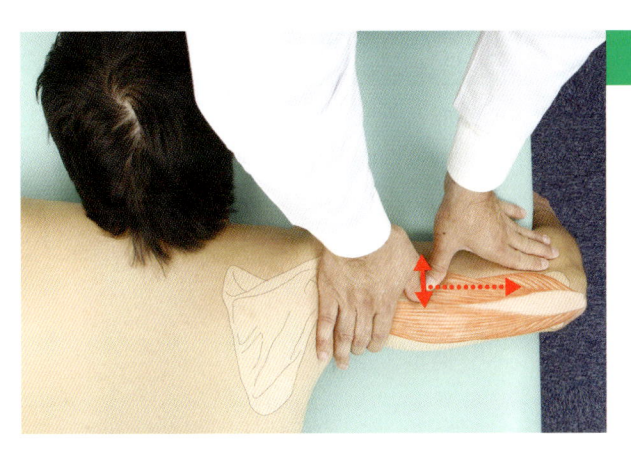

6）上腕三頭筋外側頭起始部の触察

上腕三頭筋長頭の外側の筋間溝と三角筋後方の筋間溝に母指を潜り込ませ，上腕骨をなぞるように矢印方向へ触察する．
　＊上腕三頭筋外側頭起始部は三角筋後部に覆われているのでわかりにくい．

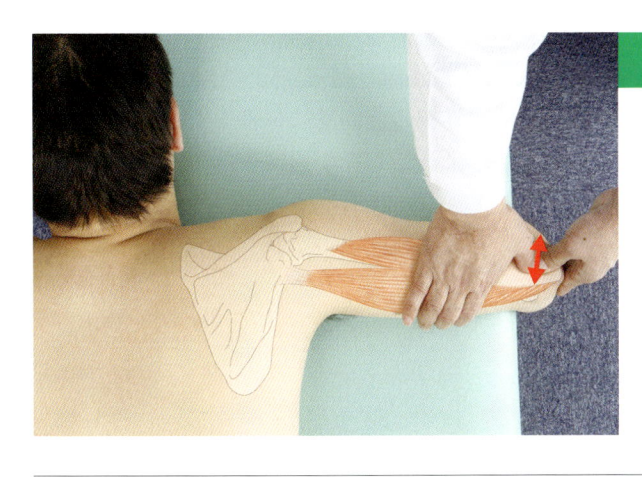

7）上腕三頭筋外側頭停止部の触察

6）と同様に，矢印方向に上腕骨をなぞるように触察する．

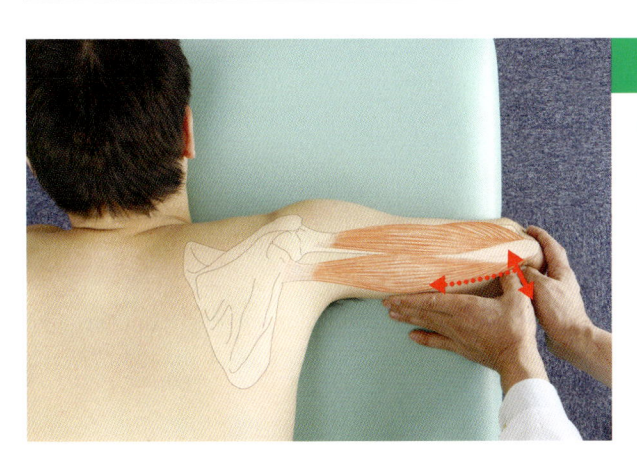

8）上腕三頭筋内側頭内側停止部の触察

両母指にて肘頭内側と内側上顆の間にある窪みを探し，窪みから長頭内側の深部に母指を潜り込ませ，柔らかい筋を矢印方向に触察する．

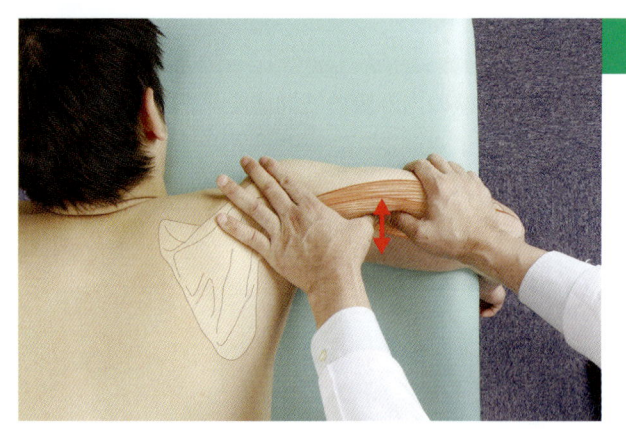

9）上腕三頭筋内側頭の触察

両母指を上腕三頭筋長頭内側の筋間溝から潜り込ませ，深部で上腕骨表面を削るようにしながら，矢印方向へ起始部まで触察する．

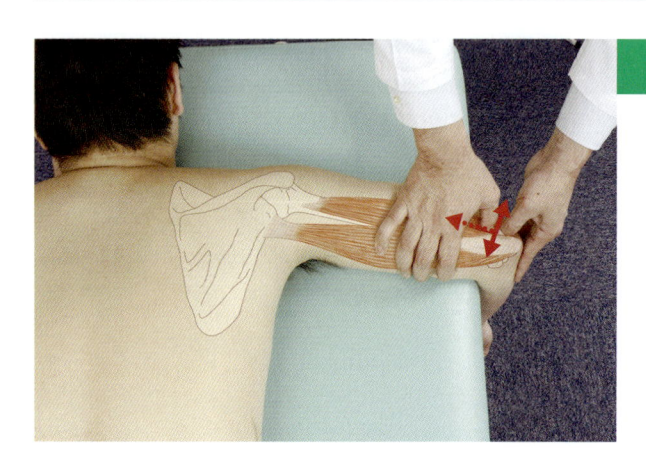

10）上腕三頭筋内側頭外側停止部の触察

両母指で肘頭外側と外側上顆の間にある窪みを探し，窪みから外側頭の筋間溝に母指を潜り込ませ，深部で柔らかい筋を矢印方向に触察する．

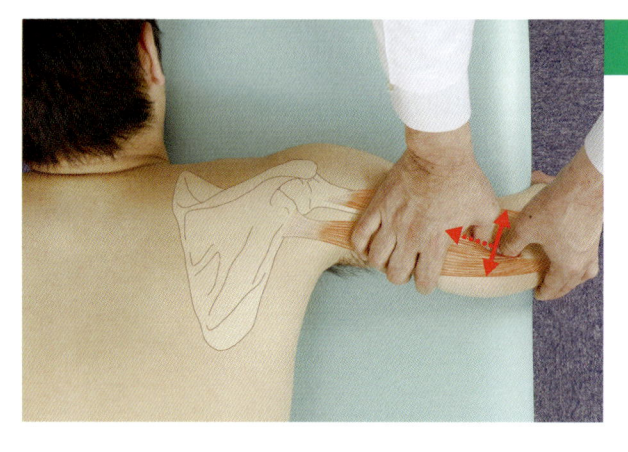

11）上腕三頭筋内側頭の触察

両母指で外側頭外側の筋間溝に母指を潜り込ませ，上腕骨表面を削るようにしながら，矢印方向に起始部まで触察する．

21. 大腿筋膜張筋

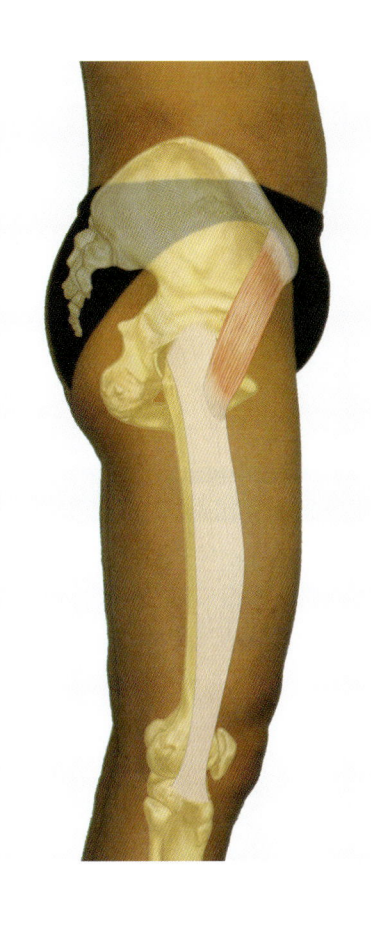

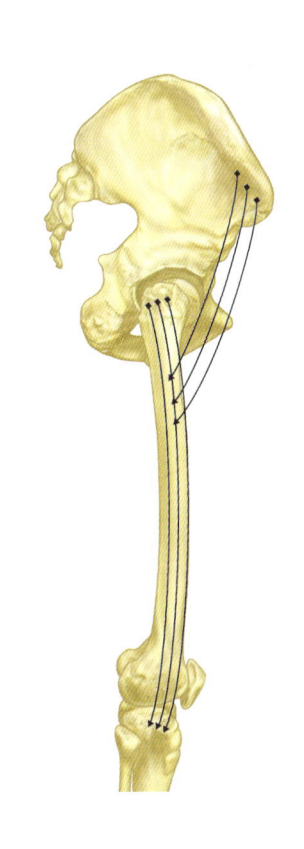

【 起 始 】 上前腸骨棘と大腿筋膜の内面
【 停 止 】 腸脛靭帯を経て脛骨外側顆の前面の粗面
【 主 機 能 】 股関節軽度屈曲位で外転・内旋
【神経支配】 上殿神経L4, L5

骨のランドマーク

①上前腸骨棘　　②大転子　　③脛骨外側顆

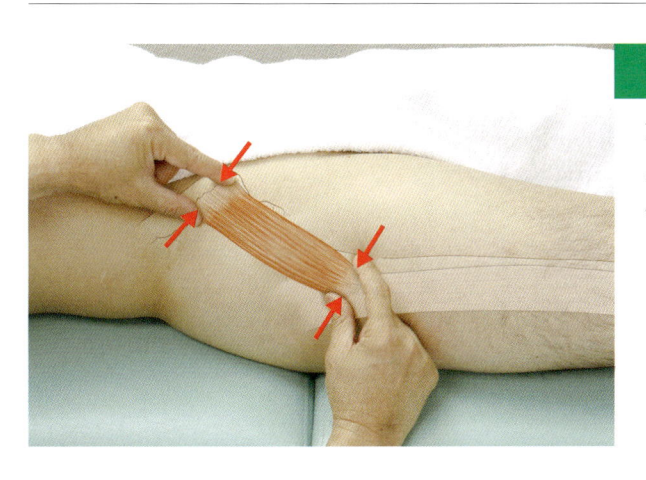

1) 大腿筋膜張筋の走行の確認

大腿筋膜張筋を収縮させ，上前腸骨棘から大転子の窪みの前方を走行している筋を矢印方向につまんで確認する．

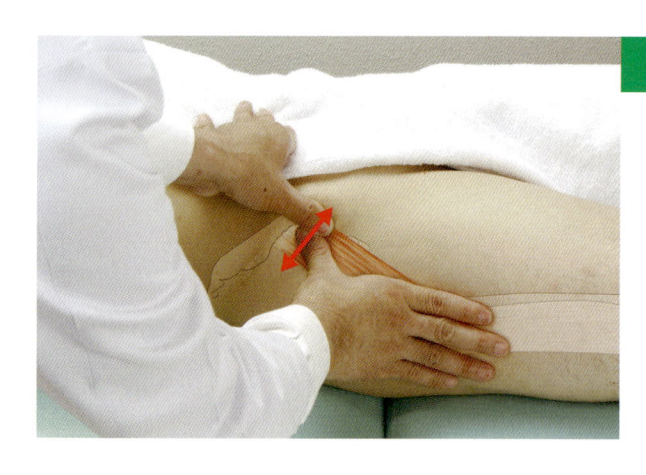

2) 大腿筋膜張筋起始部の触察

1) で確認した筋の上に母指を縦列し，写真のように置き，筋の走行に直交するように矢印の方向へ触察する．

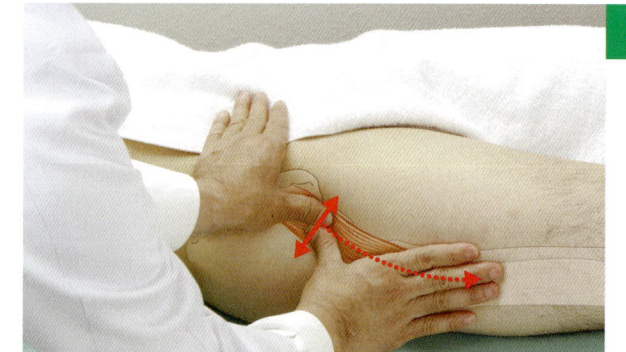

3) 大腿筋膜張筋の触察

腸脛靭帯移行部は窪みになっているので，その窪みを指標として，腸脛靭帯に移行していくのを確認しながら矢印方向に触察する．

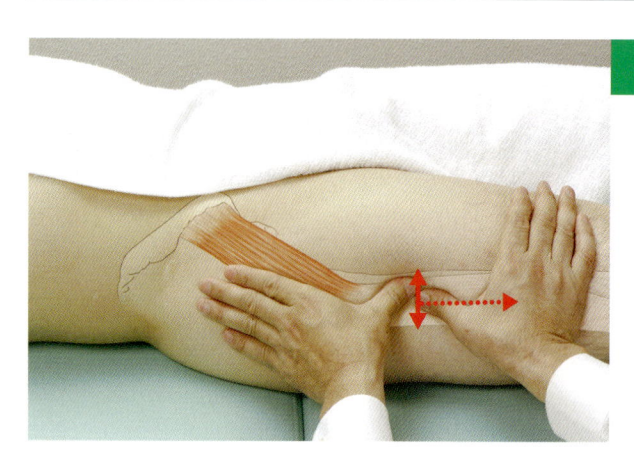

4) 腸脛靭帯の触察1

大腿外側面中央部よりやや前方にある腸脛靭帯を矢印方向に触察する．

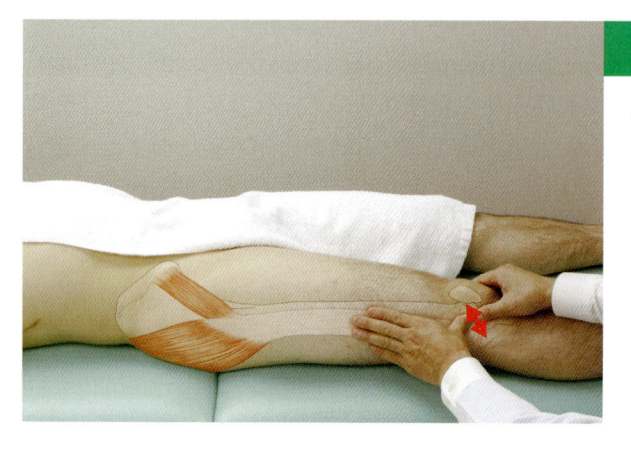

5) 腸脛靭帯の触察2

脛骨外側面停止部まで矢印方向へ触察する．

22. 縫工筋

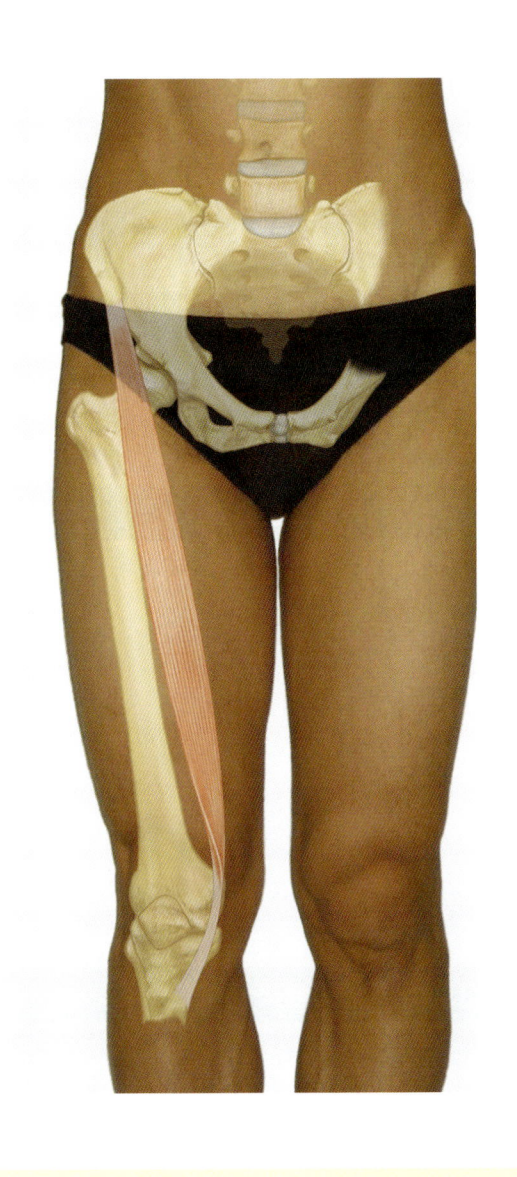

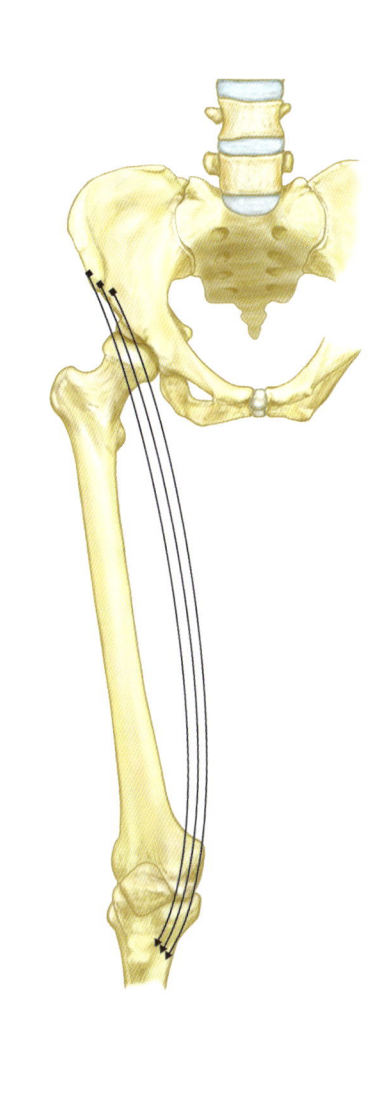

【 起　始 】 上前腸骨棘
【 停　止 】 脛骨粗面の内側
【 主 機 能 】 股関節屈曲・外転・外旋，膝関節屈曲
【神経支配】 大腿神経L2，L3

骨のランドマーク

①上前腸骨棘　　②大腿骨内側上顆　　③脛骨粗面

第5章 触察法

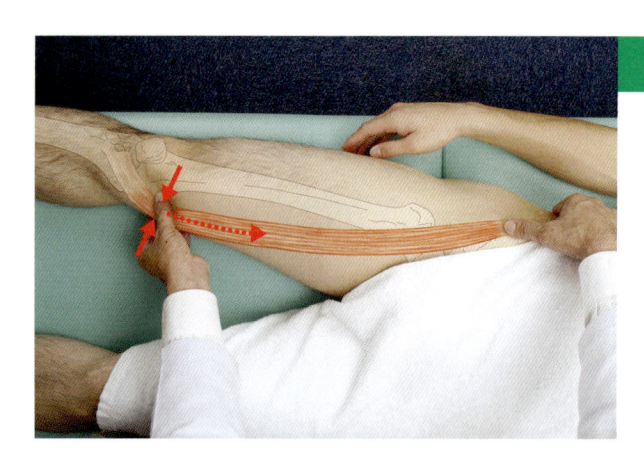

1）縫工筋の走行の確認1

一方の母指を上前腸骨棘に置き，筋の走行を確認し，もう一方の母指と示指で，大腿骨内側上顆中央の筋膜をつまんで確認する．
その後，大腿骨内側上顆中央の筋を矢印方向につまんでいき，全体の走行を確認する．

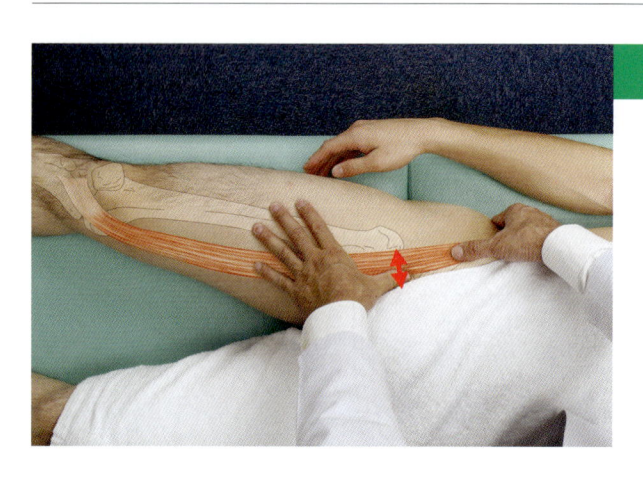

2）縫工筋の走行の確認2

1）で確認した筋の走行を基に，両母指で縫工筋上部の走行を確認する．

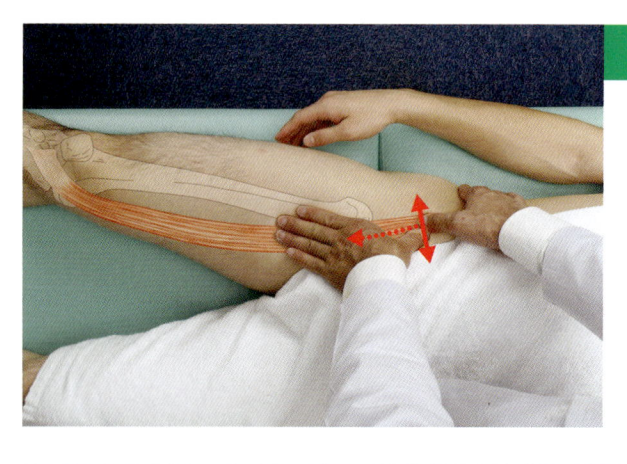

3）縫工筋起始部の触察

1）と2）で確認した走行を指標に，筋の走行に直交するように母指を矢印方向へ触察する．
この時，写真のように母指を縦列することで筋を確認することが容易になる．

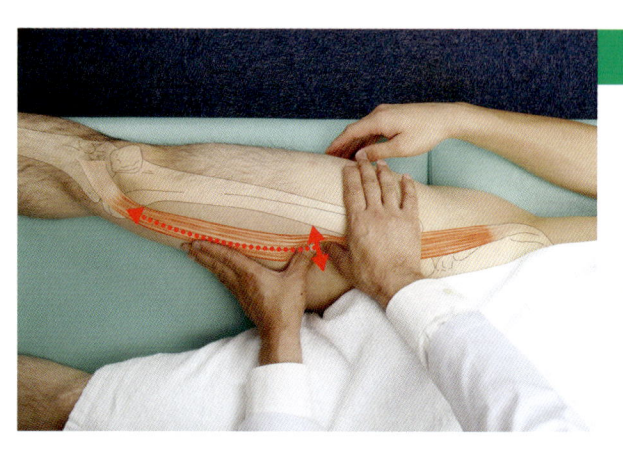

4）縫工筋の触察

縫工筋前方と後方の筋間溝を確認しながら筋の走行に対して直交するように触察する．
大腿近位部から中央部では縫工筋の後方に大腿動脈を確認することができる．また，中央部から停止部にかけて，薄筋と併走するので注意する．

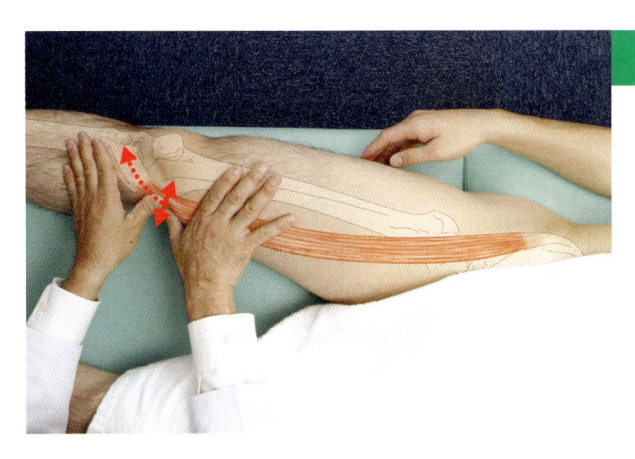

5）縫工筋内側上顆付近の触察

両母指を写真のように合わせて筋の走行に対して直交するように矢印方向へ触察する．

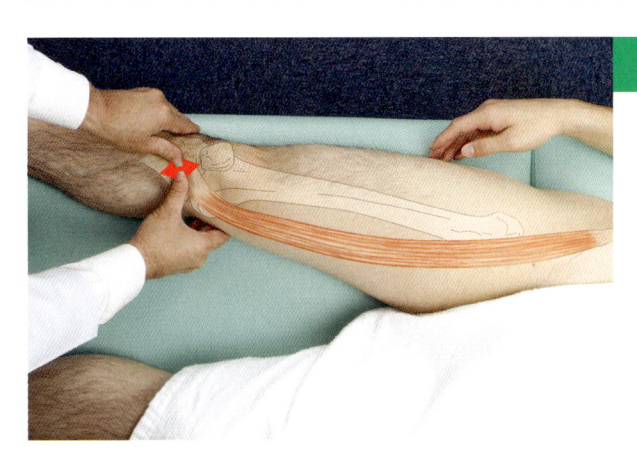

6）縫工筋停止部付近の触察

鵞足部を脛骨粗面まで触察していく．
　＊鵞足とは前方から縫工筋，薄筋，半膜・半腱様筋の順で形成される筋群である．

第6章
MTAの治療技術

　本章では，基本手技，MATストレッチング，症例の3つに大別して治療技術を具体的に紹介する．

　基本手技では，静的施行法と動的施行法に分類し紹介する．

　MTAストレッチングでは，僧帽筋，最長筋および腸肋筋に対する施行法を紹介する．

　症例では，慢性期の脳血管障害後遺症による運動麻痺に対する固有受容器への刺激による治療法を紹介する．

　本書を参考にして治療手技の演習を行うセラピストは，基本的に健常者であり動作を阻害するような痛みや痺れがない場合がほとんどであると予測される．そこで，基本手技の静的施行法では，患者自身が施行する原因筋線維の評価は割愛し，筋触察により痛み（再現痛以外の痛み）が出現する筋を原因筋線維と仮定し，痛みを改善する方法を紹介する．読者が実際に患者に施行する場合には，患者に原因筋線維を確認させる評価を必ず行なってほしい．

　なお，MTAの治療手技のなかでは，静的施行法が最も簡単で習得しやすい手技であるため，22の筋で静的施行法の手順を紹介してある．しかし，MTAは動的施行法による治療が最も効果的であるので，静的施行法のみでなく動的施行法も習得していただきたい．

I. 基本手技——安静時痛に対する静的施行法

1. 僧帽筋

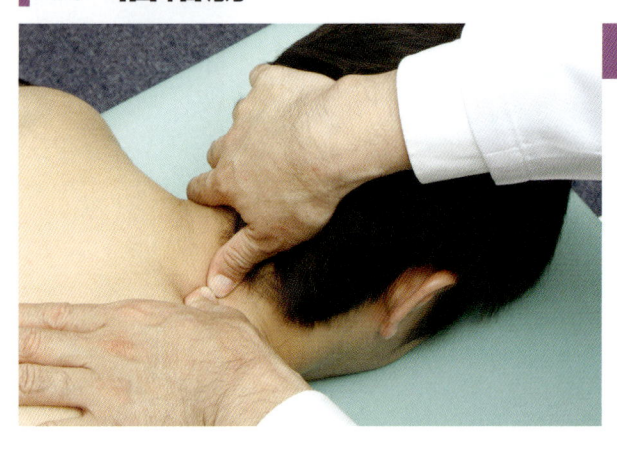

1) 原因筋線維を探す評価1

両母指で僧帽筋を骨の表面に対して直角に圧迫し，走行に対して直交するように刺激しながら触察する．
痛み（以下，再現痛）の出現する部位を原因筋線維とする．

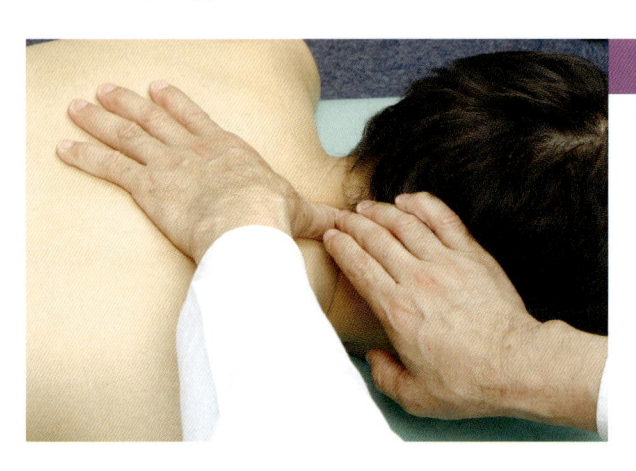

2) 原因筋線維を探す評価2

原因筋線維が確定したら，一方の手の母指の上に，もう一方の手の中指を置く．

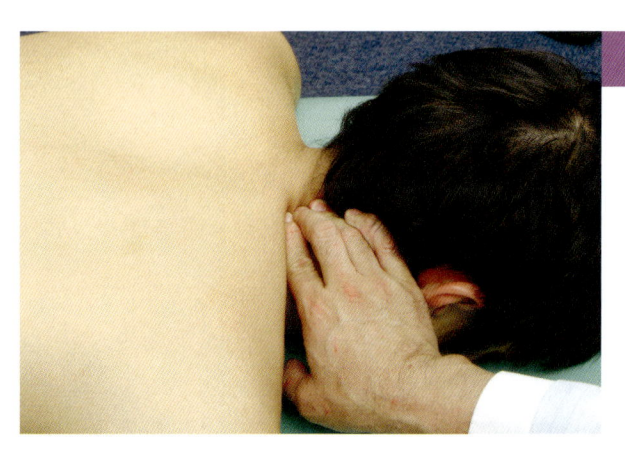

3) 原因筋線維を探す評価3

一方の手の母指を引き抜き，もう一方の手の示指〜環指に置き換えて，1) と同様の方向，範囲，強さで圧迫・刺激し，痛みの強さを確認する．
この時の痛みの強さを10とする．
示指〜環指による圧迫を，原因筋線維を見失わない程度に弱める．

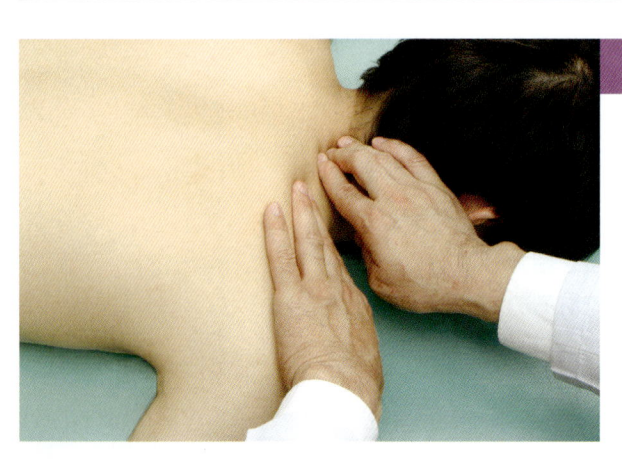

4) 抑制部位を確認する評価1

抑制部位と思われる場所（写真では原因筋線維の外側）に圧を加えた状態で，再び原因筋線維を3) と同様の方向，範囲，強さで圧迫・刺激する．
再現痛が5以下（理想的には消失）に改善しているか確認する．
抑制部位は，原因筋線維と同じ皮膚節の中で探すのが理想的である．

第6章　MTAの治療技術

I・基本手技――静的施行法

1・僧帽筋

5）抑制部位を確認する評価2

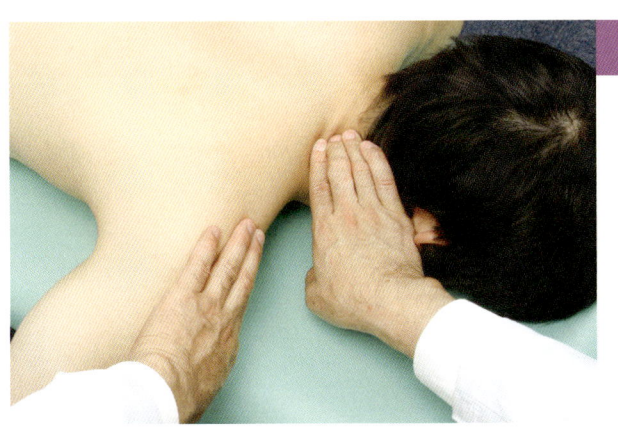

再現痛が5以下（理想的には消失）にならなければ，再度別の抑制部位と思われる場所（写真では同側の肩峰付近）に圧を加えた状態で，原因筋線維を3）と同様の方向，範囲，強さで圧迫・刺激する．
再現痛が5以下（理想的には消失）に改善しているか確認する．

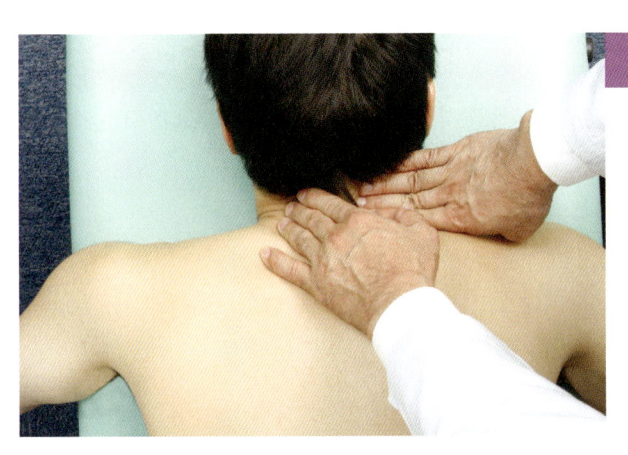

6）抑制部位を確認する評価3

再現痛が5以下（理想的には消失）にならなければ，再度別の抑制部位と思われる場所（写真では原因筋線維の対側）に圧を加えた状態で，原因筋線維を3）と同様の方向，範囲，強さで圧迫・刺激する．
再現痛が5以下（理想的には消失）に改善しているか確認する．

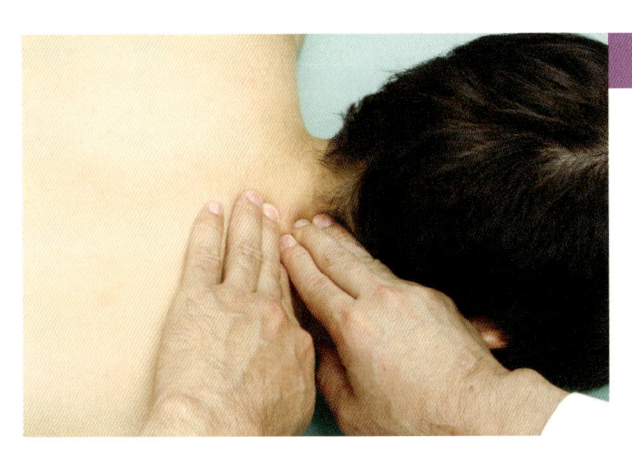

7）治療

抑制部位が確定したら，原因筋線維を骨の表面に対して直角に軽く圧迫した状態で，抑制部位を10～15秒刺激する．
抑制部位への刺激は，圧迫のみでも良いが，1～2cm幅で振動させることにより，抑制効果が向上することが多い．

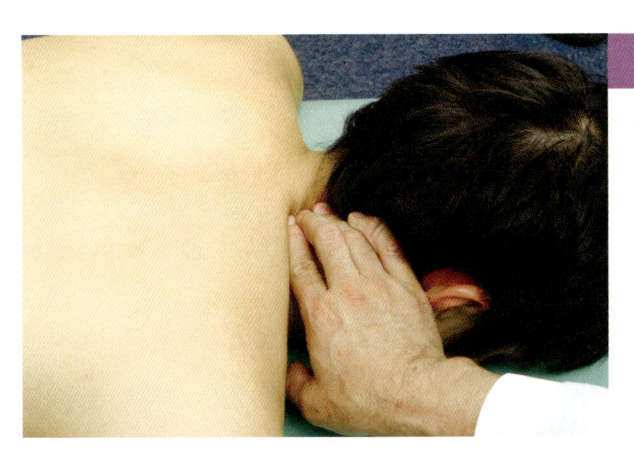

8）治療効果を確認する評価

3）と同様の方向，範囲，強さで圧迫・刺激し，原因筋線維の痛みが改善しているかどうかを確認する．

139

2. 肩甲挙筋

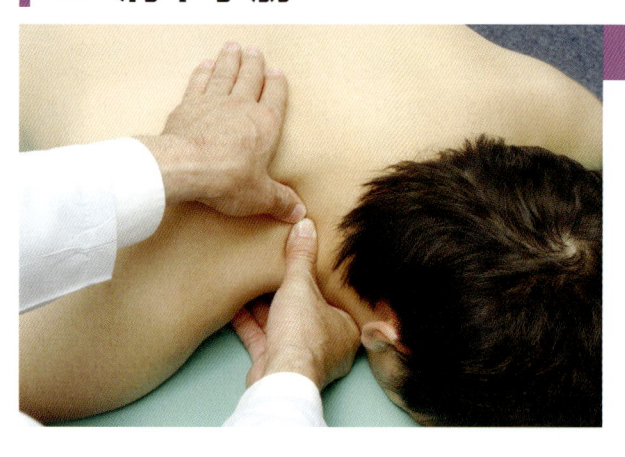

1) 原因筋線維を探す評価1

両母指で肩甲挙筋を骨の表面に対して直角に圧迫し，走行に対して直交するように刺激しながら触察する．痛み（以下，再現痛）の出現する部位を原因筋線維とする．

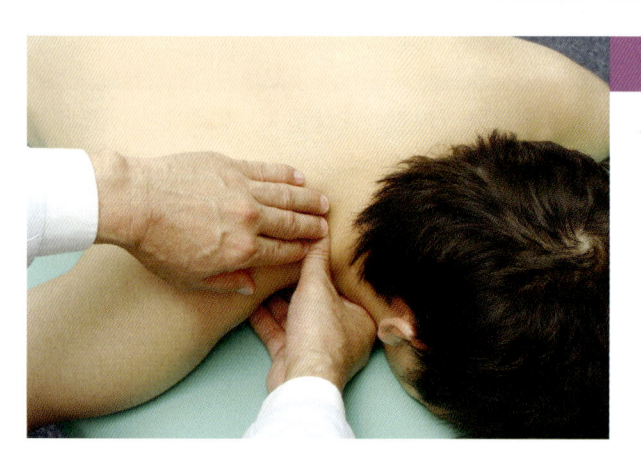

2) 原因筋線維を探す評価2

原因筋線維が確定したら，一方の手の母指の上に，もう一方の手の中指を置く．

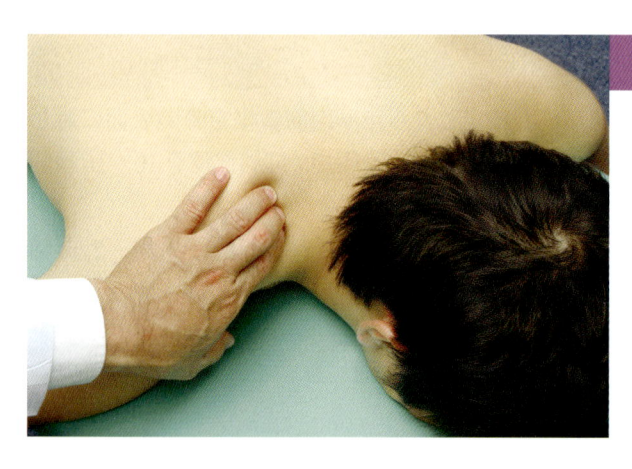

3) 原因筋線維を探す評価3

一方の手の母指を引き抜き，もう一方の手の示指〜環指に置き換えて，1) と同様の方向，範囲，強さで圧迫・刺激し，痛みの強さを確認する．
この時の痛みの強さを10とする．
示指〜環指による圧迫を，原因筋線維を見失わない程度に弱める．

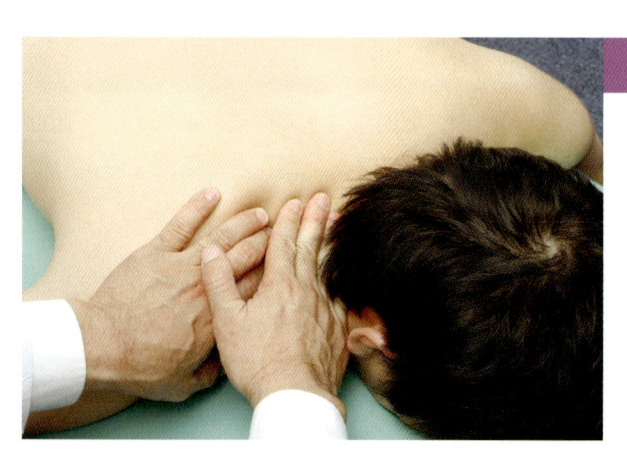

4) 抑制部位を確認する評価1

抑制部位と思われる場所（写真では原因筋線維の内側）に圧を加えた状態で，再び原因筋線維を3) と同様の方向，範囲，強さで圧迫・刺激する．
再現痛が5以下（理想的には消失）に改善しているか確認する．
抑制部位は，原因筋線維と同じ皮膚節の中で探すのが理想的である．

5）抑制部位を確認する評価2

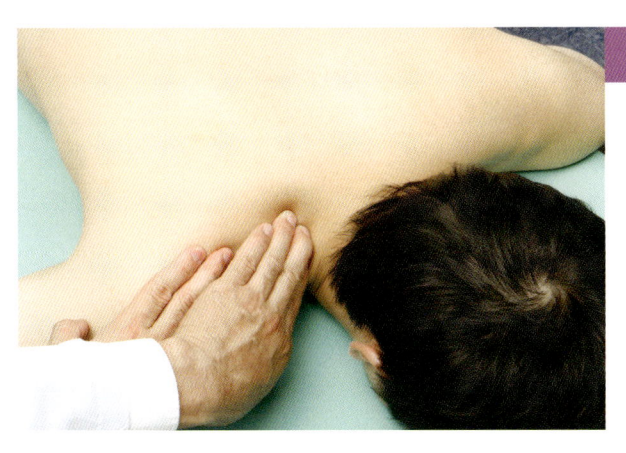

再現痛が5以下（理想的には消失）にならなければ，再度別の抑制部位と思われる場所（写真では原因筋線維の外側）に圧を加えた状態で，原因筋線維を3）と同様の方向，範囲，強さで圧迫・刺激する．
再現痛が5以下（理想的には消失）に改善しているか確認する．

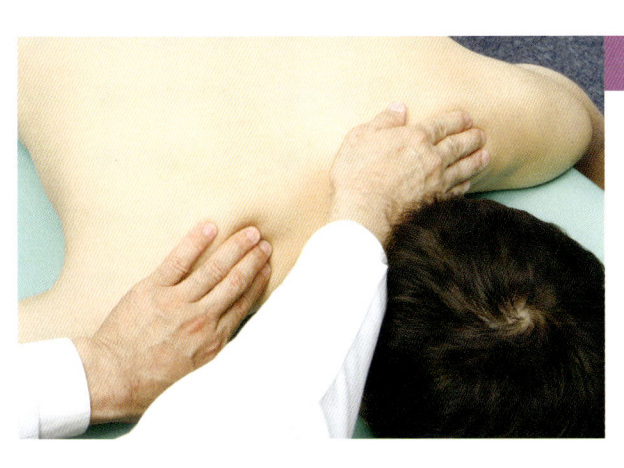

6）抑制部位を確認する評価3

再現痛が5以下（理想的には消失）にならなければ，再度別の抑制部位と思われる場所（写真では原因筋線維の対側）に圧を加えた状態で，原因筋線維を3）と同様の方向，範囲，強さで圧迫・刺激する．
再現痛が5以下（理想的には消失）に改善しているか確認する．

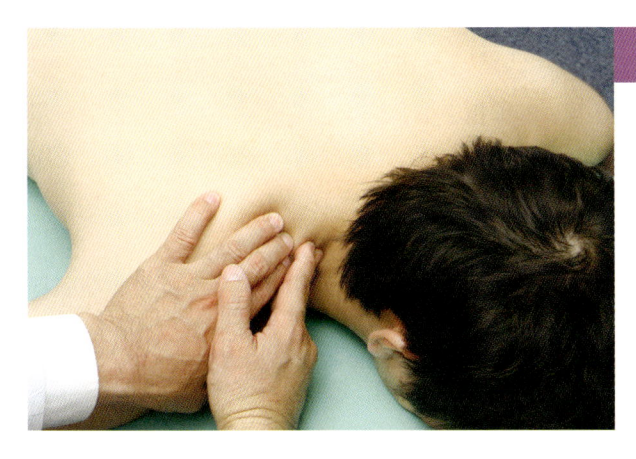

7）治療

抑制部位が確定したら，原因筋線維を骨の表面に対して直角に軽く圧迫した状態で，抑制部位を10～15秒刺激する．
抑制部位への刺激は，圧迫のみでも良いが，1～2cm幅で振動させることにより，抑制効果が向上することが多い．

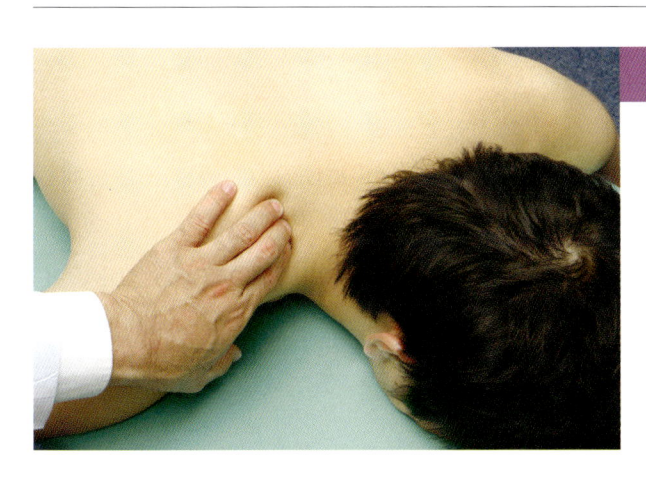

8）治療効果を確認する評価

3）と同様の方向，範囲，強さで圧迫・刺激し，原因筋線維の痛みが改善しているかどうかを確認する．

Ⅰ・基本手技―静的施行法

2・肩甲挙筋

3. 小菱形筋

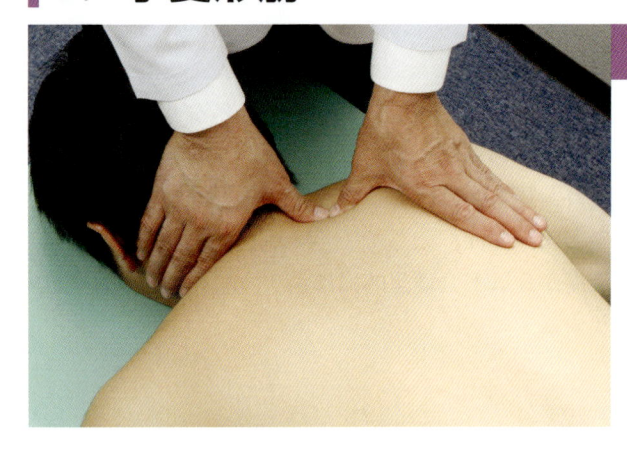

1）原因筋線維を探す評価1

両母指で小菱形筋を骨の表面に対して直角に圧迫し，走行に対して直交するように刺激しながら触察する．痛み（以下，再現痛）の出現する部位を原因筋線維とする．

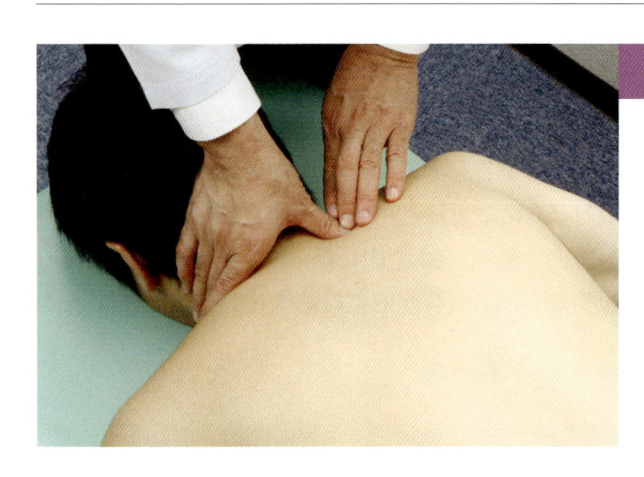

2）原因筋線維を探す評価2

原因筋線維が確定したら，一方の手の母指の上に，もう一方の手の中指を置く．

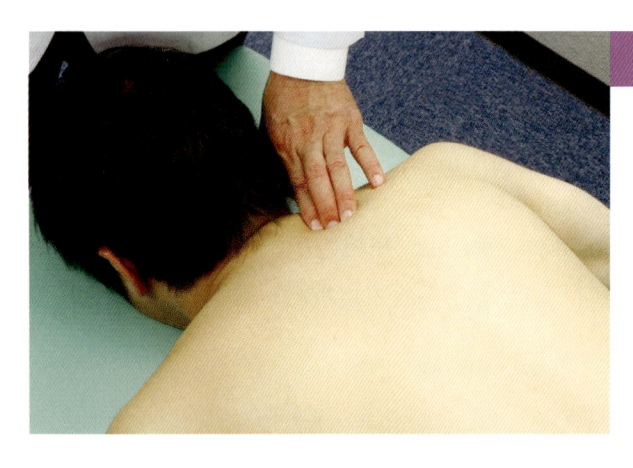

3）原因筋線維を探す評価3

一方の手の母指を引き抜き，もう一方の手の示指〜環指に置き換えて，1）と同様の方向，範囲，強さで圧迫・刺激し，痛みの強さを確認する．
この時の痛みの強さを10とする．
示指〜環指による圧迫を，原因筋線維を見失わない程度に弱める．

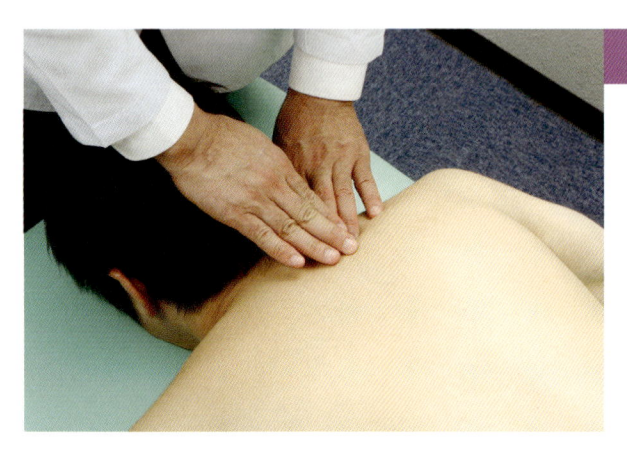

4）抑制部位を確認する評価1

抑制部位と思われる場所（写真では原因筋線維の下内側）に圧を加えた状態で，再び原因筋線維を3）と同様の方向，範囲，強さで圧迫・刺激する．
再現痛が5以下（理想的には消失）に改善しているか確認する．
抑制部位は，原因筋線維と同じ皮膚節の中で探すのが理想的である．

5）抑制部位を確認する評価2

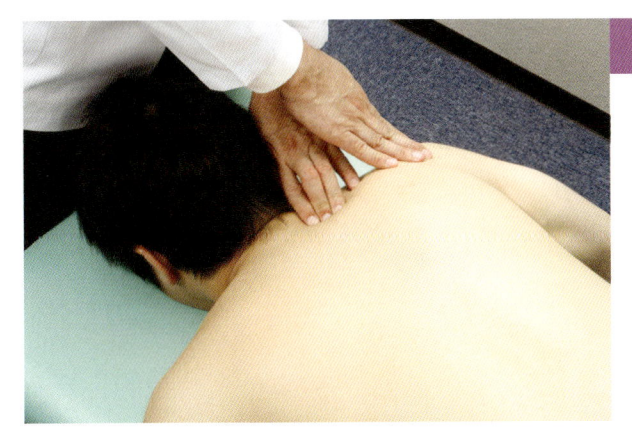

再現痛が5以下（理想的には消失）にならなければ，再度別の抑制部位と思われる場所（写真では原因筋線維の外側）に圧を加えた状態で，原因筋線維を3）と同様の方向，範囲，強さで圧迫・刺激する．
再現痛が5以下（理想的には消失）に改善しているか確認する．

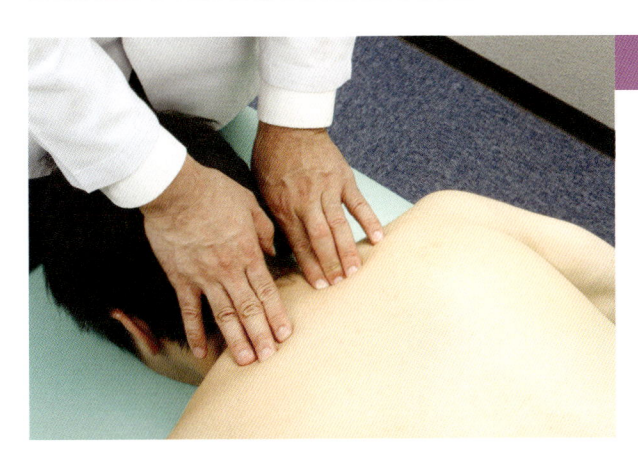

6）抑制部位を確認する評価3

再現痛が5以下（理想的には消失）にならなければ，再度別の抑制部位と思われる場所（写真では原因筋線維の対側）に圧を加えた状態で，原因筋線維を3）と同様の方向，範囲，強さで圧迫・刺激する．
再現痛が5以下（理想的には消失）に改善しているか確認する．

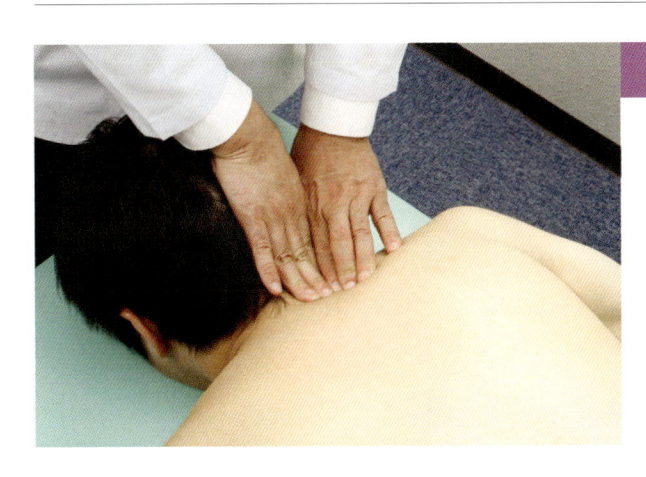

7）治療

抑制部位が確定したら，原因筋線維を骨の表面に対して直角に軽く圧迫した状態で，抑制部位を10～15秒刺激する．
抑制部位への刺激は，圧迫のみでも良いが，1～2cm幅で振動させることにより，抑制効果が向上することが多い．

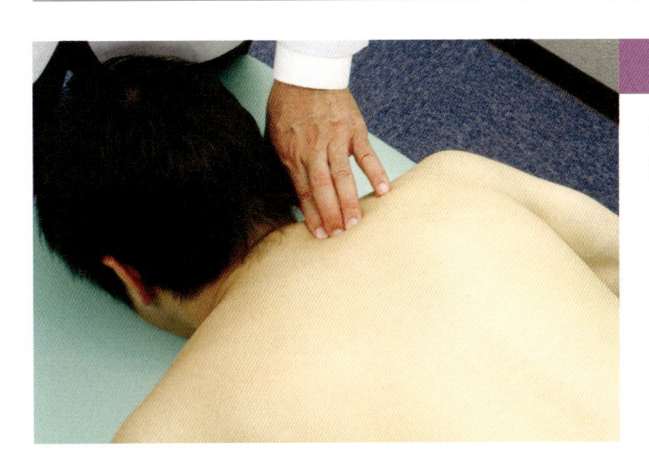

8）治療効果を確認する評価

3）と同様の方向，範囲，強さで圧迫・刺激し，原因筋線維の痛みが改善しているかどうかを確認する．

4. 大菱形筋

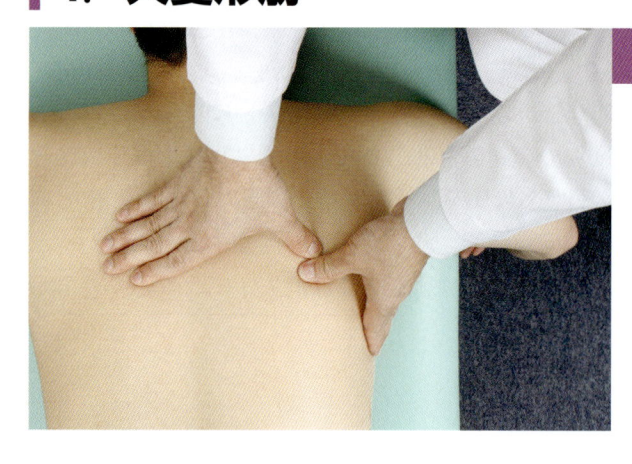

1) 原因筋線維を探す評価1

両母指で大菱形筋を骨の表面に対して直角に圧迫し，走行に対して直交するように刺激しながら触察する．痛み（以下，再現痛）の出現する部位を原因筋線維とする．

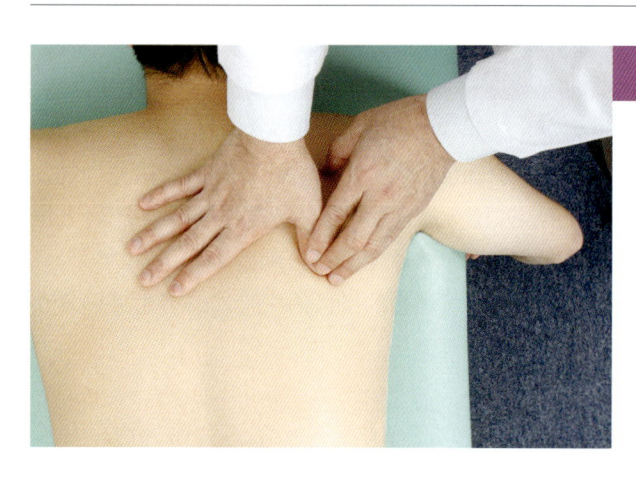

2) 原因筋線維を探す評価2

原因筋線維が確定したら，一方の手の母指の上に，もう一方の手の中指を置く．

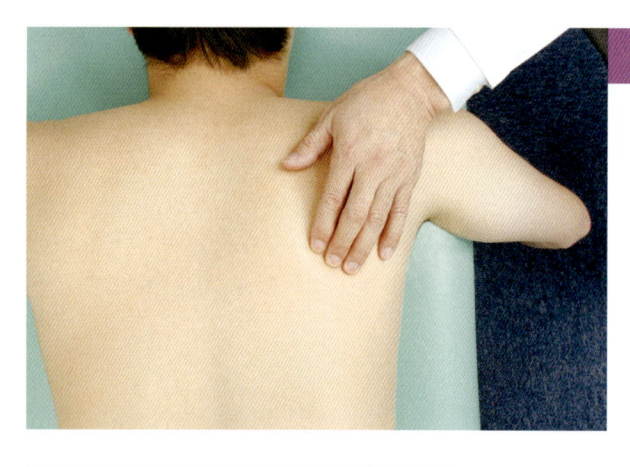

3) 原因筋線維を探す評価3

一方の手の母指を引き抜き，もう一方の手の示指～環指に置き換えて，1) と同様の方向，範囲，強さで圧迫・刺激し，痛みの強さを確認する．
この時の痛みの強さを10とする．
示指～環指による圧迫を，原因筋線維を見失わない程度に弱める．

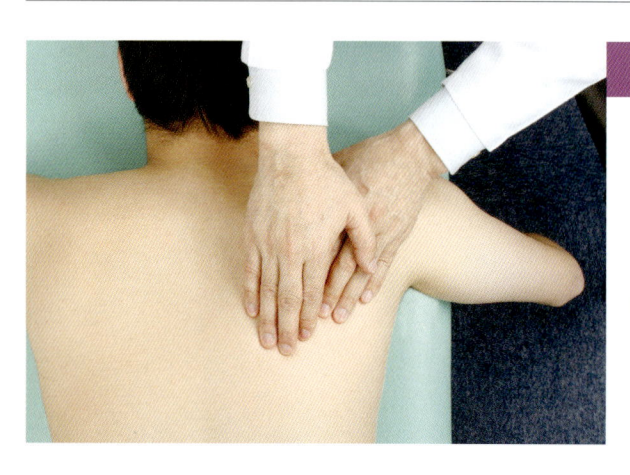

4) 抑制部位を確認する評価1

抑制部位と思われる場所（写真では原因筋線維の下内側）に圧を加えた状態で，再び原因筋線維を3) と同様の方向，範囲，強さで圧迫・刺激する．
再現痛が5以下（理想的には消失）に改善しているか確認する．
抑制部位は，原因筋線維と同じ皮膚節の中で探すのが理想的である．

第6章　MTAの治療技術

5) 抑制部位を確認する評価2

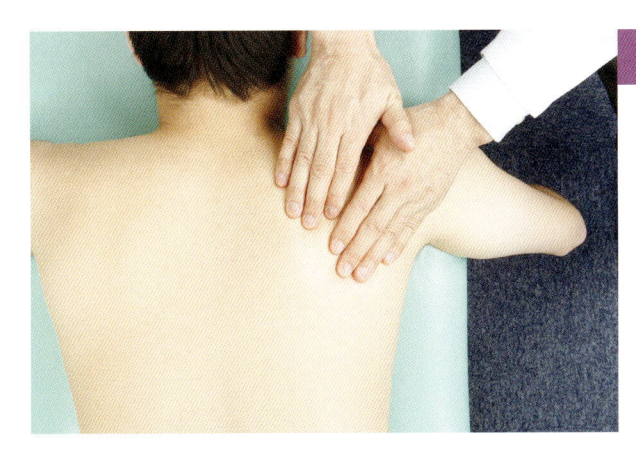

再現痛が5以下（理想的には消失）にならなければ，再度別の抑制部位と思われる場所（写真では原因筋線維の上内側）に圧を加えた状態で，原因筋線維を3) と同様の方向，範囲，強さで圧迫・刺激する．
再現痛が5以下（理想的には消失）に改善しているか確認する．

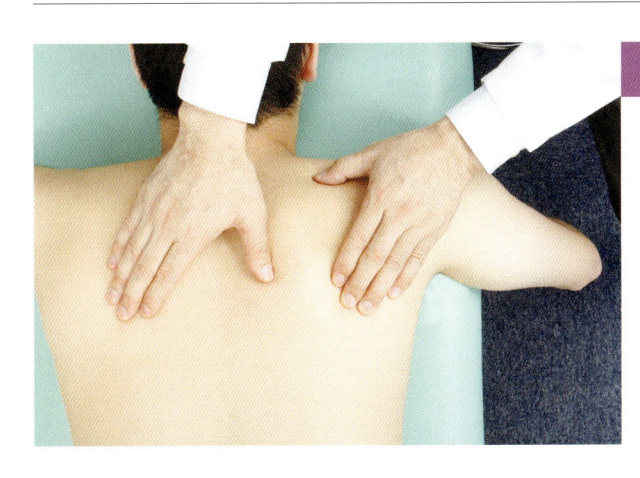

6) 抑制部位を確認する評価3

再現痛が5以下（理想的には消失）にならなければ，再度別の抑制部位と思われる場所（写真では原因筋線維の対側）に圧を加えた状態で，原因筋線維を3) と同様の方向，範囲，強さで圧迫・刺激する．
再現痛が5以下（理想的には消失）に改善しているか確認する．

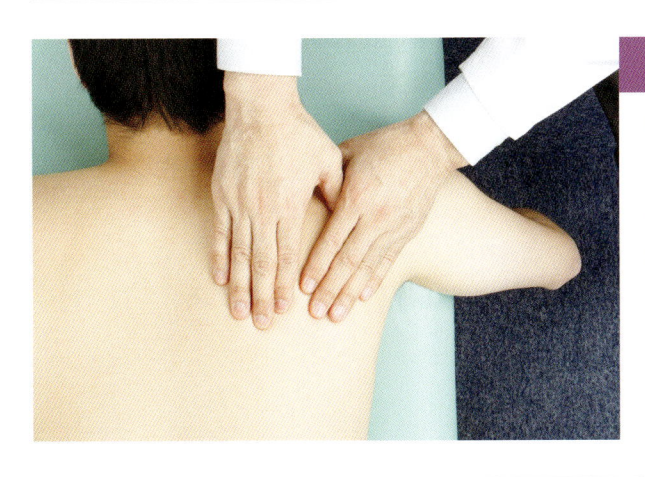

7) 治療

抑制部位が確定したら，原因筋線維を骨の表面に対して直角に軽く圧迫した状態で，抑制部位を10～15秒刺激する．
抑制部位への刺激は，圧迫のみでも良いが，1～2cm幅で振動させることにより，抑制効果が向上することが多い．

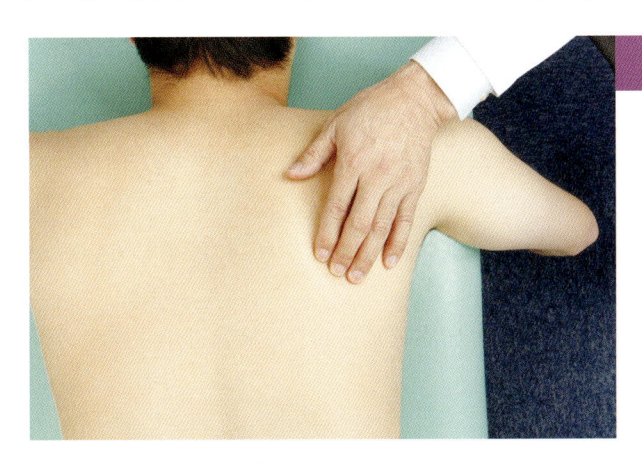

8) 治療効果を確認する評価

3) と同様の方向，範囲，強さで圧迫・刺激し，原因筋線維の痛みが改善しているかどうかを確認する．

Ⅰ・基本手技──静的施行法

4・大菱形筋

5. 棘上筋

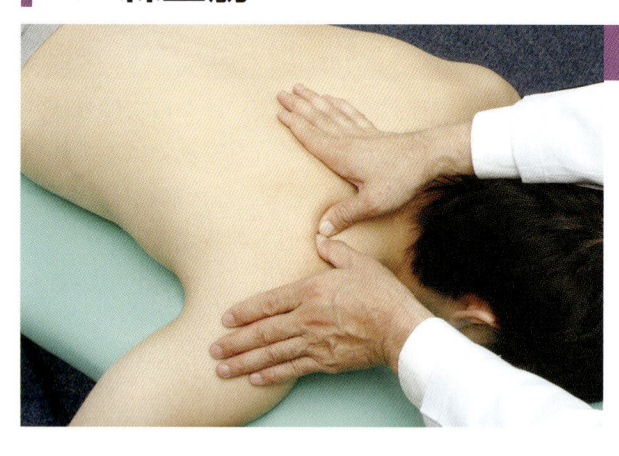

1）原因筋線維を探す評価1

両母指で棘上筋を骨の表面に対して直角に圧迫し，走行に対して直交するように刺激しながら触察する．
痛み（以下，再現痛）の出現する部位を原因筋線維とする．

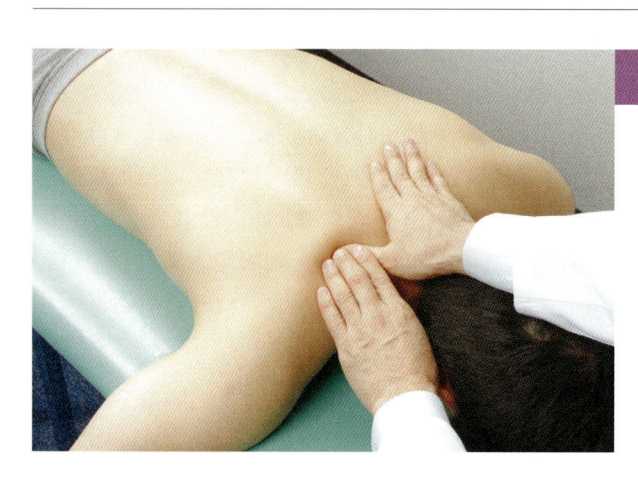

2）原因筋線維を探す評価2

原因筋線維が確定したら，一方の手の母指の上に，もう一方の手の中指を置く．

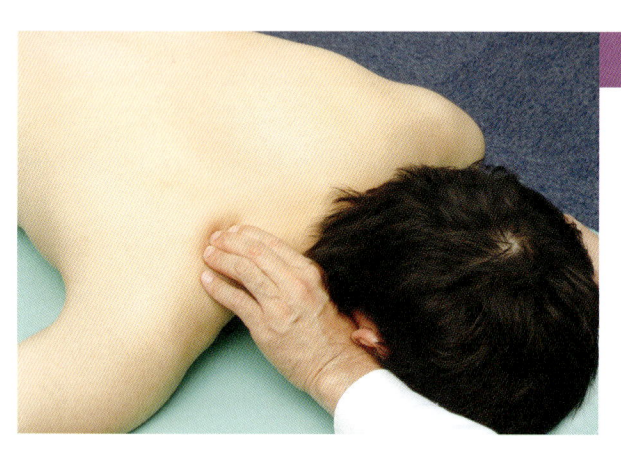

3）原因筋線維を探す評価3

一方の手の母指を引き抜き，もう一方の手の示指〜環指に置き換えて，1）と同様の方向，範囲，強さで圧迫・刺激し，痛みの強さを確認する．
この時の痛みの強さを10とする．
示指〜環指による圧迫を，原因筋線維を見失わない程度に弱める．

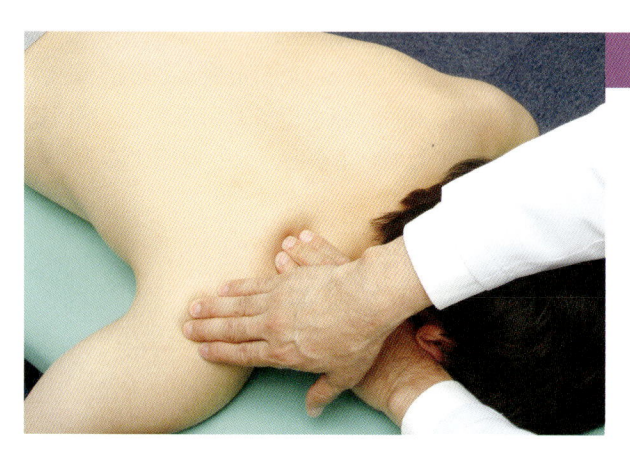

4）抑制部位を確認する評価1

抑制部位と思われる場所（写真では原因筋線維の外側）に圧を加えた状態で，再び原因筋線維を3）と同様の方向，範囲，強さで圧迫・刺激する．
再現痛が5以下（理想的には消失）に改善しているか確認する．
抑制部位は，原因筋線維と同じ皮膚節の中で探すのが理想的である．

第6章　MTAの治療技術

5）抑制部位を確認する評価2

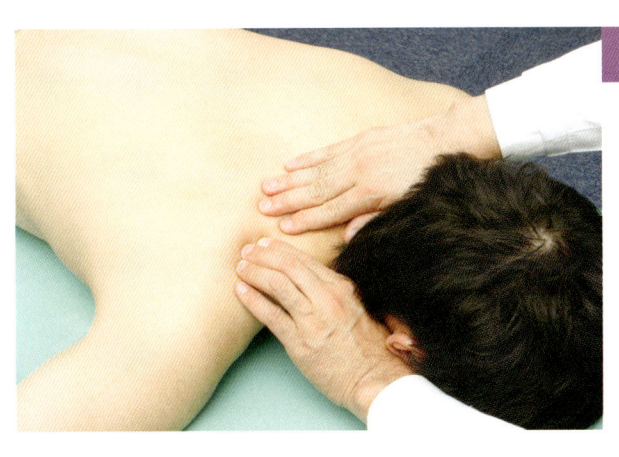

再現痛が5以下（理想的には消失）にならなければ，再度別の抑制部位と思われる場所（写真では原因筋線維の内側）に圧を加えた状態で，原因筋線維を3）と同様の方向，範囲，強さで圧迫・刺激する．
再現痛が5以下（理想的には消失）に改善しているか確認する．

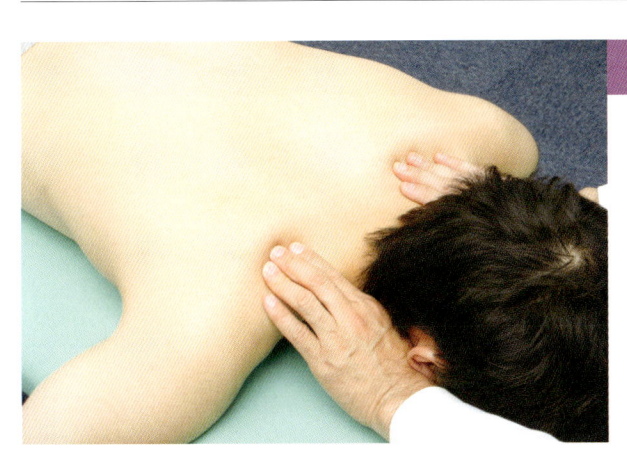

6）抑制部位を確認する評価3

再現痛が5以下（理想的には消失）にならなければ，再度別の抑制部位と思われる場所（写真では原因筋線維の対側）に圧を加えた状態で，原因筋線維を3）と同様の方向，範囲，強さで圧迫・刺激する．
再現痛が5以下（理想的には消失）に改善しているか確認する．

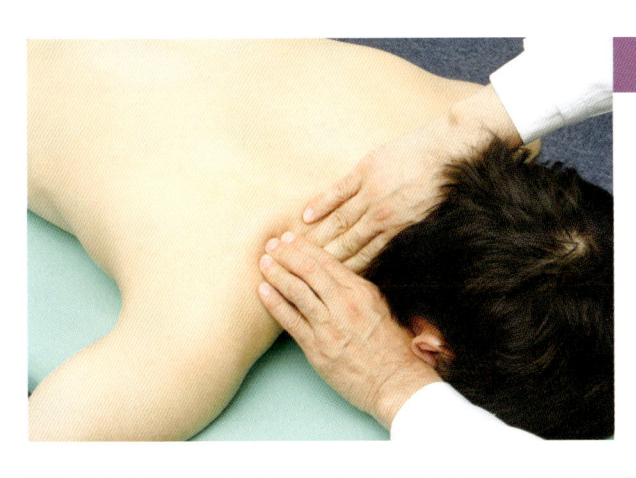

7）治療

抑制部位が確定したら，原因筋線維を骨の表面に対して直角に軽く圧迫した状態で，抑制部位を10～15秒刺激する．
抑制部位への刺激は，圧迫のみでも良いが，1～2cm幅で振動させることにより，抑制効果が向上することが多い．

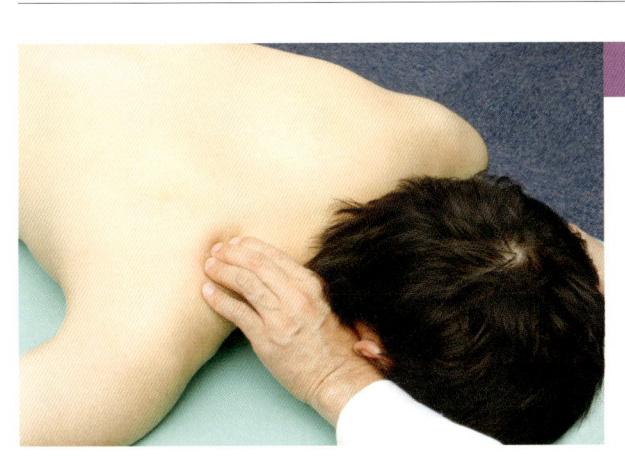

8）治療効果を確認する評価

3）と同様の方向，範囲，強さで圧迫・刺激し，原因筋線維の痛みが改善しているかどうかを確認する．

Ⅰ・基本手技──静的施行法

5・棘上筋

6. 棘下筋

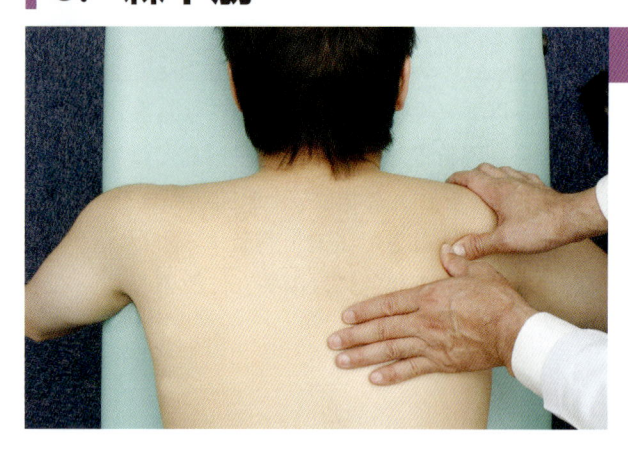

1) 原因筋線維を探す評価1

両母指で棘下筋を骨の表面に対して直角に圧迫し，走行に対して直交するように刺激しながら触察する．
痛み（以下，再現痛）の出現する部位を原因筋線維とする．

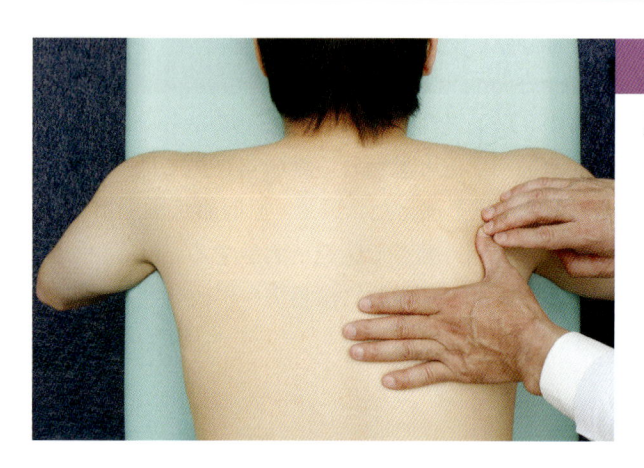

2) 原因筋線維を探す評価2

原因筋線維が確定したら，一方の手の母指の上に，もう一方の手の中指を置く．

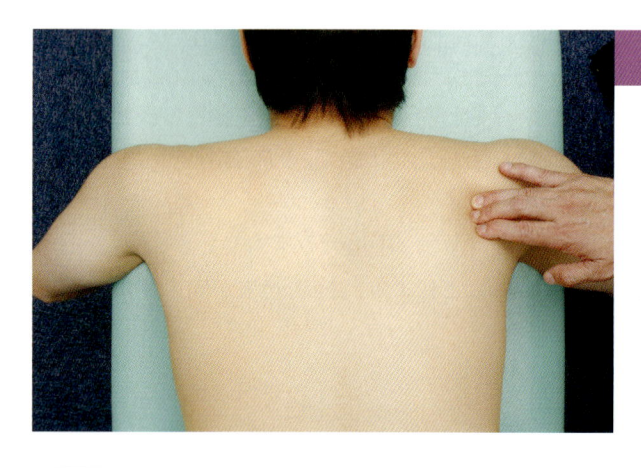

3) 原因筋線維を探す評価3

一方の手の母指を引き抜き，もう一方の手の示指〜環指に置き換えて，1) と同様の方向，範囲，強さで圧迫・刺激し，痛みの強さを確認する．
この時の痛みの強さを 10 とする．
示指〜環指による圧迫を，原因筋線維を見失わない程度に弱める．

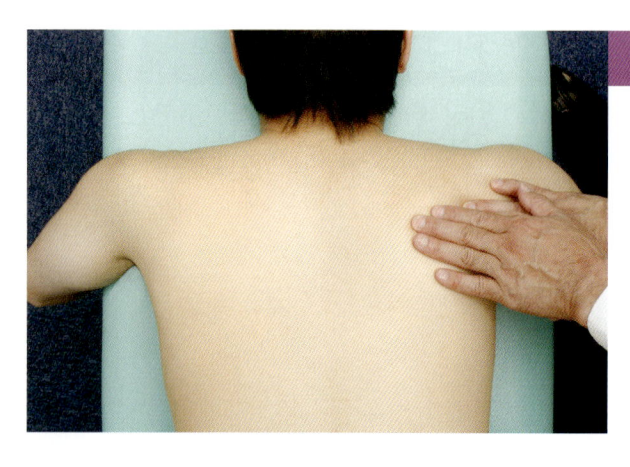

4) 抑制部位を確認する評価1

抑制部位と思われる場所（写真では原因筋線維の内側）に圧を加えた状態で，再び原因筋線維を3) と同様の方向，範囲，強さで圧迫・刺激する．
再現痛が5以下（理想的には消失）に改善しているか確認する．
抑制部位は，原因筋線維と同じ皮膚節の中で探すのが理想的である．

5) 抑制部位を確認する評価2

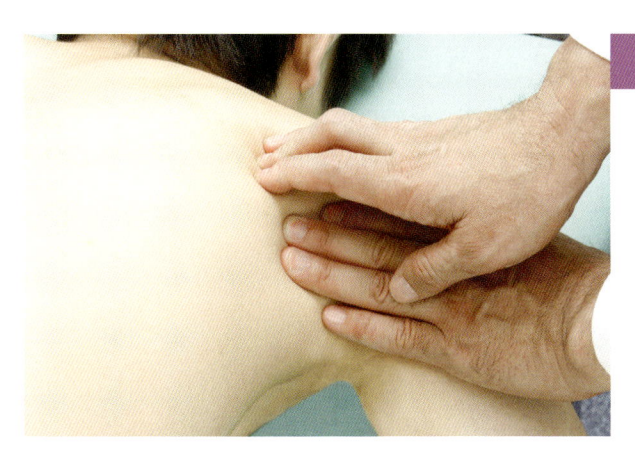

再現痛が5以下（理想的には消失）にならなければ，再度別の抑制部位と思われる場所（写真では原因筋線維の外側）に圧を加えた状態で，原因筋線維を3）と同様の方向，範囲，強さで圧迫・刺激する．
再現痛が5以下（理想的には消失）に改善しているか確認する．

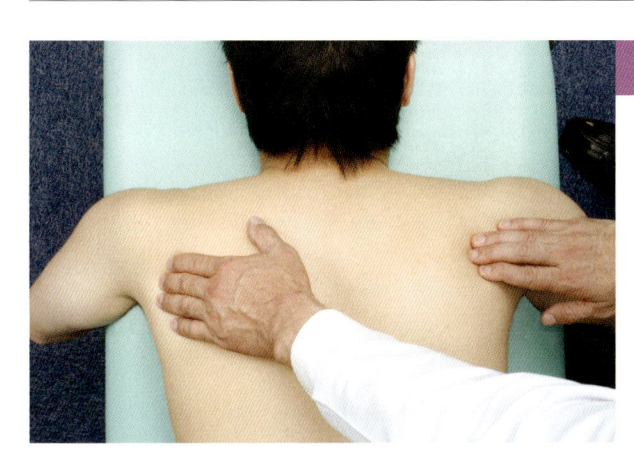

6) 抑制部位を確認する評価3

再現痛が5以下（理想的には消失）にならなければ，再度別の抑制部位と思われる場所（写真では原因筋線維の対側）に圧を加えた状態で，原因筋線維を3）と同様の方向，範囲，強さで圧迫・刺激する．
再現痛が5以下（理想的には消失）に改善しているか確認する．

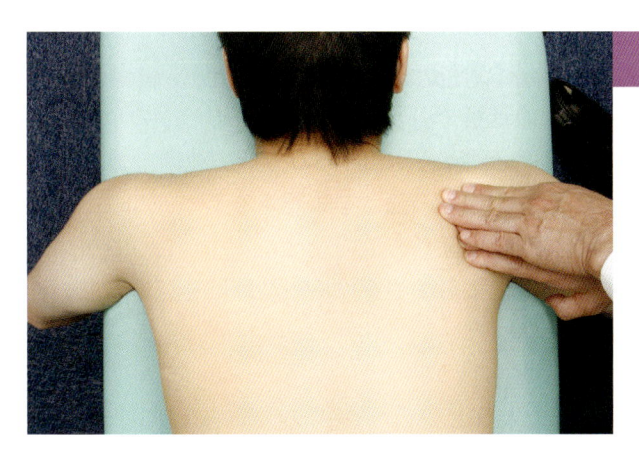

7) 治療

抑制部位が確定したら，原因筋線維を骨の表面に対して直角に軽く圧迫した状態で，抑制部位を10〜15秒刺激する．
抑制部位への刺激は，圧迫のみでも良いが，1〜2cm幅で振動させることにより，抑制効果が向上することが多い．

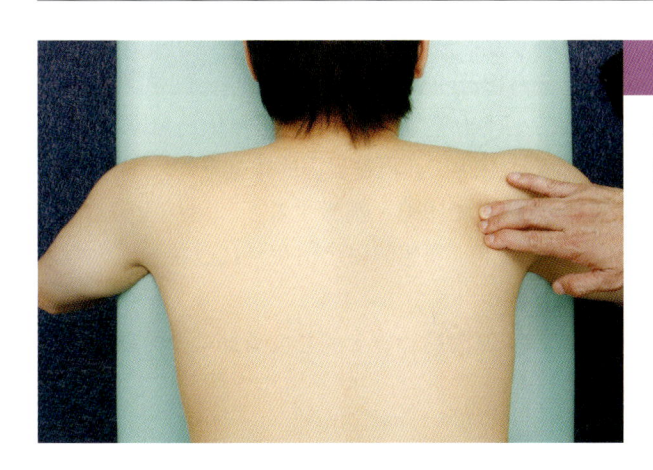

8) 治療効果を確認する評価

3）と同様の方向，範囲，強さで圧迫・刺激し，原因筋線維の痛みが改善しているかどうかを確認する．

7. 小円筋

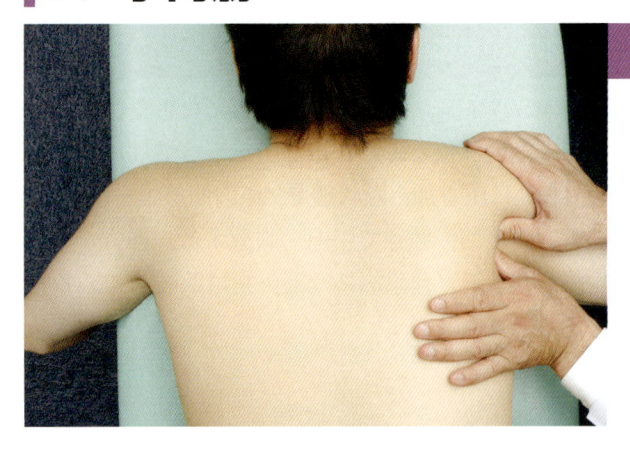

1）原因筋線維を探す評価1

両母指で小円筋を骨の表面に対して直角に圧迫し，走行に対して直交するように刺激しながら触察する．
痛み（以下，再現痛）の出現する部位を原因筋線維とする．

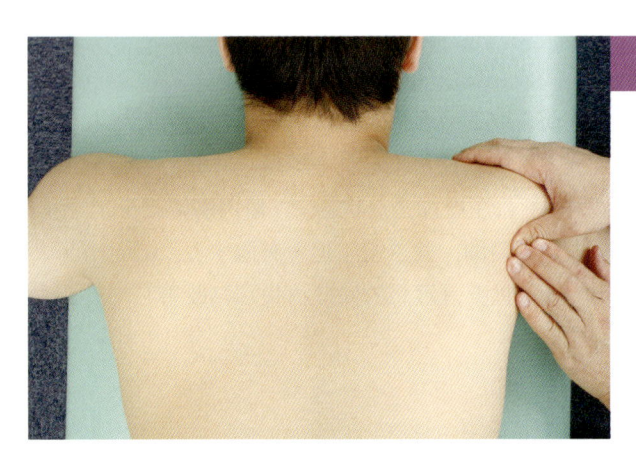

2）原因筋線維を探す評価2

原因筋線維が確定したら，一方の手の母指の上に，もう一方の手の中指を置く．

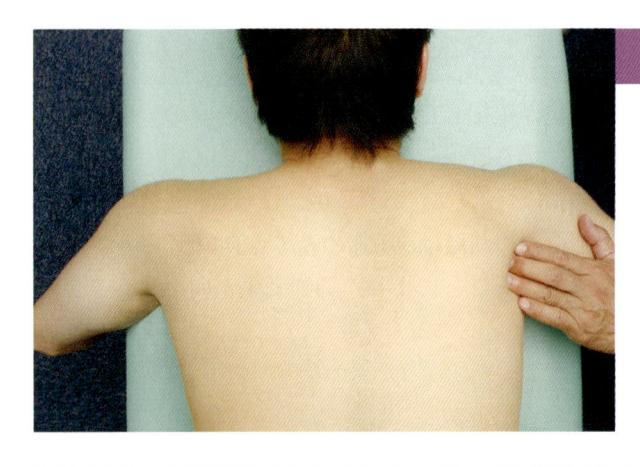

3）原因筋線維を探す評価3

一方の手の母指を引き抜き，もう一方の手の示指〜環指に置き換えて，1）と同様の方向，範囲，強さで圧迫・刺激し，痛みの強さを確認する．
この時の痛みの強さを10とする．
示指〜環指による圧迫を，原因筋線維を見失わない程度に弱める．

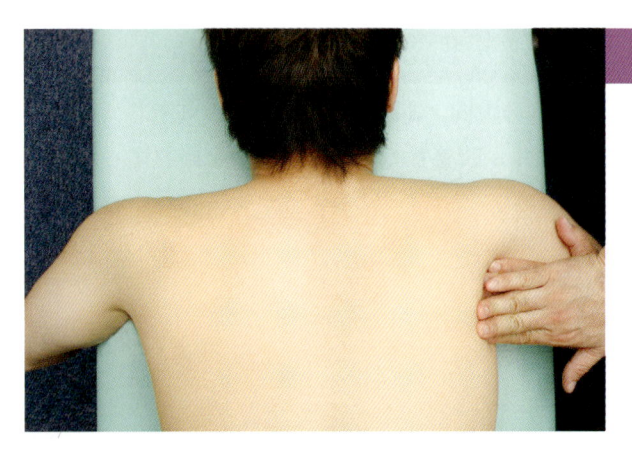

4）抑制部位を確認する評価1

抑制部位と思われる場所（写真では原因筋線維の内側）に圧を加えた状態で，再び原因筋線維を3）と同様の方向，範囲，強さで圧迫・刺激する．
再現痛が5以下（理想的には消失）に改善しているか確認する．
抑制部位は，原因筋線維と同じ皮膚節の中で探すのが理想的である．

5）抑制部位を確認する評価2

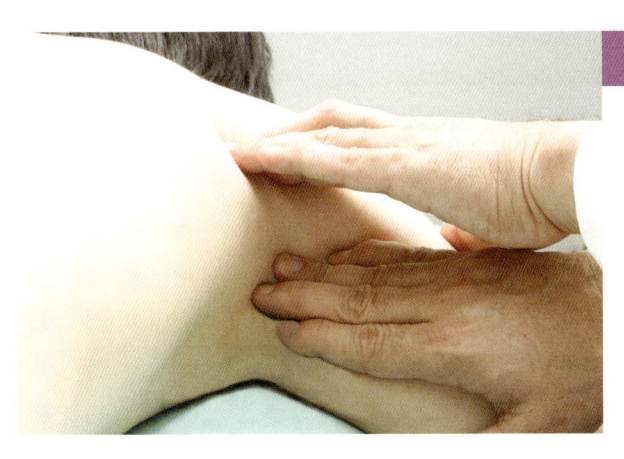

再現痛が5以下（理想的には消失）にならなければ，再度別の抑制部位と思われる場所（写真では原因筋線維の外側）に圧を加えた状態で，原因筋線維を3）と同様の方向，範囲，強さで圧迫・刺激する．
再現痛が5以下（理想的には消失）に改善しているか確認する．

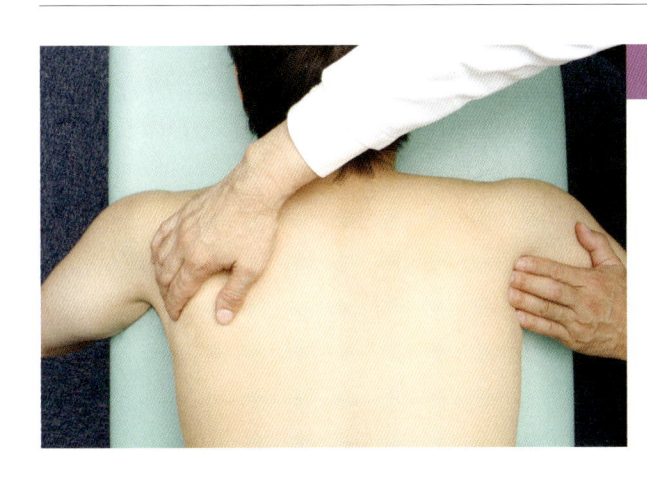

6）抑制部位を確認する評価3

再現痛が5以下（理想的には消失）にならなければ，再度別の抑制部位と思われる場所（写真では原因筋線維の対側）に圧を加えた状態で，原因筋線維を3）と同様の方向，範囲，強さで圧迫・刺激する．
再現痛が5以下（理想的には消失）に改善しているか確認する．

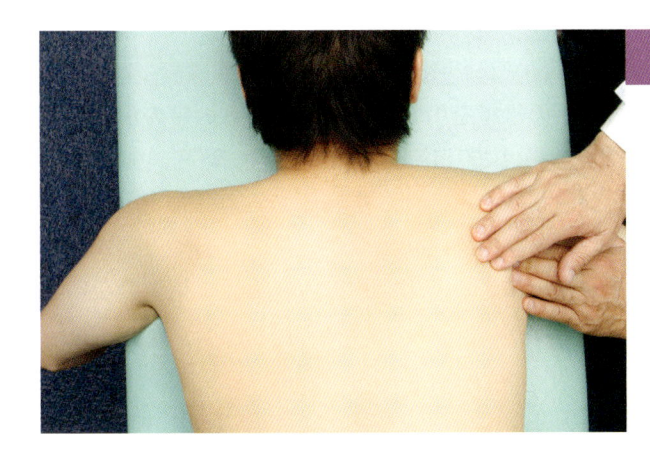

7）治療

抑制部位が確定したら，原因筋線維を骨の表面に対して直角に軽く圧迫した状態で，抑制部位を10～15秒刺激する．
抑制部位への刺激は，圧迫のみでも良いが，1～2cm幅で振動させることにより，抑制効果が向上することが多い．

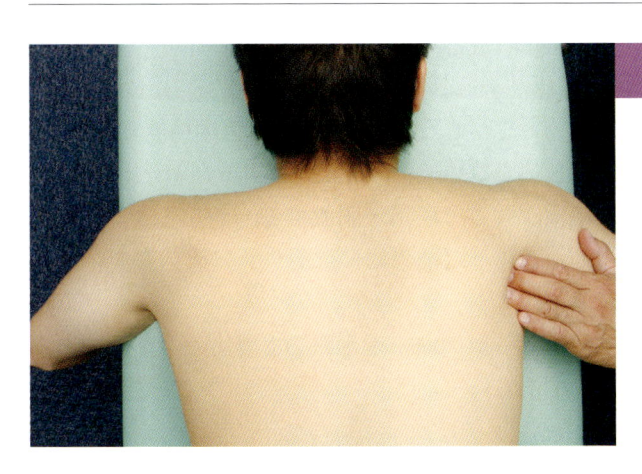

8）治療効果を確認する評価

3）と同様の方向，範囲，強さで圧迫・刺激し，原因筋線維の痛みが改善しているかどうかを確認する．

8. 大円筋

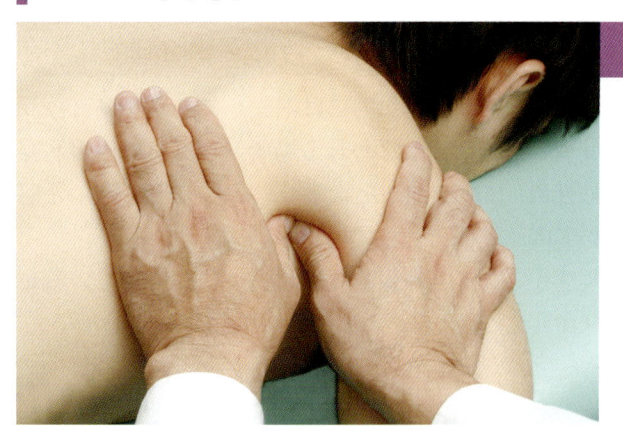

1）原因筋線維を探す評価1

両母指で大円筋を骨の表面に対して直角に圧迫し，走行に対して直交するように刺激しながら触察する．
痛み（以下，再現痛）の出現する部位を原因筋線維とする．

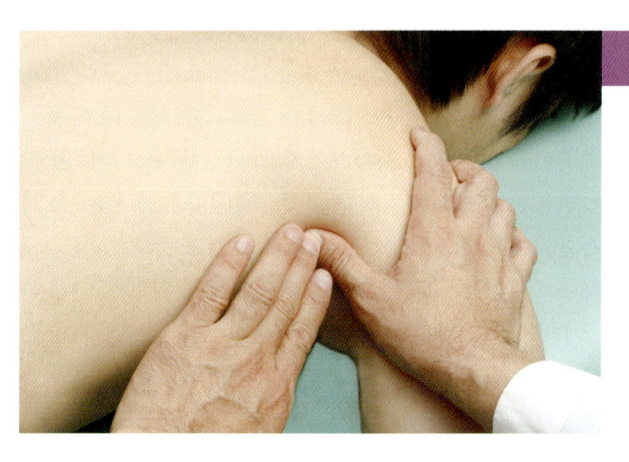

2）原因筋線維を探す評価2

原因筋線維が確定したら，一方の手の母指の上に，もう一方の手の中指を置く．

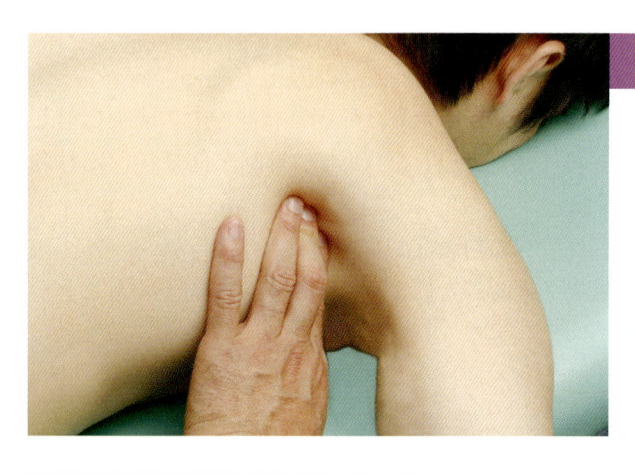

3）原因筋線維を探す評価3

一方の手の母指を引き抜き，もう一方の手の示指〜環指に置き換えて，1）と同様の方向，範囲，強さで圧迫・刺激し，痛みの強さを確認する．
この時の痛みの強さを10とする．
示指〜環指による圧迫を，原因筋線維を見失わない程度に弱める．

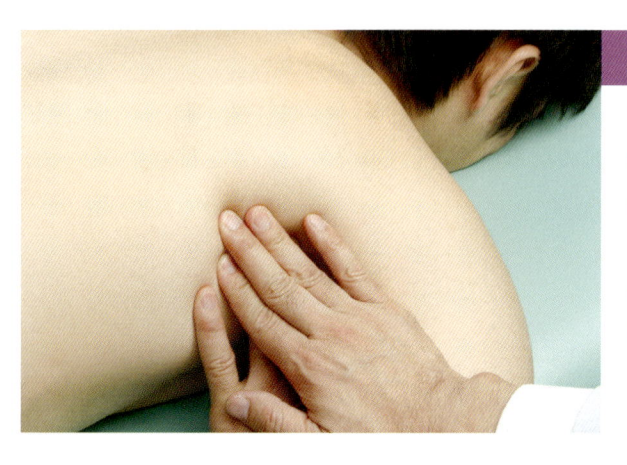

4）抑制部位を確認する評価1

抑制部位と思われる場所（写真では原因筋線維の内側）に圧を加えた状態で，再び原因筋線維を3）と同様の方向，範囲，強さで圧迫・刺激する．
再現痛が5以下（理想的には消失）に改善しているか確認する．
抑制部位は，原因筋線維と同じ皮膚節の中で探すのが理想的である．

第6章　MTAの治療技術

5) 抑制部位を確認する評価2

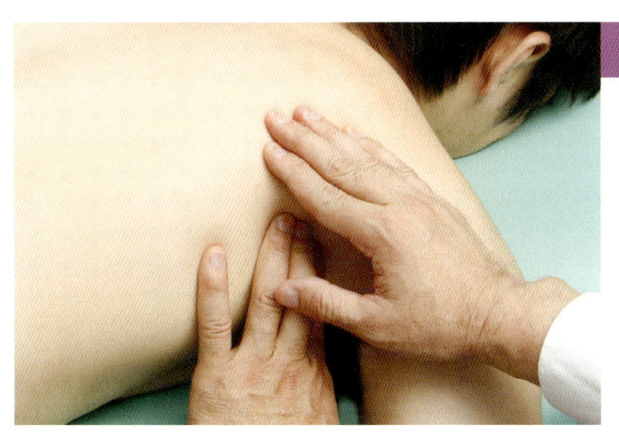

再現痛が5以下（理想的には消失）にならなければ，再度別の抑制部位と思われる場所（写真では原因筋線維の上内側）に圧を加えた状態で，原因筋線維を3)と同様の方向，範囲，強さで圧迫・刺激する．
再現痛が5以下（理想的には消失）に改善しているか確認する．

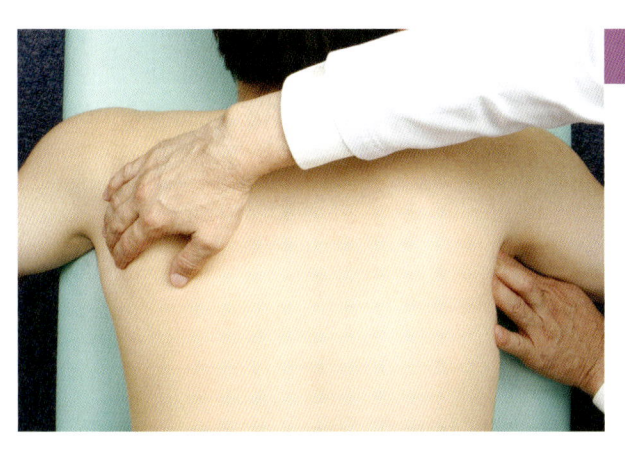

6) 抑制部位を確認する評価3

再現痛が5以下（理想的には消失）にならなければ，再度別の抑制部位と思われる場所（写真では原因筋線維の対側）に圧を加えた状態で，原因筋線維を3)と同様の方向，範囲，強さで圧迫・刺激する．
再現痛が5以下（理想的には消失）に改善しているか確認する．

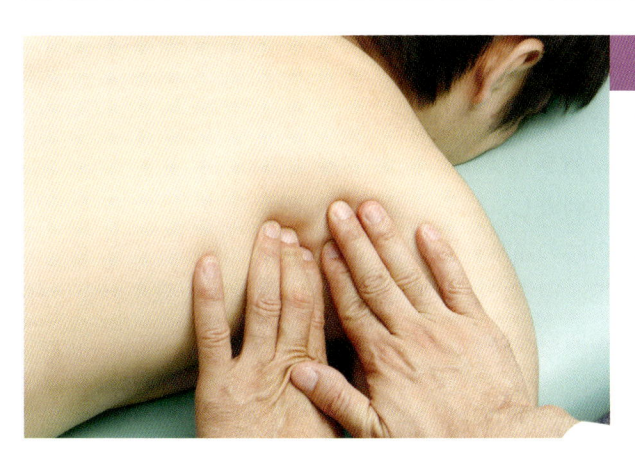

7) 治療

抑制部位が確定したら，原因筋線維を骨の表面に対して直角に軽く圧迫した状態で，抑制部位を10～15秒刺激する．
抑制部位への刺激は，圧迫のみでも良いが，1～2cm幅で振動させることにより，抑制効果が向上することが多い．

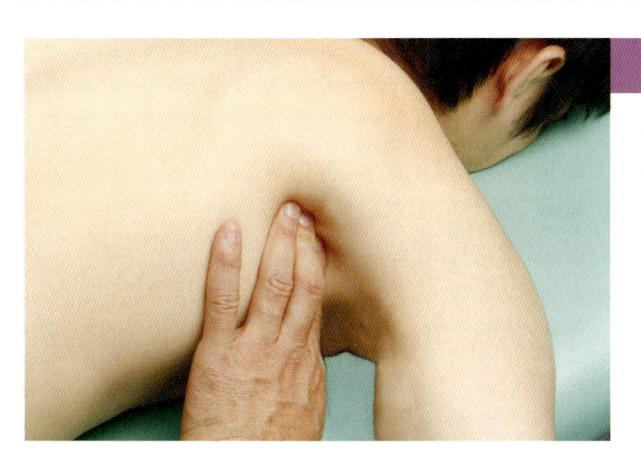

8) 治療効果を確認する評価

3)と同様の方向，範囲，強さで圧迫・刺激し，原因筋線維の痛みが改善しているかどうかを確認する．

Ⅰ・基本手技―静的施行法

8・大円筋

153

9. 広背筋

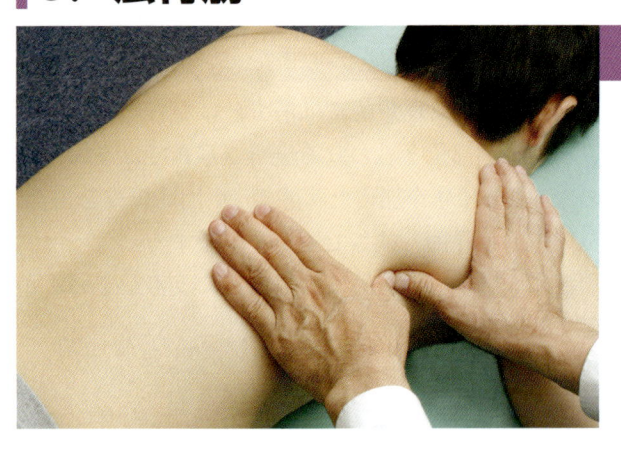

1) 原因筋線維を探す評価1

両母指で広背筋を骨の表面に対して直角に圧迫し，走行に対して直交するように刺激しながら触察する．
痛み（以下，再現痛）の出現する部位を原因筋線維とする．

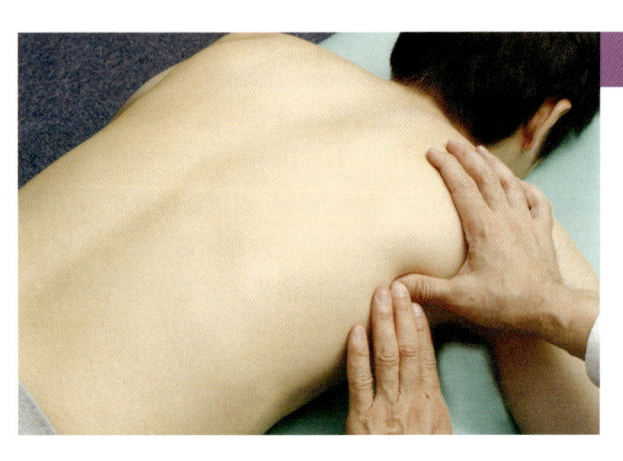

2) 原因筋線維を探す評価2

原因筋線維が確定したら，一方の手の母指の上に，もう一方の手の中指を置く．

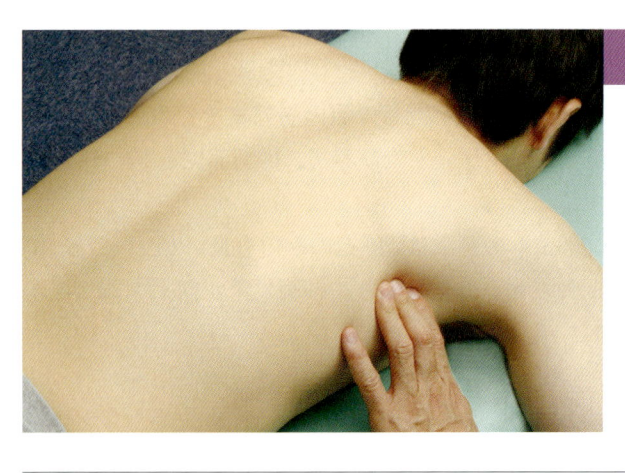

3) 原因筋線維を探す評価3

一方の手の母指を引き抜き，もう一方の手の示指〜環指に置き換えて，1) と同様の方向，範囲，強さで圧迫・刺激し，痛みの強さを確認する．
この時の痛みの強さを10とする．
示指〜環指による圧迫を，原因筋線維を見失わない程度に弱める．

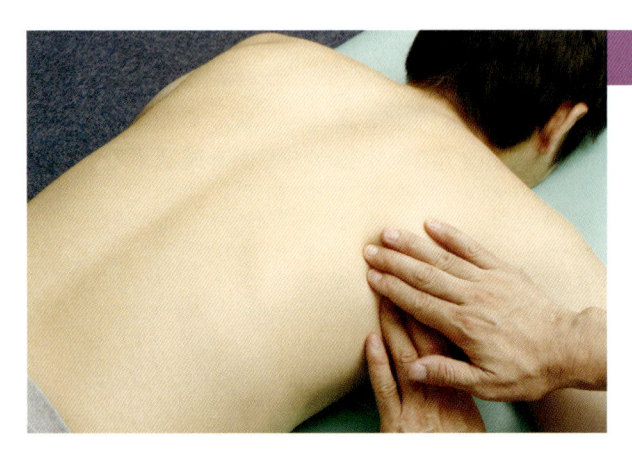

4) 抑制部位を確認する評価1

抑制部位と思われる場所（写真では原因筋線維の内側）に圧を加えた状態で，再び原因筋線維を3) と同様の方向，範囲，強さで圧迫・刺激する．
再現痛が5以下（理想的には消失）に改善しているか確認する．
抑制部位は，原因筋線維と同じ皮膚節の中で探すのが理想的である．

第6章　MTAの治療技術

5）抑制部位を確認する評価2

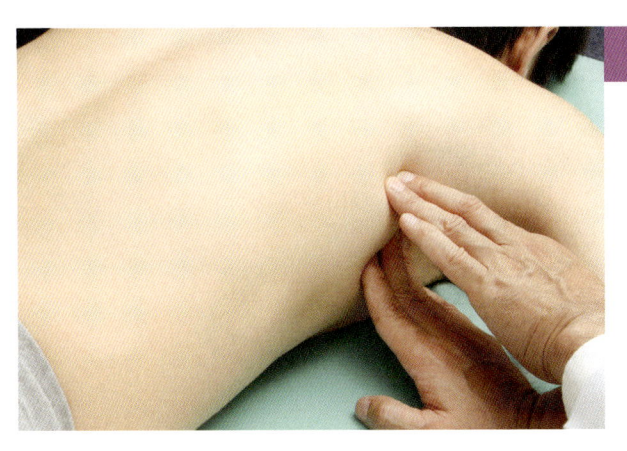

再現痛が5以下（理想的には消失）にならなければ，再度別の抑制部位と思われる場所（写真では原因筋線維の外側）に圧を加えた状態で，原因筋線維を3）と同様の方向，範囲，強さで圧迫・刺激する．
再現痛が5以下（理想的には消失）に改善しているか確認する．

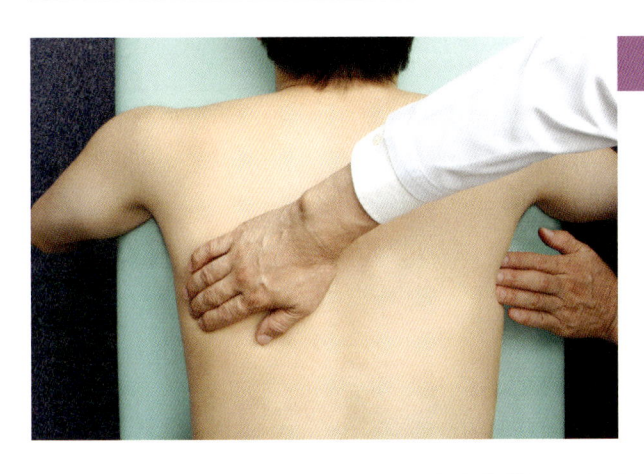

6）抑制部位を確認する評価3

再現痛が5以下（理想的には消失）にならなければ，再度別の抑制部位と思われる場所（写真では原因筋線維の対側）に圧を加えた状態で，原因筋線維を3）と同様の方向，範囲，強さで圧迫・刺激する．
再現痛が5以下（理想的には消失）に改善しているか確認する．

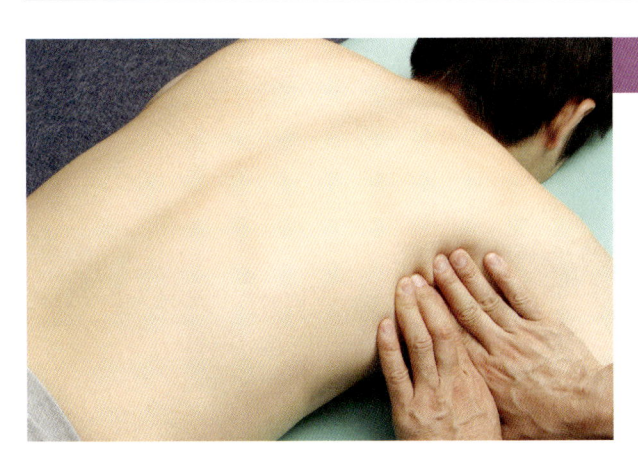

7）治療

抑制部位が確定したら，原因筋線維を骨の表面に対して直角に軽く圧迫した状態で，抑制部位を10～15秒刺激する．
抑制部位への刺激は，圧迫のみでも良いが，1～2cm幅で振動させることにより，抑制効果が向上することが多い．

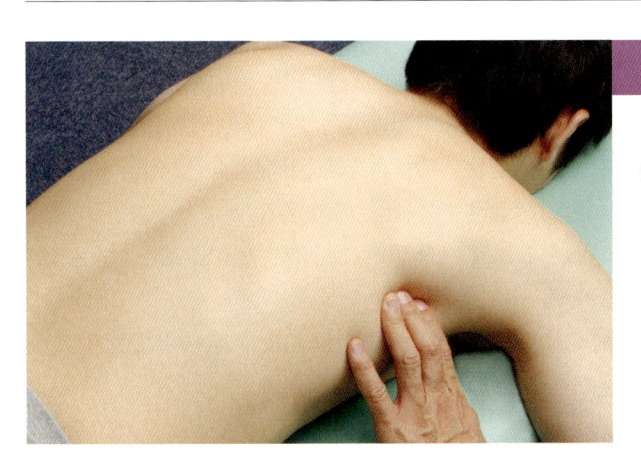

8）治療効果を確認する評価

3）と同様の方向，範囲，強さで圧迫・刺激し，原因筋線維の痛みが改善しているかどうかを確認する．

Ⅰ・基本手技―静的施行法

9・広背筋

155

10. 最長筋

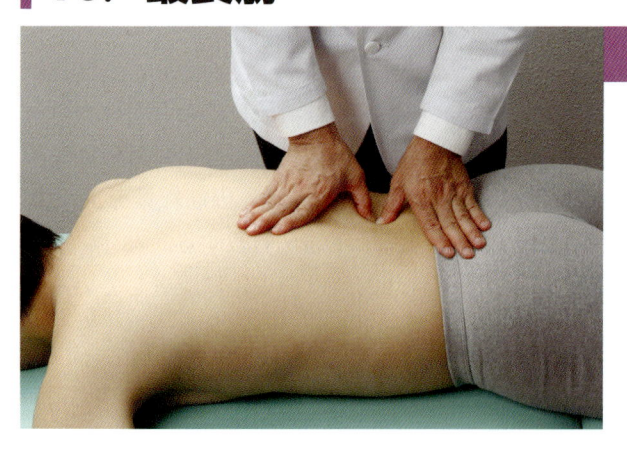

1) 原因筋線維を探す評価1

両母指で最長筋を骨の表面に対して直角に圧迫し，走行に対して直交するように刺激しながら触察する．
痛み（以下，再現痛）の出現する部位を原因筋線維とする．

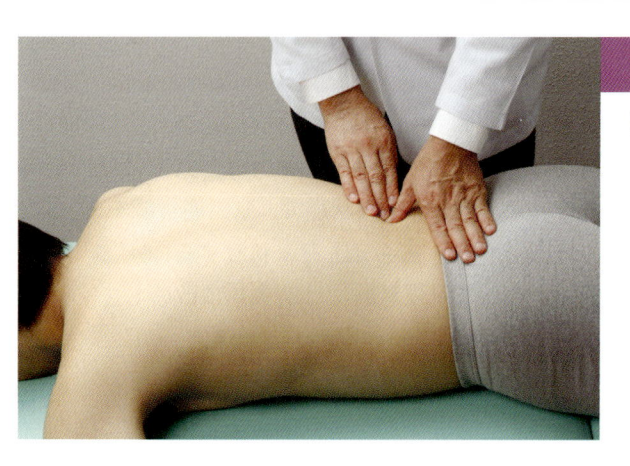

2) 原因筋線維を探す評価2

原因筋線維が確定したら，一方の手の母指の上に，もう一方の手の中指を置く．

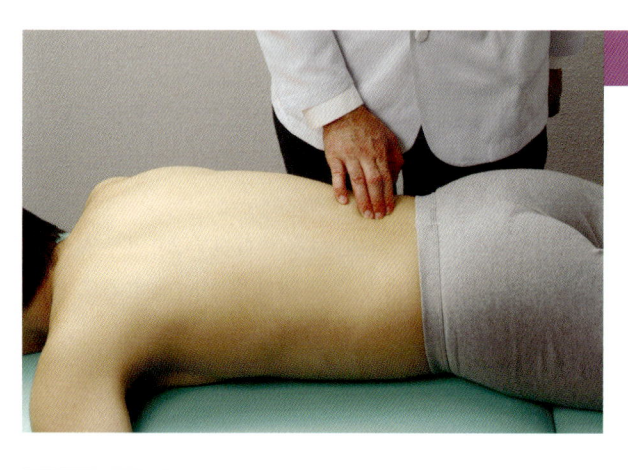

3) 原因筋線維を探す評価3

一方の手の母指を引き抜き，もう一方の手の示指～環指に置き換えて，1) と同様の方向，範囲，強さで圧迫・刺激し，痛みの強さを確認する．
この時の痛みの強さを10とする．
示指～環指による圧迫を，原因筋線維を見失わない程度に弱める．

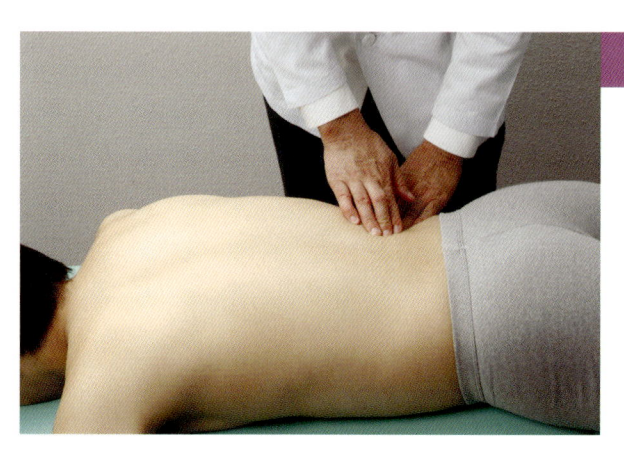

4) 抑制部位を確認する評価1

抑制部位と思われる場所（写真では原因筋線維の外側）に圧を加えた状態で，再び原因筋線維を3) と同様の方向，範囲，強さで圧迫・刺激する．
再現痛が5以下（理想的には消失）に改善しているか確認する．
抑制部位は，原因筋線維と同じ皮膚節の中で探すのが理想的である．

第6章　MTAの治療技術

5）抑制部位を確認する評価2

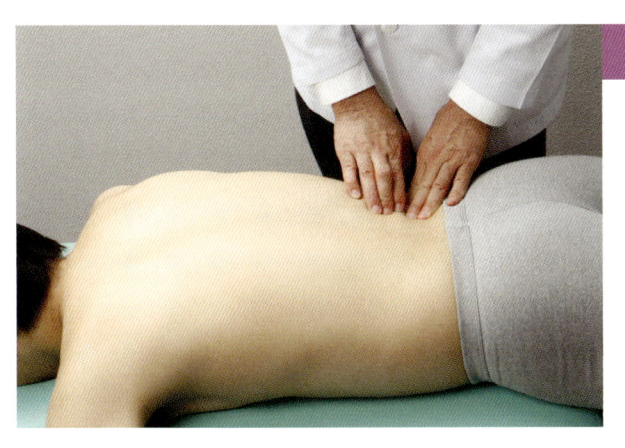

再現痛が5以下（理想的には消失）にならなければ，再度別の抑制部位と思われる場所（写真では原因筋線維の下部）に圧を加えた状態で，原因筋線維を3）と同様の方向，範囲，強さで圧迫・刺激する．
再現痛が5以下（理想的には消失）に改善しているか確認する．

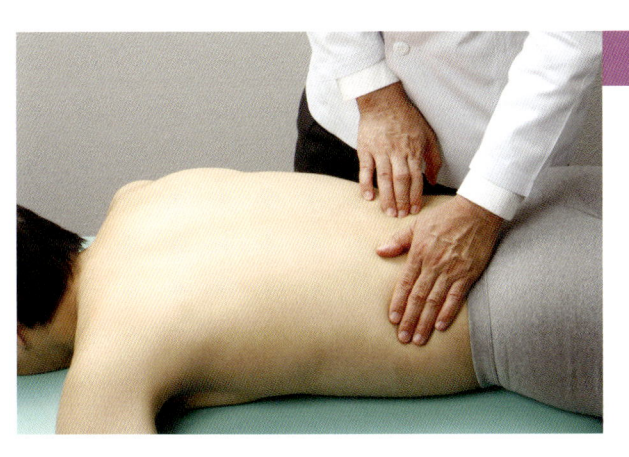

6）抑制部位を確認する評価3

再現痛が5以下（理想的には消失）にならなければ，再度別の抑制部位と思われる場所（写真では原因筋線維の対側）に圧を加えた状態で，原因筋線維を3）と同様の方向，範囲，強さで圧迫・刺激する．
再現痛が5以下（理想的には消失）に改善しているか確認する．

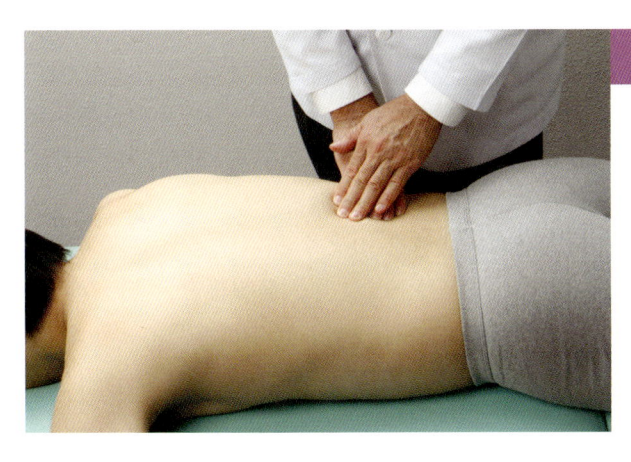

7）治療

抑制部位が確定したら，原因筋線維を骨の表面に対して直角に軽く圧迫した状態で，抑制部位を10～15秒刺激する．
抑制部位への刺激は，圧迫のみでも良いが，1～2cm幅で振動させることにより，抑制効果が向上することが多い．

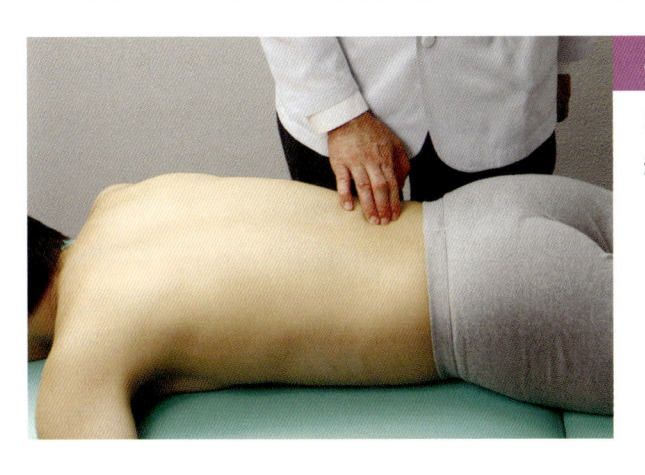

8）治療効果を確認する評価

3）と同様の方向，範囲，強さで圧迫・刺激し，原因筋線維の痛みが改善しているかどうかを確認する．

I・基本手技——静的施行法

10・最長筋

157

11．腸肋筋

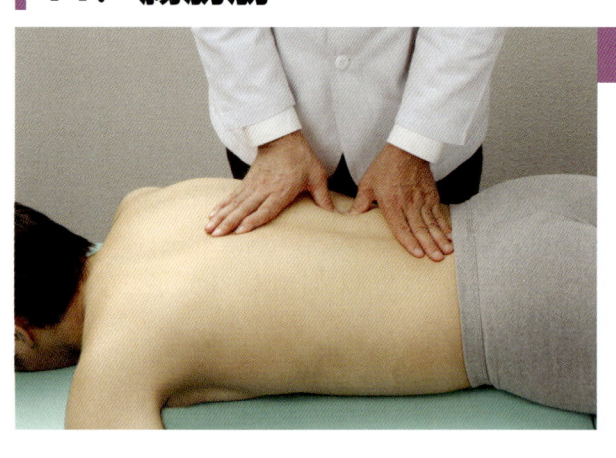

1）原因筋線維を探す評価1

両母指で腸肋筋を骨の表面に対して直角に圧迫し，走行に対して直交するように刺激しながら触察する．痛み（以下，再現痛）の出現する部位を原因筋線維とする．

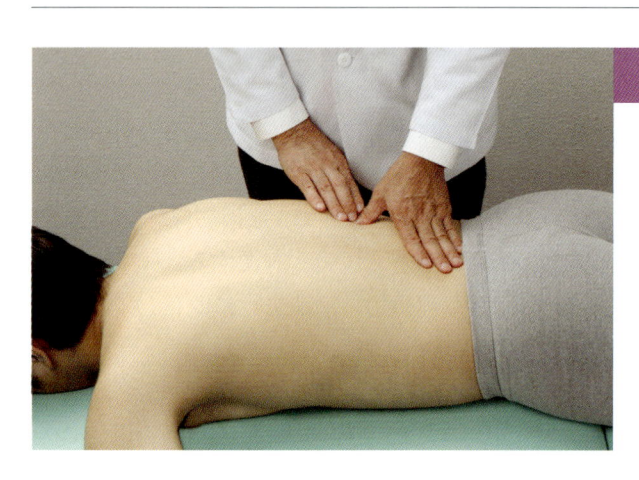

2）原因筋線維を探す評価2

原因筋線維が確定したら，一方の手の母指の上に，もう一方の手の中指を置く．

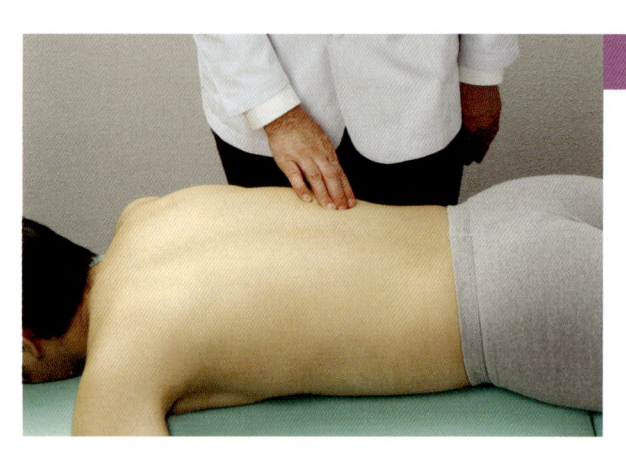

3）原因筋線維を探す評価3

一方の手の母指を引き抜き，もう一方の手の示指〜環指に置き換えて，1）と同様の方向，範囲，強さで圧迫・刺激し，痛みの強さを確認する．
この時の痛みの強さを10とする．
示指〜環指による圧迫を，原因筋線維を見失わない程度に弱める．

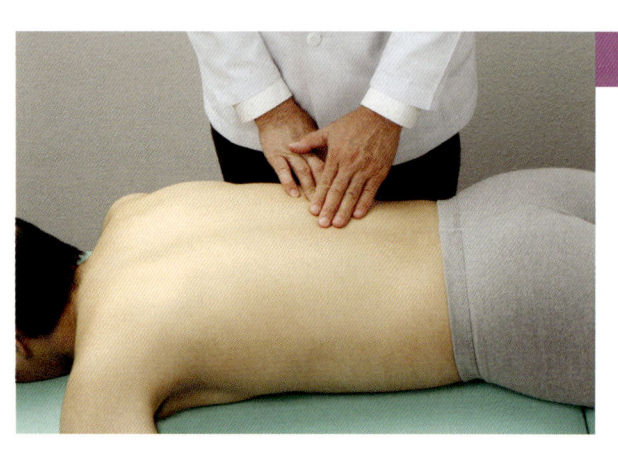

4）抑制部位を確認する評価1

抑制部位と思われる場所（写真では原因筋線維の内側）に圧を加えた状態で，再び原因筋線維を3）と同様の方向，範囲，強さで圧迫・刺激する．
再現痛が5以下（理想的には消失）に改善しているか確認する．
抑制部位は，原因筋線維と同じ皮膚節の中で探すのが理想的である．

5）抑制部位を確認する評価2

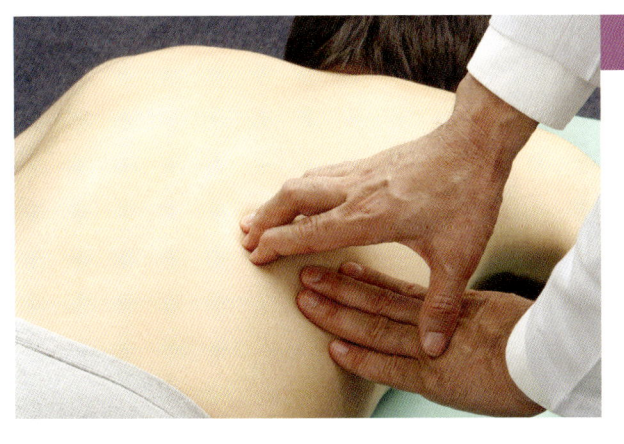

再現痛が5以下（理想的には消失）にならなければ，再度別の抑制部位と思われる場所（写真では原因筋線維の外側）に圧を加えた状態で，原因筋線維を3）と同様の方向，範囲，強さで圧迫・刺激する．
再現痛が5以下（理想的には消失）に改善しているか確認する．

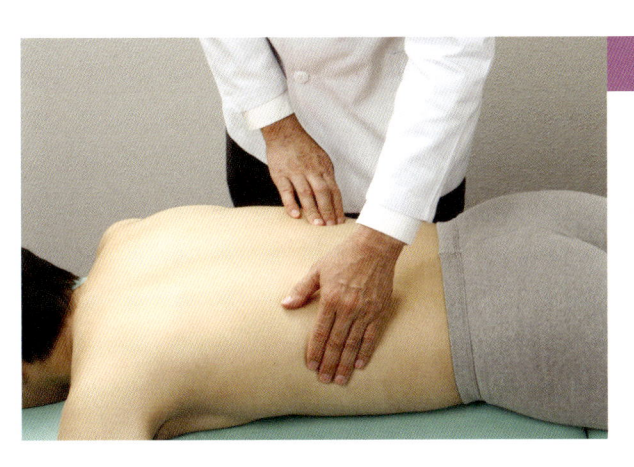

6）抑制部位を確認する評価3

再現痛が5以下（理想的には消失）にならなければ，再度別の抑制部位と思われる場所（写真では原因筋線維の対側）に圧を加えた状態で，原因筋線維を3）と同様の方向，範囲，強さで圧迫・刺激する．
再現痛が5以下（理想的には消失）に改善しているか確認する．

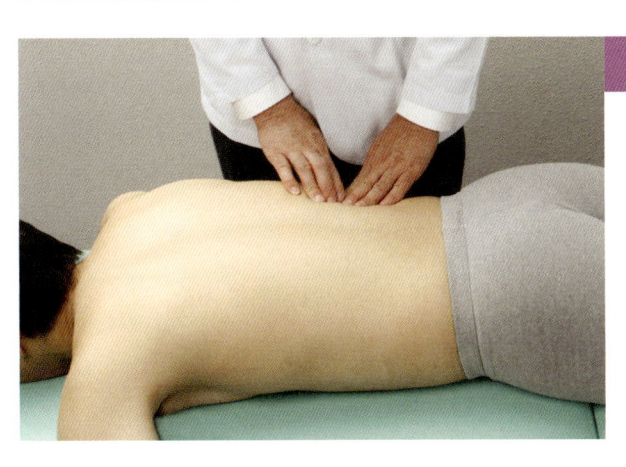

7）治療

抑制部位が確定したら，原因筋線維を骨の表面に対して直角に軽く圧迫した状態で，抑制部位を10〜15秒刺激する．
抑制部位への刺激は，圧迫のみでも良いが，1〜2cm幅で振動させることにより，抑制効果が向上することが多い．

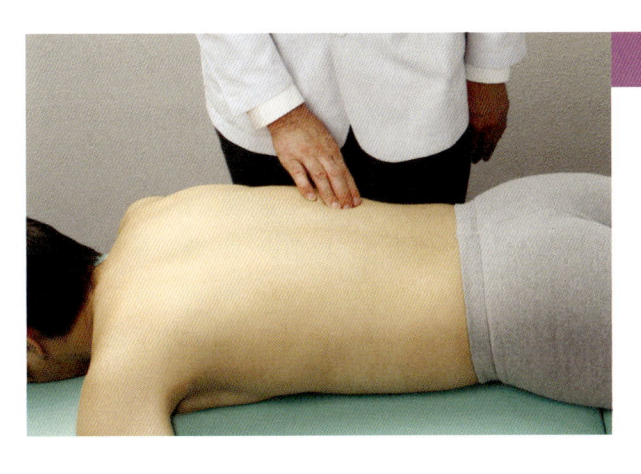

8）治療効果を確認する評価

3）と同様の方向，範囲，強さで圧迫・刺激し，原因筋線維の痛みが改善しているかどうかを確認する．

12. 腰方形筋

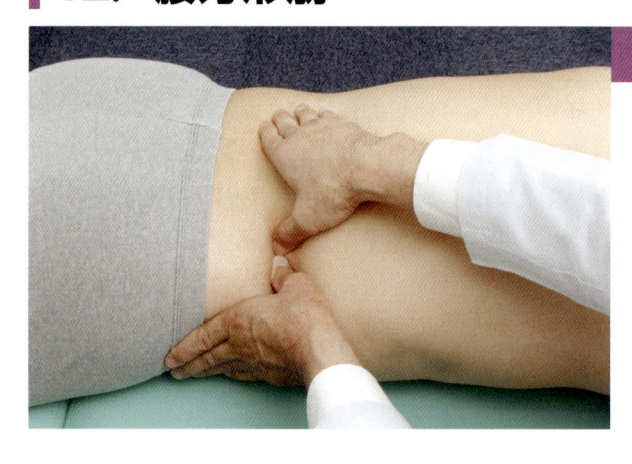

1) 原因筋線維を探す評価1

両母指で腰方形筋を最も抵抗を感じる方向に圧迫し，走行に対して直交するように刺激しながら触察する．痛み（以下，再現痛）の出現する部位を原因筋線維とする．

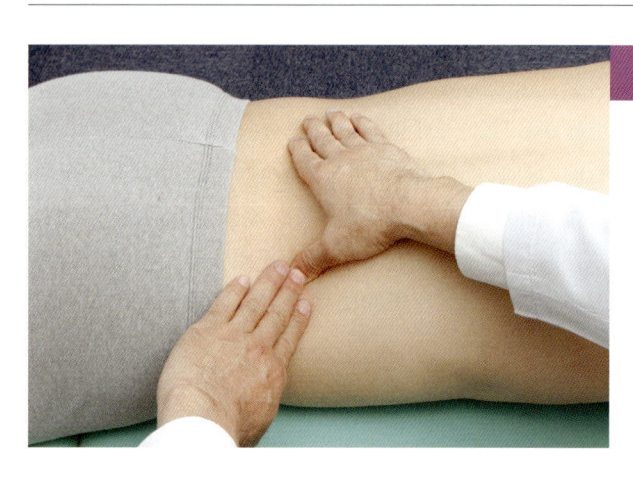

2) 原因筋線維を探す評価2

原因筋線維が確定したら，一方の手の母指の上に，もう一方の手の中指を置く．

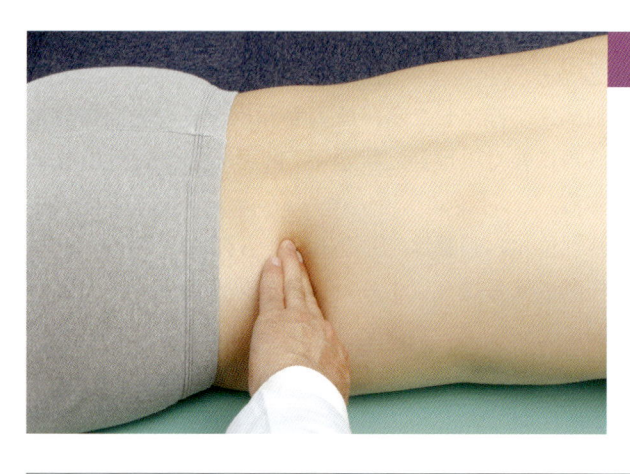

3) 原因筋線維を探す評価3

一方の手の母指を引き抜き，もう一方の手の示指〜環指に置き換えて，1) と同様の方向，範囲，強さで圧迫・刺激し，痛みの強さを確認する．
この時の痛みの強さを10とする．
示指〜環指による圧迫を，原因筋線維を見失わない程度に弱める．

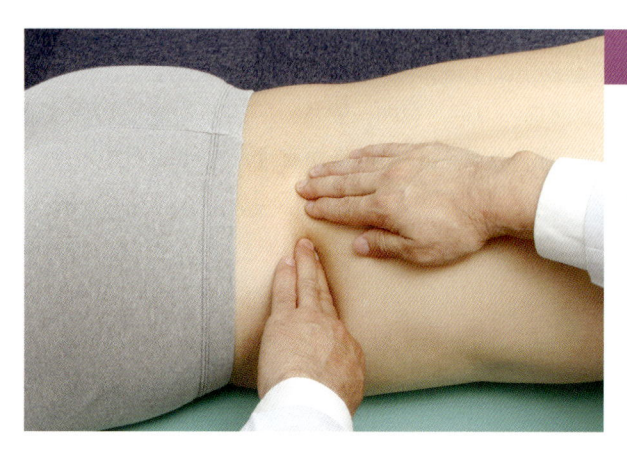

4) 抑制部位を確認する評価1

抑制部位と思われる場所（写真では原因筋線維の内側）に圧を加えた状態で，再び原因筋線維を3) と同様の方向，範囲，強さで圧迫・刺激する．
再現痛が5以下（理想的には消失）に改善しているか確認する．
抑制部位は，原因筋線維と同じ皮膚節の中で探すのが理想的である．

5）抑制部位を確認する評価2

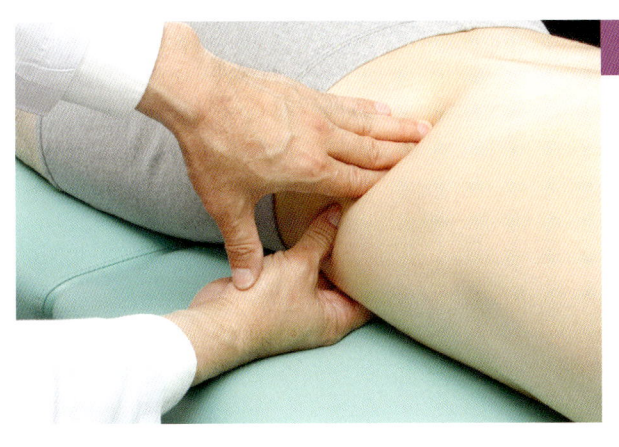

再現痛が5以下（理想的には消失）にならなければ，再度別の抑制部位と思われる場所（写真では原因筋線維の前外側）に圧を加えた状態で，原因筋線維を3）と同様の方向，範囲，強さで圧迫・刺激する．
再現痛が5以下（理想的には消失）に改善しているか確認する．

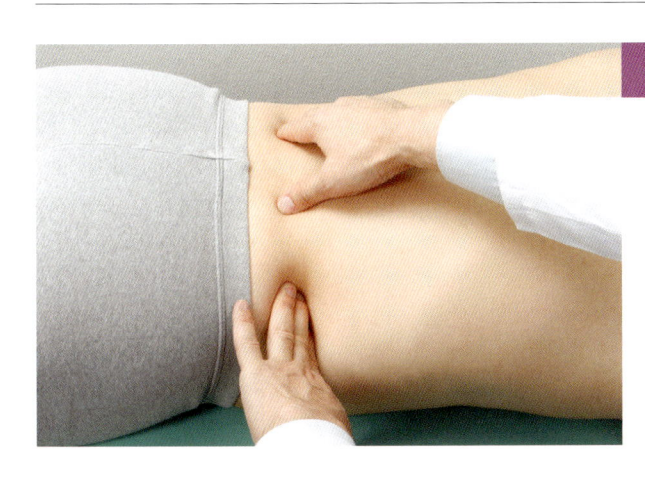

6）抑制部位を確認する評価3

再現痛が5以下（理想的には消失）にならなければ，再度別の抑制部位と思われる場所（写真では原因筋線維の対側）に圧を加えた状態で，原因筋線維を3）と同様の方向，範囲，強さで圧迫・刺激する．
再現痛が5以下（理想的には消失）に改善しているか確認する．

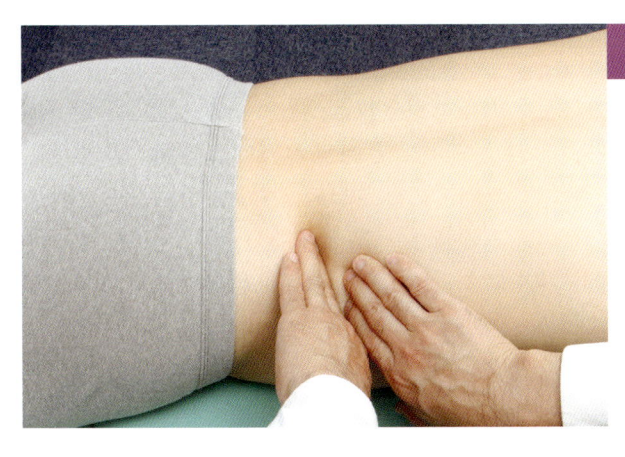

7）治療

抑制部位が確定したら，原因筋線維を最も抵抗を感じる方向に直角に軽く圧迫した状態で，抑制部位を10～15秒刺激する．
抑制部位への刺激は，圧迫のみでも良いが，1～2cm幅で振動させることにより，抑制効果が向上することが多い．

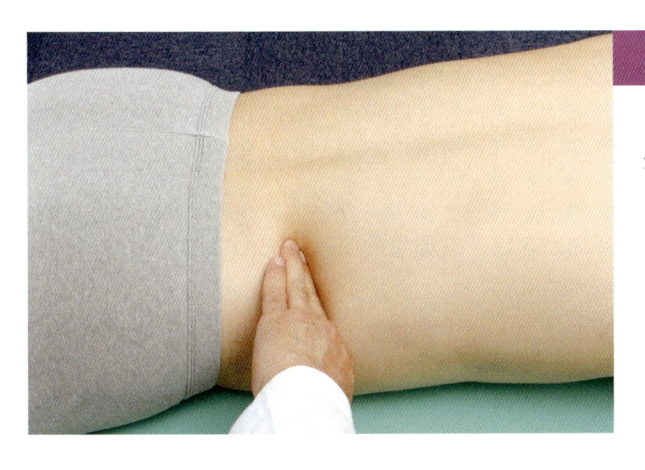

8）治療効果を確認する評価

3）と同様の方向，範囲，強さで圧迫・刺激し，原因筋線維の痛みが改善しているかどうかを確認する．

13. 大殿筋

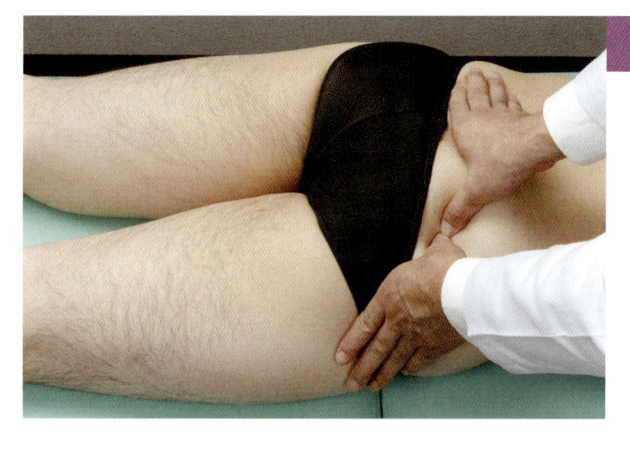

1) 原因筋線維を探す評価1

両母指で大殿筋を骨の表面に対して直角に圧迫し，走行に対して直交するように刺激しながら触察する．
痛み（以下，再現痛）の出現する部位を原因筋線維とする．

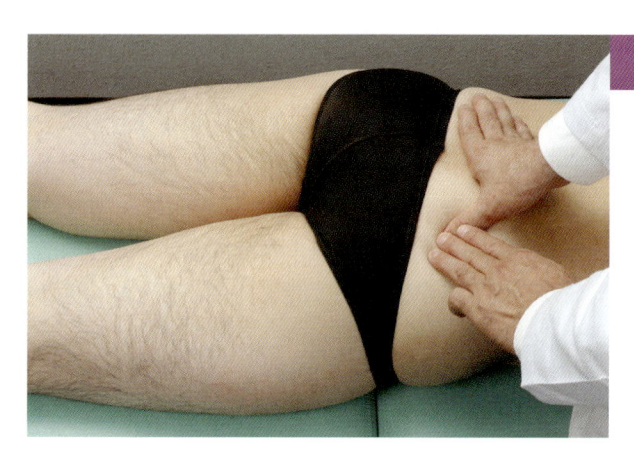

2) 原因筋線維を探す評価2

原因筋線維が確定したら，一方の手の母指の上に，もう一方の手の中指を置く．

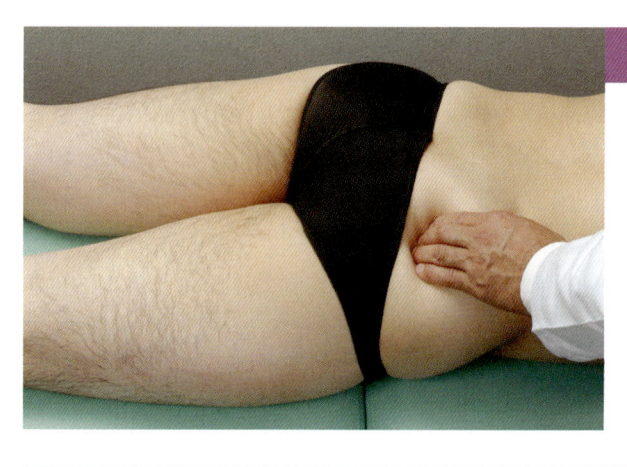

3) 原因筋線維を探す評価3

一方の手の母指を引き抜き，もう一方の手の示指〜環指に置き換えて，1）と同様の方向，範囲，強さで圧迫・刺激し，痛みの強さを確認する．
この時の痛みの強さを10とする．
示指〜環指による圧迫を，原因筋線維を見失わない程度に弱める．

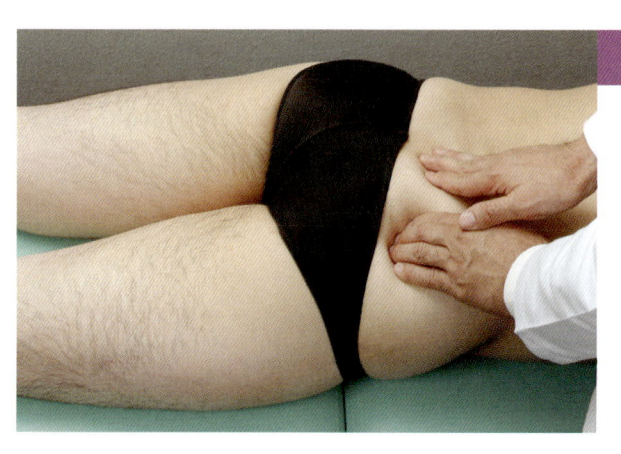

4) 抑制部位を確認する評価1

抑制部位と思われる場所（写真では原因筋線維の内側）に圧を加えた状態で，再び原因筋線維を3）と同様の方向，範囲，強さで圧迫・刺激する．
再現痛が5以下（理想的には消失）に改善しているか確認する．
抑制部位は，原因筋線維と同じ皮膚節の中で探すのが理想的である．

第6章　MTAの治療技術

5）抑制部位を確認する評価2

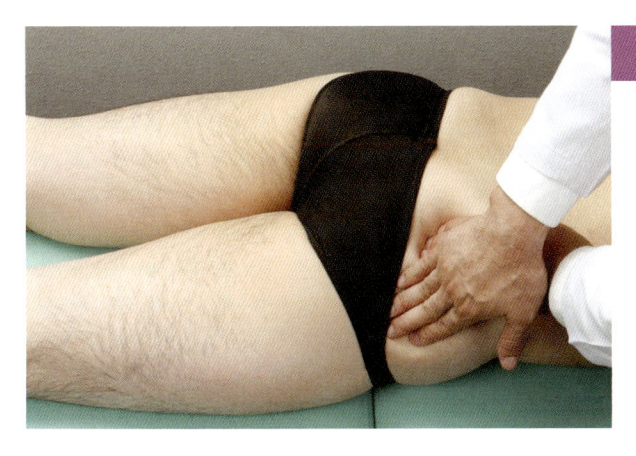

再現痛が5以下（理想的には消失）にならなければ，再度別の抑制部位と思われる場所（写真では原因筋線維の下外側）に圧を加えた状態で，原因筋線維を3）と同様の方向，範囲，強さで圧迫・刺激する．
再現痛が5以下（理想的には消失）に改善しているか確認する．

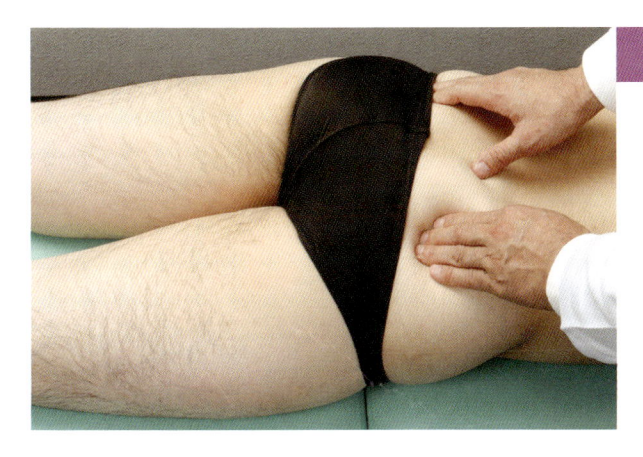

6）抑制部位を確認する評価3

再現痛が5以下（理想的には消失）にならなければ，再度別の抑制部位と思われる場所（写真では原因筋線維の対側）に圧を加えた状態で，原因筋線維を3）と同様の方向，範囲，強さで圧迫・刺激する．
再現痛が5以下（理想的には消失）に改善しているか確認する．

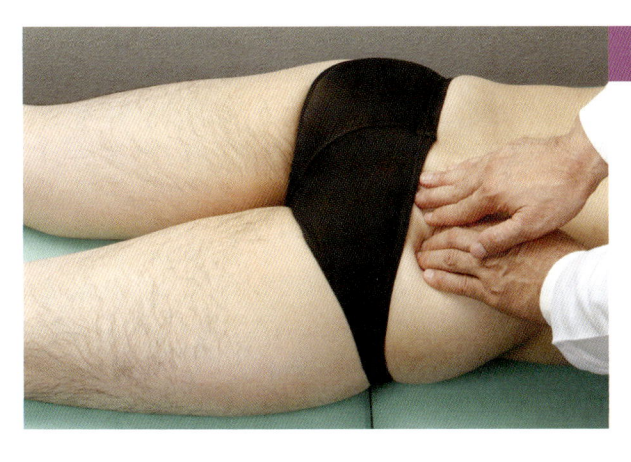

7）治療

抑制部位が確定したら，原因筋線維を骨の表面に対して直角に軽く圧迫した状態で，抑制部位を10〜15秒刺激する．
抑制部位への刺激は，圧迫のみでも良いが，1〜2cm幅で振動させることにより，抑制効果が向上することが多い．

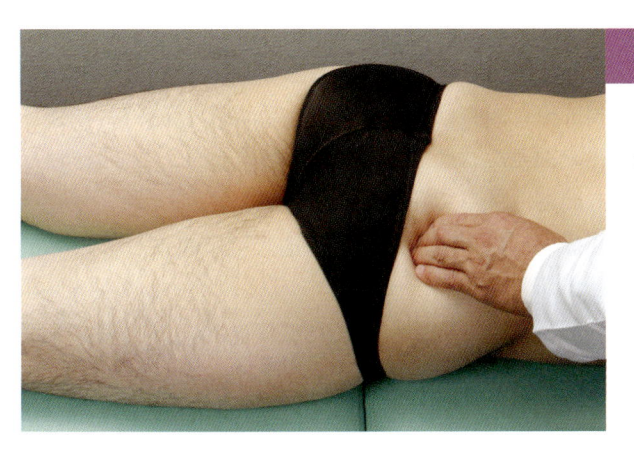

8）治療効果を確認する評価

3）と同様の方向，範囲，強さで圧迫・刺激し，原因筋線維の痛みが改善しているかどうかを確認する．

Ⅰ・基本手技――静的施行法

13・大殿筋

14. 中殿筋

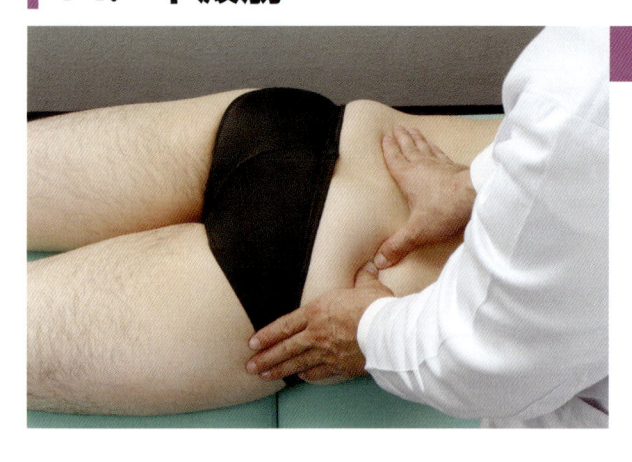

1）原因筋線維を探す評価1

両母指で中殿筋を骨の表面に対して直角に圧迫し，走行に対して直交するように刺激しながら触察する．
痛み（以下，再現痛）の出現する部位を原因筋線維とする．

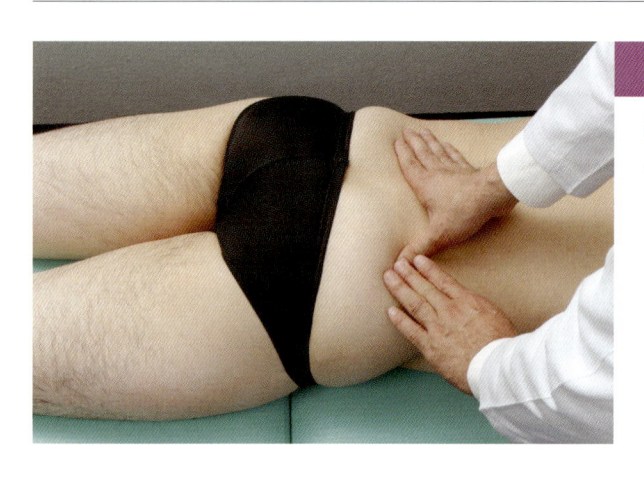

2）原因筋線維を探す評価2

原因筋線維が確定したら，一方の手の母指の上に，もう一方の手の中指を置く．

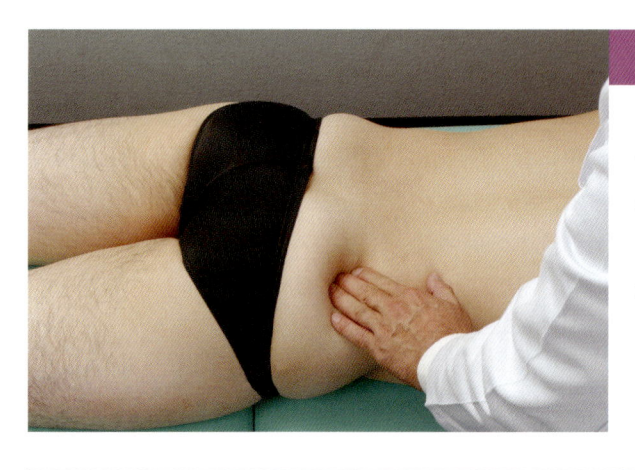

3）原因筋線維を探す評価3

一方の手の母指を引き抜き，もう一方の手の示指〜環指に置き換えて，1）と同様の方向，範囲，強さで圧迫・刺激し，痛みの強さを確認する．
この時の痛みの強さを10とする．
示指〜環指による圧迫を，原因筋線維を見失わない程度に弱める．

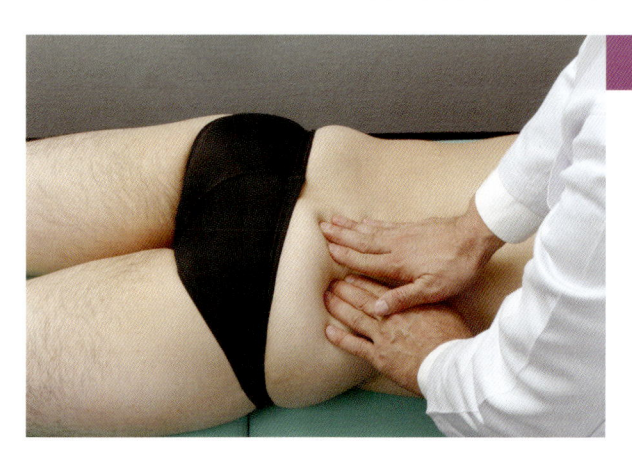

4）抑制部位を確認する評価1

抑制部位と思われる場所（写真では原因筋線維の内側）に圧を加えた状態で，再び原因筋線維を3）と同様の方向，範囲，強さで圧迫・刺激する．
再現痛が5以下（理想的には消失）に改善しているか確認する．
抑制部位は，原因筋線維と同じ皮膚節の中で探すのが理想的である．

5) 抑制部位を確認する評価2

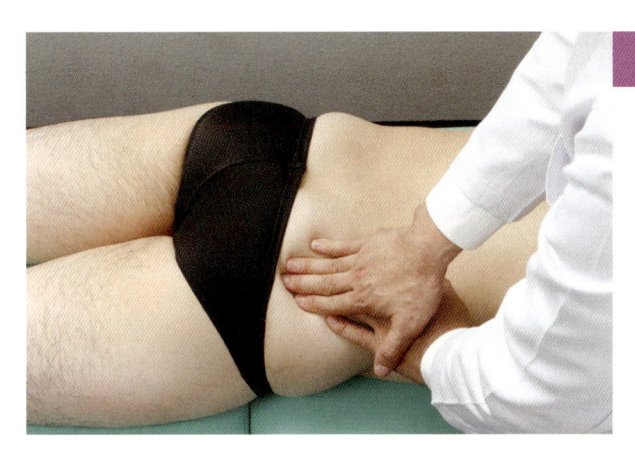

再現痛が5以下（理想的には消失）にならなければ，再度別の抑制部位と思われる場所（写真では原因筋線維の下部）に圧を加えた状態で，原因筋線維を3）と同様の方向，範囲，強さで圧迫・刺激する．
再現痛が5以下（理想的には消失）に改善しているか確認する．

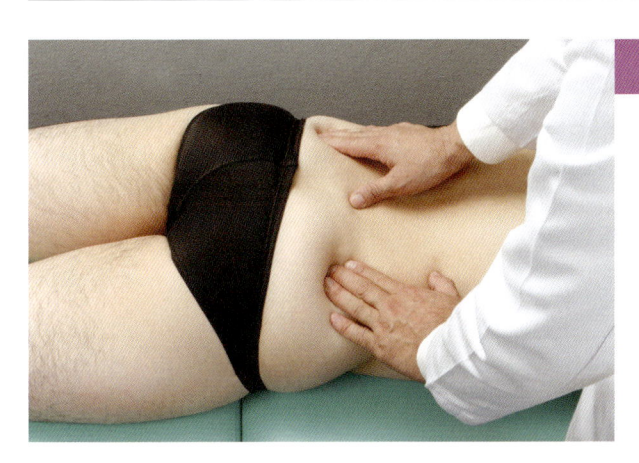

6) 抑制部位を確認する評価3

再現痛が5以下（理想的には消失）にならなければ，再度別の抑制部位と思われる場所（写真では原因筋線維の対側）に圧を加えた状態で，原因筋線維を3）と同様の方向，範囲，強さで圧迫・刺激する．
再現痛が5以下（理想的には消失）に改善しているか確認する．

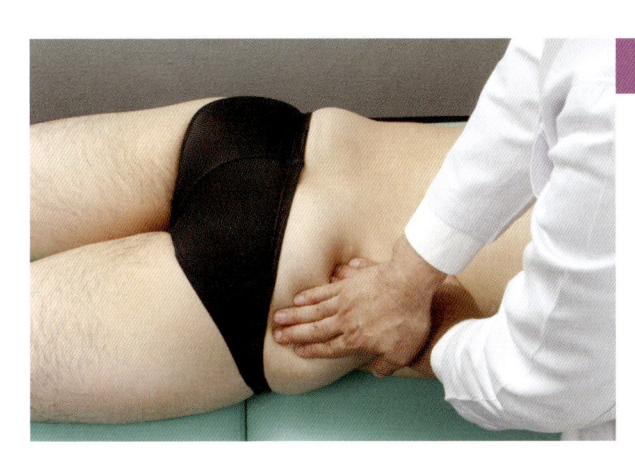

7) 治療

抑制部位が確定したら，原因筋線維を骨の表面に対して直角に軽く圧迫した状態で，抑制部位を10〜15秒刺激する．
抑制部位への刺激は，圧迫のみでも良いが，1〜2cm幅で振動させることにより，抑制効果が向上することが多い．

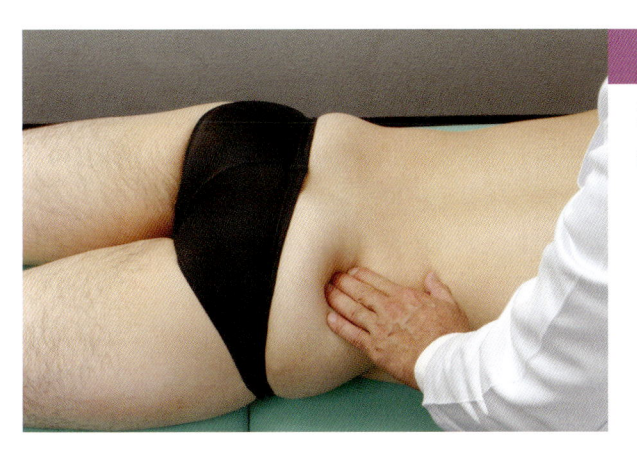

8) 治療効果を確認する評価

3）と同様の方向，範囲，強さで圧迫・刺激し，原因筋線維の痛みが改善しているかどうかを確認する．

15. 大胸筋

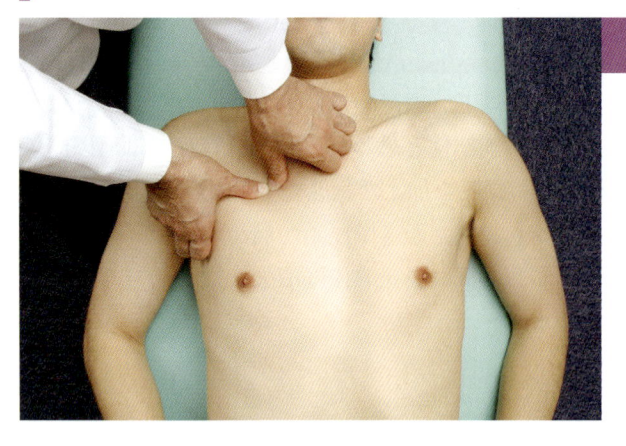

1) 原因筋線維を探す評価1

両母指で大胸筋を骨の表面に対して直角に圧迫し，走行に対して直交するように刺激しながら触察する．
痛み（以下，再現痛）の出現する部位を原因筋線維とする．

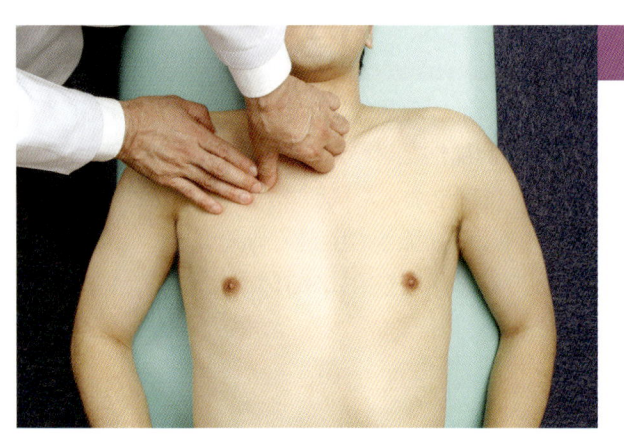

2) 原因筋線維を探す評価2

原因筋線維が確定したら，一方の手の母指の上に，もう一方の手の中指を置く．

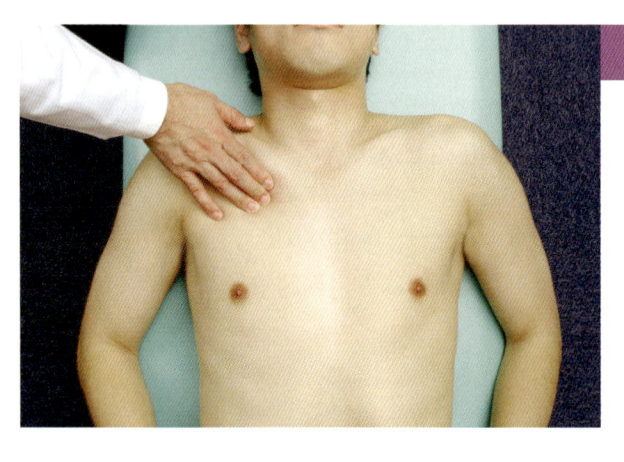

3) 原因筋線維を探す評価3

一方の手の母指を引き抜き，もう一方の手の示指～環指に置き換えて，1) と同様の方向，範囲，強さで圧迫・刺激し，痛みの強さを確認する．
この時の痛みの強さを10とする．
示指～環指による圧迫を，原因筋線維を見失わない程度に弱める．

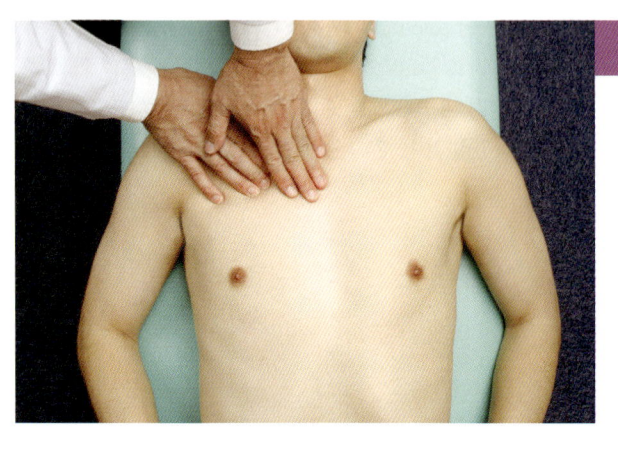

4) 抑制部位を確認する評価1

抑制部位と思われる場所（写真では原因筋線維の内側）に圧を加えた状態で，再び原因筋線維を3) と同様の方向，範囲，強さで圧迫・刺激する．
再現痛が5以下（理想的には消失）に改善しているか確認する．
抑制部位は，原因筋線維と同じ皮膚節の中で探すのが理想的である．

第6章　MTAの治療技術

5) 抑制部位を確認する評価2

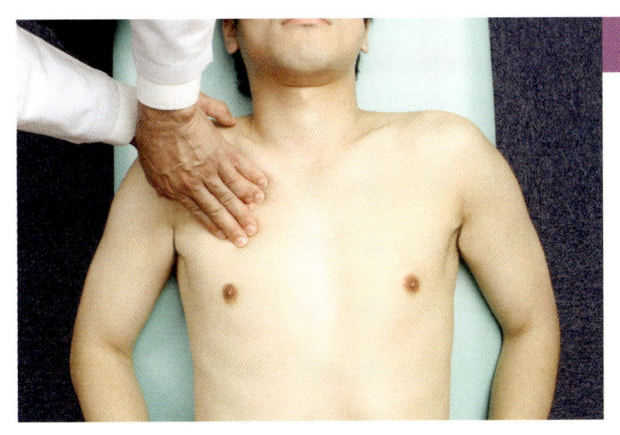

再現痛が5以下（理想的には消失）にならなければ，再度別の抑制部位と思われる場所（写真では原因筋線維の下部）に圧を加えた状態で，原因筋線維を3）と同様の方向，範囲，強さで圧迫・刺激する．
再現痛が5以下（理想的には消失）に改善しているか確認する．

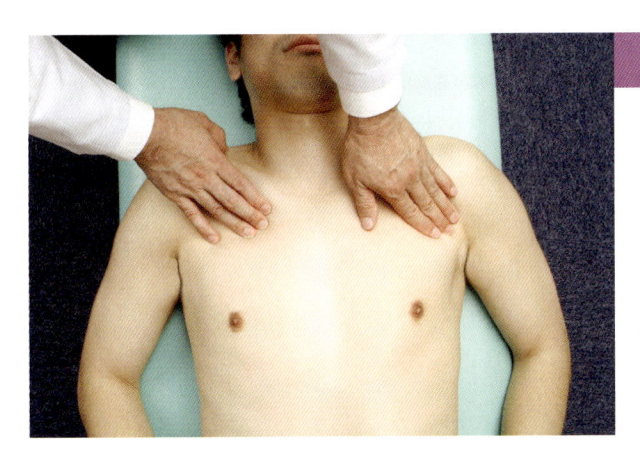

6) 抑制部位を確認する評価3

再現痛が5以下（理想的には消失）にならなければ，再度別の抑制部位と思われる場所（写真では原因筋線維の対側）に圧を加えた状態で，原因筋線維を3）と同様の方向，範囲，強さで圧迫・刺激する．
再現痛が5以下（理想的には消失）に改善しているか確認する．

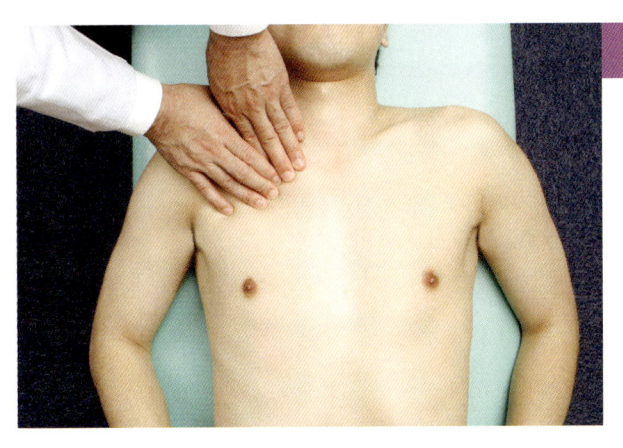

7) 治療

抑制部位が確定したら，原因筋線維を骨の表面に対して直角に軽く圧迫した状態で，抑制部位を10～15秒刺激する．
抑制部位への刺激は，圧迫のみでも良いが，1～2cm幅で振動させることにより，抑制効果が向上することが多い．

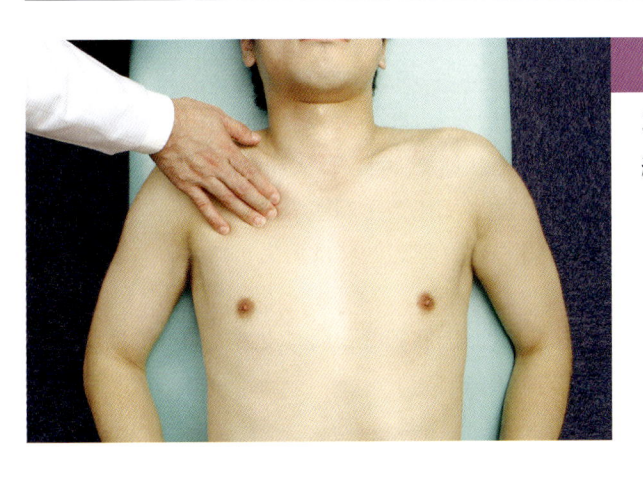

8) 治療効果を確認する評価

3）と同様の方向，範囲，強さで圧迫・刺激し，原因筋線維の痛みが改善しているかどうかを確認する．

Ⅰ・基本手技――静的施行法

15・大胸筋

167

16. 小胸筋

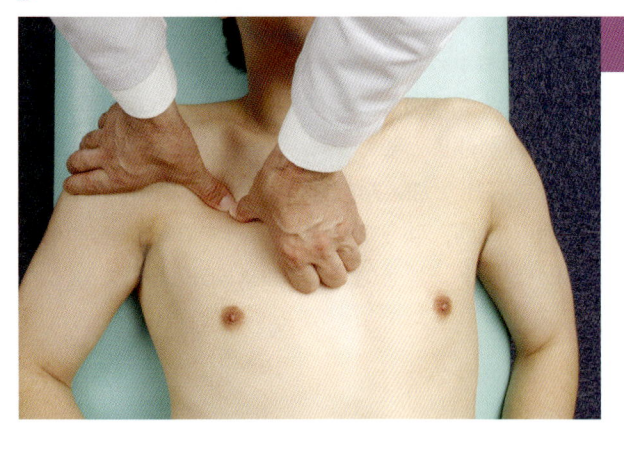

1）原因筋線維を探す評価1

両母指で小胸筋を骨の表面に対して直角に圧迫し，走行に対して直交するように刺激しながら触察する．
痛み（以下，再現痛）の出現する部位を原因筋線維とする．

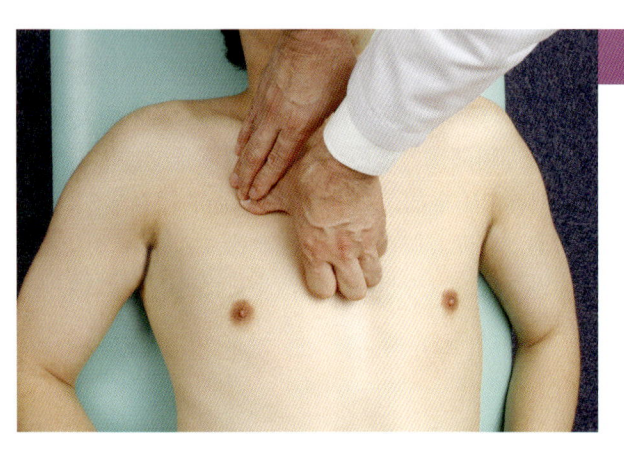

2）原因筋線維を探す評価2

原因筋線維が確定したら，一方の手の母指の上に，もう一方の手の中指を置く．

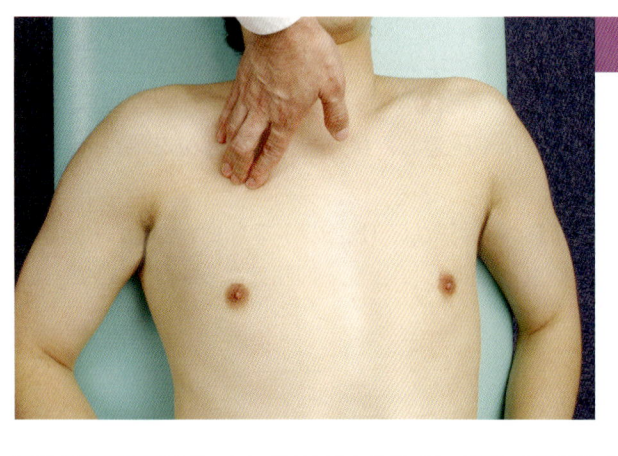

3）原因筋線維を探す評価3

一方の手の母指を引き抜き，もう一方の手の示指～環指に置き換えて，1）と同様の方向，範囲，強さで圧迫・刺激し，痛みの強さを確認する．
この時の痛みの強さを10とする．
示指～環指による圧迫を，原因筋線維を見失わない程度に弱める．

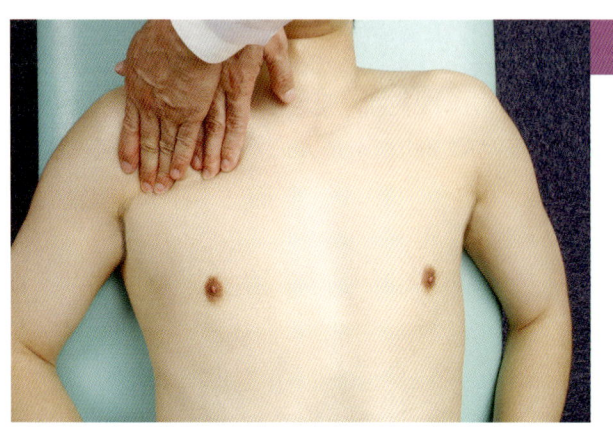

4）抑制部位を確認する評価1

抑制部位と思われる場所（写真では原因筋線維の外側）に圧を加えた状態で，再び原因筋線維を3）と同様の方向，範囲，強さで圧迫・刺激する．
再現痛が5以下（理想的には消失）に改善しているか確認する．
抑制部位は，原因筋線維と同じ皮膚節の中で探すのが理想的である．

第6章　MTAの治療技術

5) 抑制部位を確認する評価2

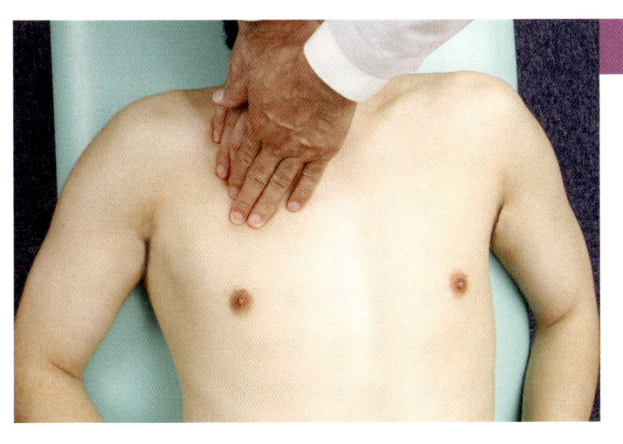

再現痛が5以下（理想的には消失）にならなければ，再度別の抑制部位と思われる場所（写真では原因筋線維の下部）に圧を加えた状態で，原因筋線維を3)と同様の方向，範囲，強さで圧迫・刺激する．
再現痛が5以下（理想的には消失）に改善しているか確認する．

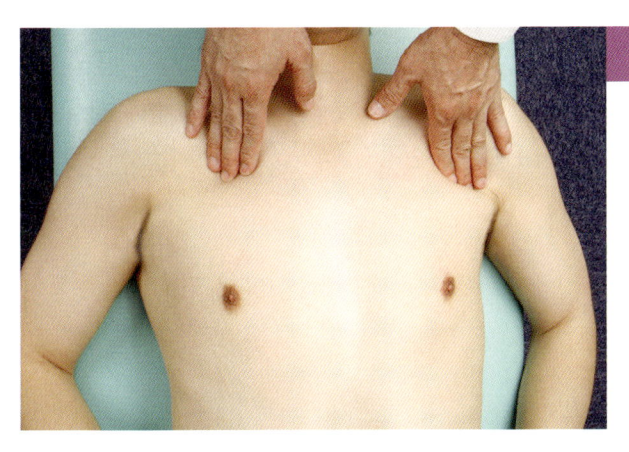

6) 抑制部位を確認する評価3

再現痛が5以下（理想的には消失）にならなければ，再度別の抑制部位と思われる場所（写真では原因筋線維の対側）に圧を加えた状態で，原因筋線維を3)と同様の方向，範囲，強さで圧迫・刺激する．
再現痛が5以下（理想的には消失）に改善しているか確認する．

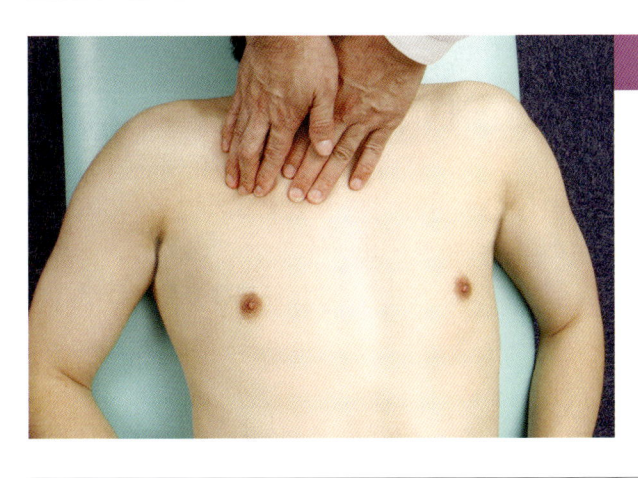

7) 治療

抑制部位が確定したら，原因筋線維を骨の表面に対して直角に軽く圧迫した状態で，抑制部位を10〜15秒刺激する．
抑制部位への刺激は，圧迫のみでも良いが，1〜2cm幅で振動させることにより，抑制効果が向上することが多い．

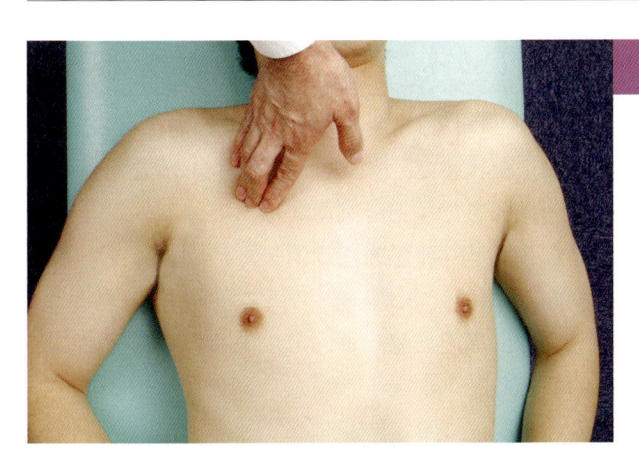

8) 治療効果を確認する評価

3)と同様の方向，範囲，強さで圧迫・刺激し，原因筋線維の痛みが改善しているかどうかを確認する．

17. 腸腰筋

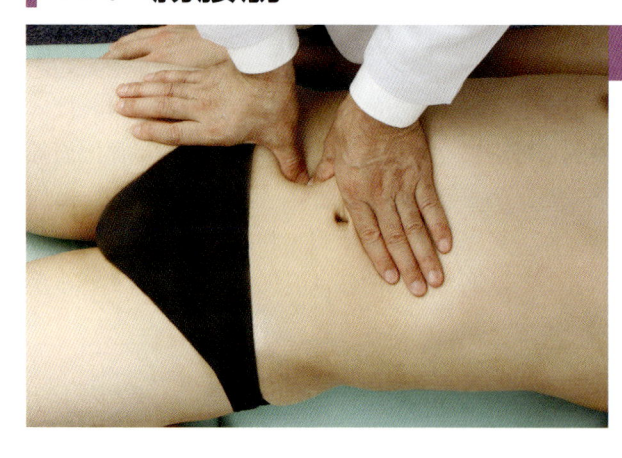

1) 原因筋線維を探す評価1

両母指で腸腰筋を最も抵抗を感じる方向に圧迫し，走行に対して直交するように刺激しながら触察する．
痛み（以下，再現痛）の出現する部位を原因筋線維とする．

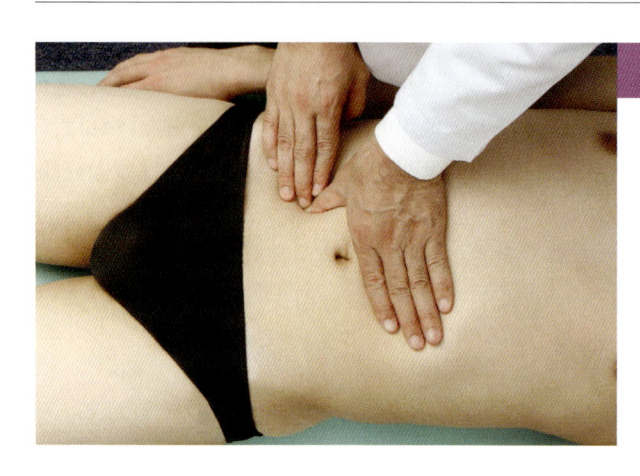

2) 原因筋線維を探す評価2

原因筋線維が確定したら，一方の手の母指の上に，もう一方の手の中指を置く．

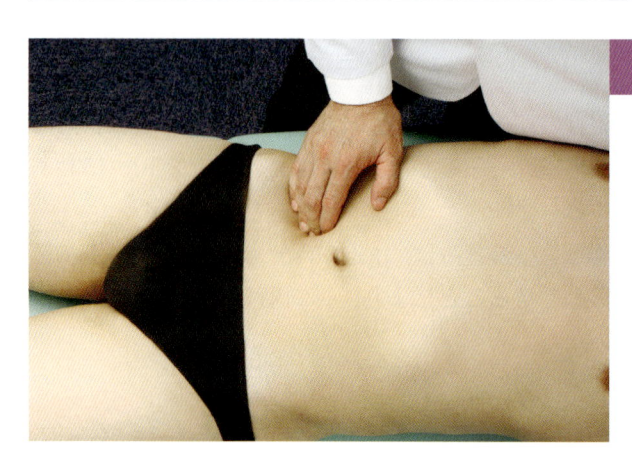

3) 原因筋線維を探す評価3

一方の手の母指を引き抜き，もう一方の手の示指〜環指に置き換えて，1)と同様の方向，範囲，強さで圧迫・刺激し，痛みの強さを確認する．
この時の痛みの強さを10とする．
示指〜環指による圧迫を，原因筋線維を見失わない程度に弱める．

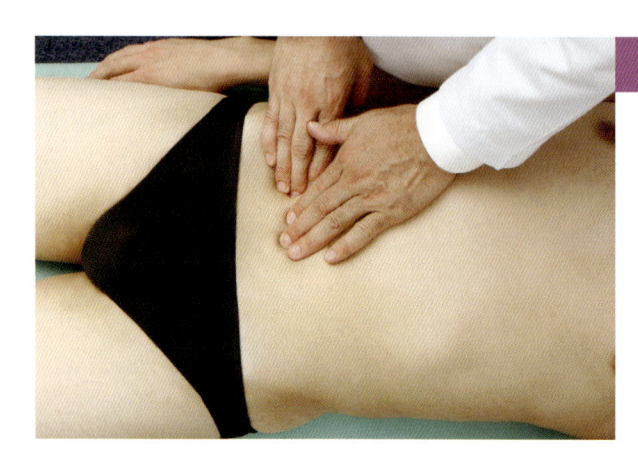

4) 抑制部位を確認する評価1

抑制部位と思われる場所（写真では原因筋線維の内側）に圧を加えた状態で，再び原因筋線維を3)と同様の方向，範囲，強さで圧迫・刺激する．
再現痛が5以下（理想的には消失）に改善しているか確認する．
抑制部位は，原因筋線維と同じ皮膚節の中で探すのが理想的である．

第6章　MTAの治療技術

5）抑制部位を確認する評価2

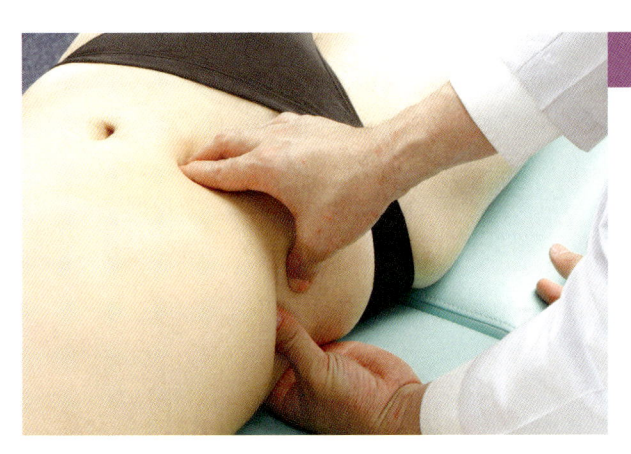

再現痛が5以下（理想的には消失）にならなければ，再度別の抑制部位と思われる場所（写真では原因筋線維の後外側）に圧を加えた状態で，原因筋線維を3）と同様の方向，範囲，強さで圧迫・刺激する．
再現痛が5以下（理想的には消失）に改善しているか確認する．

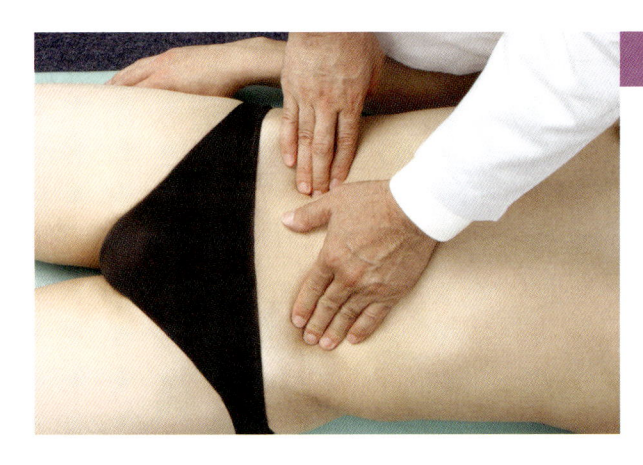

6）抑制部位を確認する評価3

再現痛が5以下（理想的には消失）にならなければ，再度別の抑制部位と思われる場所（写真では原因筋線維の対側）に圧を加えた状態で，原因筋線維を3）と同様の方向，範囲，強さで圧迫・刺激する．
再現痛が5以下（理想的には消失）に改善しているか確認する．

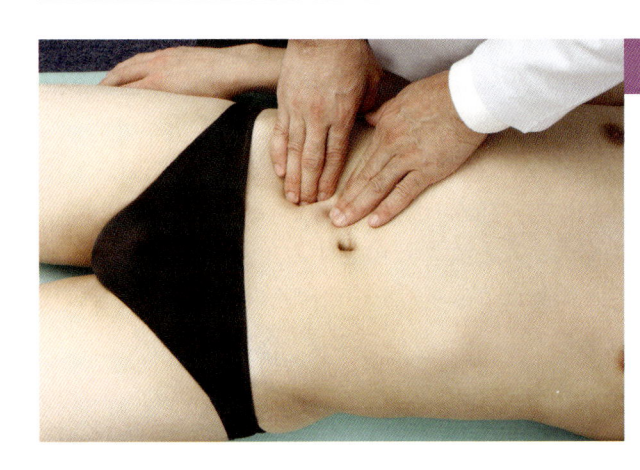

7）治療

抑制部位が確定したら，原因筋線維を最も抵抗を感じる方向に軽く圧迫した状態で，抑制部位を10～15秒刺激する．
抑制部位への刺激は，圧迫のみでも良いが，1～2cm幅で振動させることにより，抑制効果が向上することが多い．

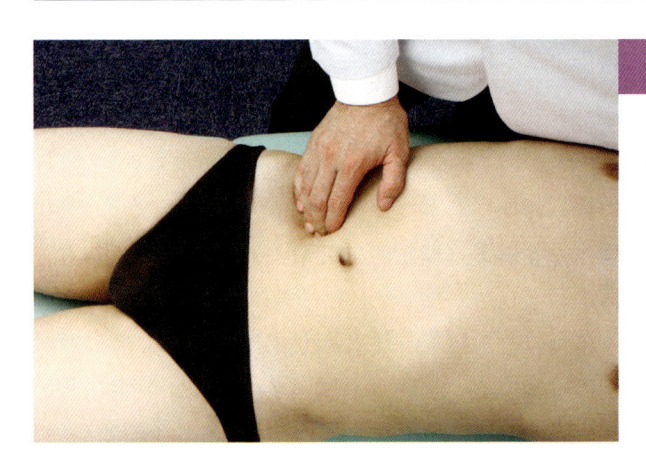

8）治療効果を確認する評価

3）と同様の方向，範囲，強さで圧迫・刺激し，原因筋線維の痛みが改善しているかどうかを確認する．

Ⅰ．基本手技　静的施行法

17．腸腰筋

18. 三角筋

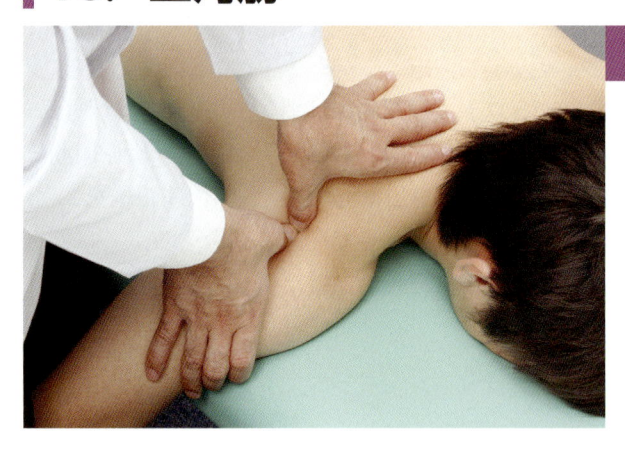

1）原因筋線維を探す評価1

両母指で三角筋を骨の表面に対して直角に圧迫し，走行に対して直交するように刺激しながら触察する．
痛み（以下，再現痛）の出現する部位を原因筋線維とする．

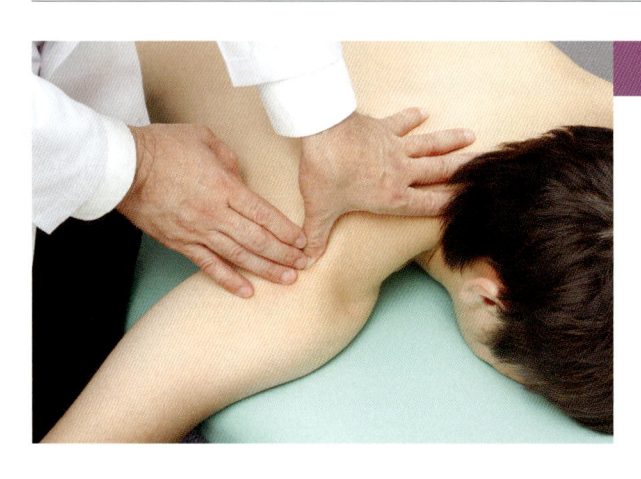

2）原因筋線維を探す評価2

原因筋線維が確定したら，一方の手の母指の上に，もう一方の手の中指を置く．

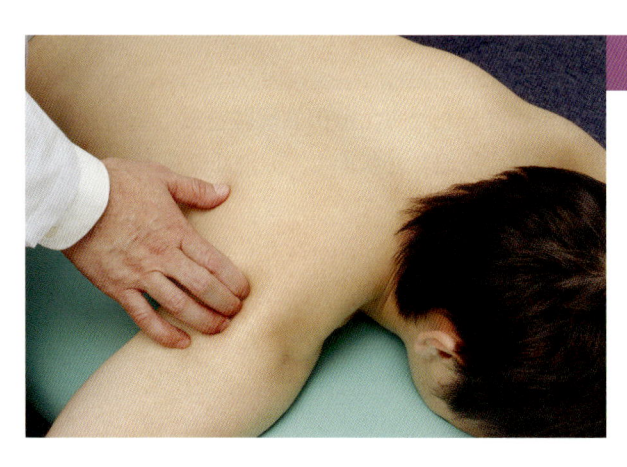

3）原因筋線維を探す評価3

一方の手の母指を引き抜き，もう一方の手の示指〜環指に置き換えて，1）と同様の方向，範囲，強さで圧迫・刺激し，痛みの強さを確認する．
この時の痛みの強さを10とする．
示指〜環指による圧迫を，原因筋線維を見失わない程度に弱める．

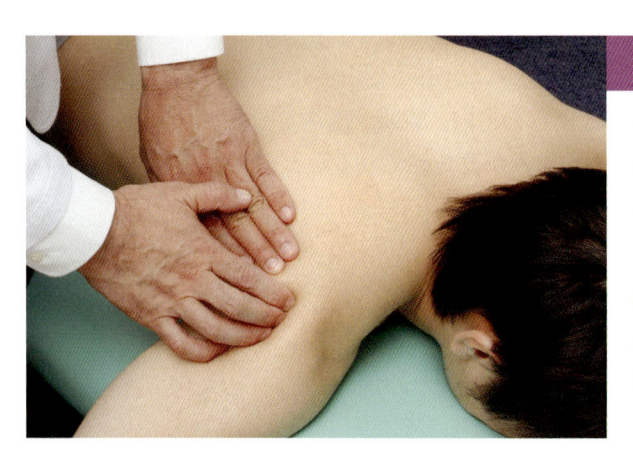

4）抑制部位を確認する評価1

抑制部位と思われる場所（写真では原因筋線維の下内側）に圧を加えた状態で，再び原因筋線維を3）と同様の方向，範囲，強さで圧迫・刺激する．
再現痛が5以下（理想的には消失）に改善しているか確認する．
抑制部位は，原因筋線維と同じ皮膚節の中で探すのが理想的である．

第6章　MTAの治療技術

5）抑制部位を確認する評価2

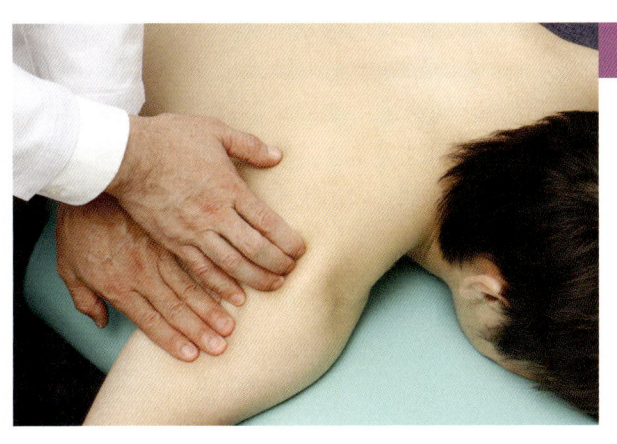

再現痛が5以下（理想的には消失）にならなければ，再度別の抑制部位と思われる場所（写真では原因筋線維の外側）に圧を加えた状態で，原因筋線維を3）と同様の方向，範囲，強さで圧迫・刺激する．
再現痛が5以下（理想的には消失）に改善しているか確認する．

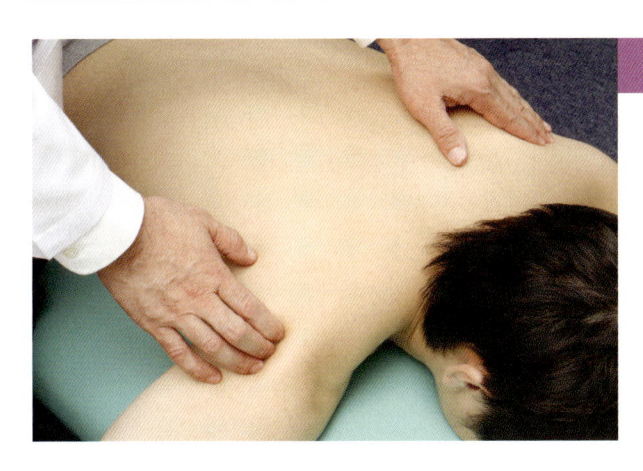

6）抑制部位を確認する評価3

再現痛が5以下（理想的には消失）にならなければ，再度別の抑制部位と思われる場所（写真では原因筋線維の対側）に圧を加えた状態で，原因筋線維を3）と同様の方向，範囲，強さで圧迫・刺激する．
再現痛が5以下（理想的には消失）に改善しているか確認する．

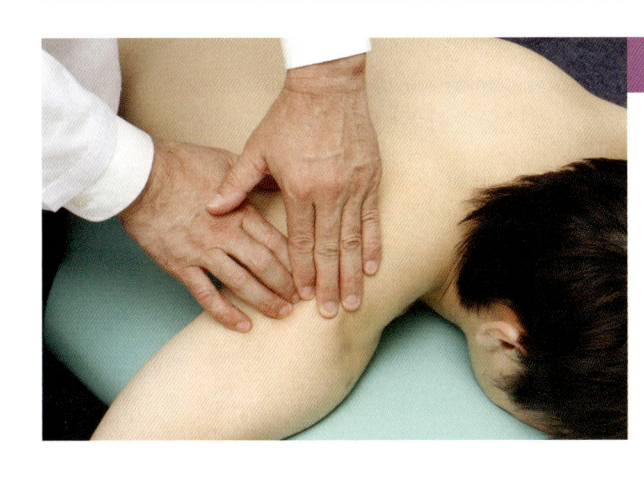

7）治療

抑制部位が確定したら，原因筋線維を骨の表面に対して直角に軽く圧迫した状態で，抑制部位を10〜15秒刺激する．
抑制部位への刺激は，圧迫のみでも良いが，1〜2cm幅で振動させることにより，抑制効果が向上することが多い．

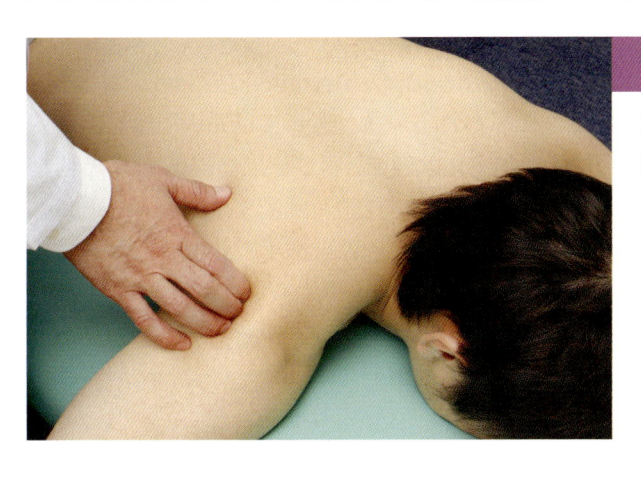

8）治療効果を確認する評価

3）と同様の方向，範囲，強さで圧迫・刺激し，原因筋線維の痛みが改善しているかどうかを確認する．

Ⅰ・基本手技―静的施行法

18・三角筋

19. 上腕二頭筋

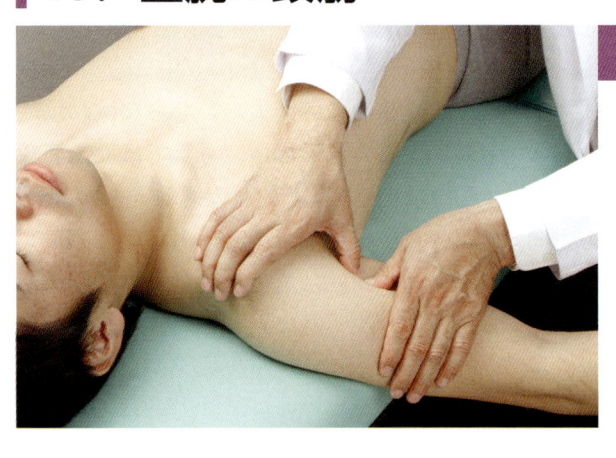

1) 原因筋線維を探す評価1

両母指で上腕二頭筋を骨の表面に対して直角に圧迫し，走行に対して直交するように刺激しながら触察する．痛み（以下，再現痛）の出現する部位を原因筋線維とする．

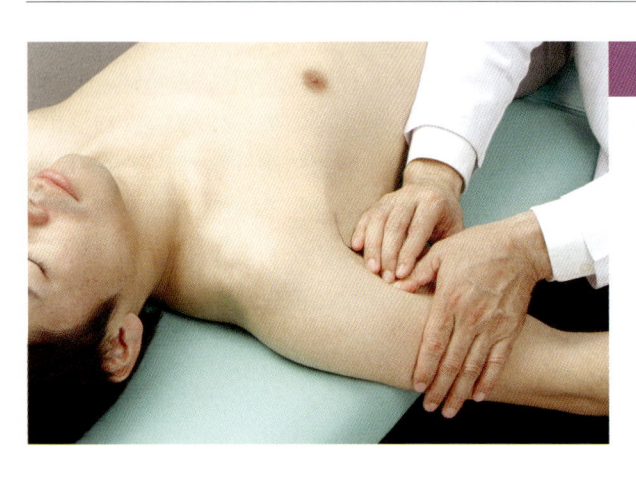

2) 原因筋線維を探す評価2

原因筋線維が確定したら，一方の手の母指の上に，もう一方の手の中指を置く．

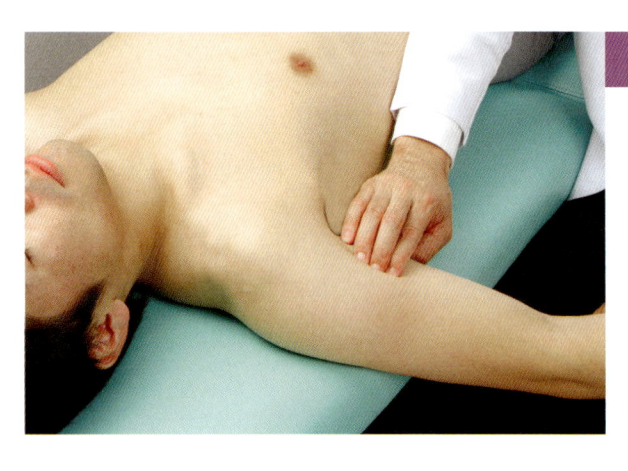

3) 原因筋線維を探す評価3

一方の手の母指を引き抜き，もう一方の手の示指〜環指に置き換えて，1) と同様の方向，範囲，強さで圧迫・刺激し，痛みの強さを確認する．
この時の痛みの強さを10とする．
示指〜環指による圧迫を，原因筋線維を見失わない程度に弱める．

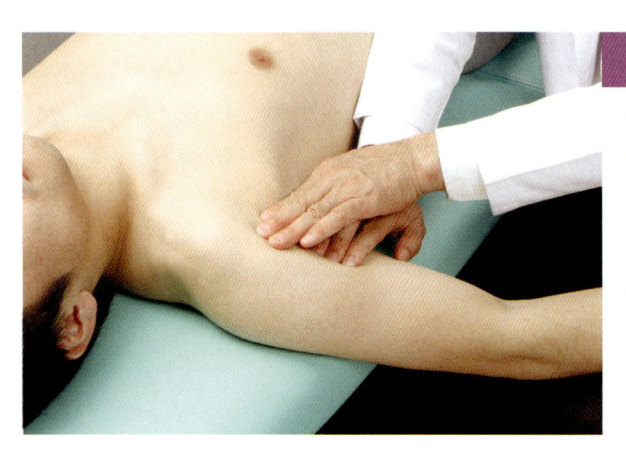

4) 抑制部位を確認する評価1

抑制部位と思われる場所（写真では原因筋線維の上内側）に圧を加えた状態で，再び原因筋線維を3) と同様の方向，範囲，強さで圧迫・刺激する．
再現痛が5以下（理想的には消失）に改善しているか確認する．
抑制部位は，原因筋線維と同じ皮膚節の中で探すのが理想的である．

第6章　MTAの治療技術

5）抑制部位を確認する評価2

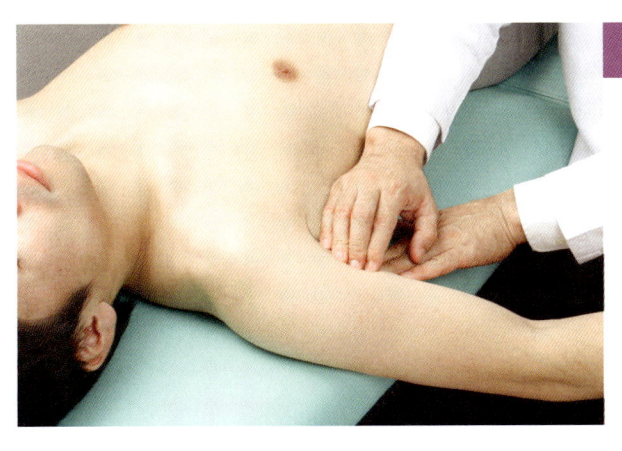

再現痛が5以下（理想的には消失）にならなければ，再度別の抑制部位と思われる場所（写真では原因筋線維の下内側）に圧を加えた状態で，原因筋線維を3）と同様の方向，範囲，強さで圧迫・刺激する．
再現痛が5以下（理想的には消失）に改善しているか確認する．

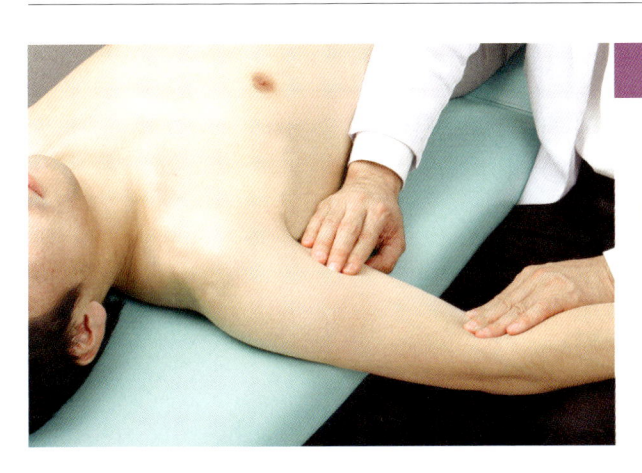

6）抑制部位を確認する評価3

再現痛が5以下（理想的には消失）にならなければ，再度別の抑制部位と思われる場所（写真では同側の上腕遠位部）に圧を加えた状態で，原因筋線維を3）と同様の方向，範囲，強さで圧迫・刺激する．
再現痛が5以下（理想的には消失）に改善しているか確認する．

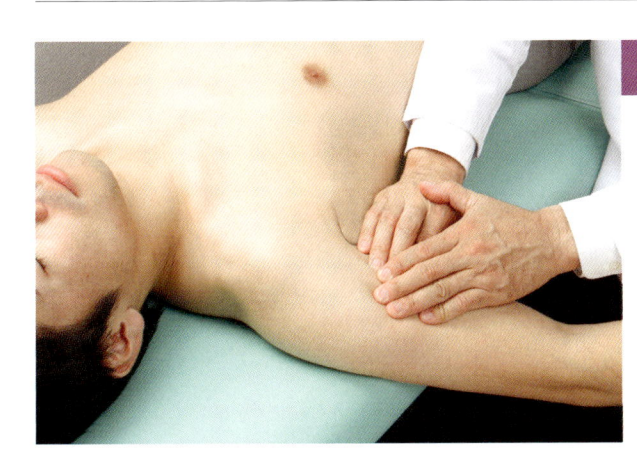

7）治療

抑制部位が確定したら，原因筋線維を骨の表面に対して直角に軽く圧迫した状態で，抑制部位を10〜15秒刺激する．
抑制部位への刺激は，圧迫のみでも良いが，1〜2cm幅で振動させることにより，抑制効果が向上することが多い．

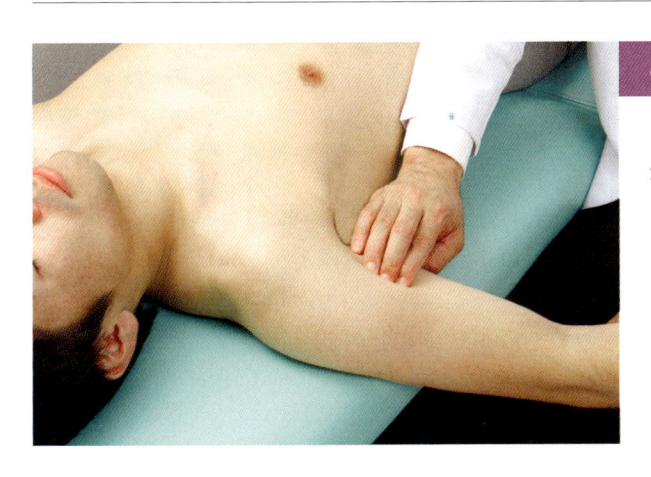

8）治療効果を確認する評価

3）と同様の方向，範囲，強さで圧迫・刺激し，原因筋線維の痛みが改善しているかどうかを確認する．

Ⅰ・基本手技―静的施行法

19・上腕二頭筋

175

20. 上腕三頭筋

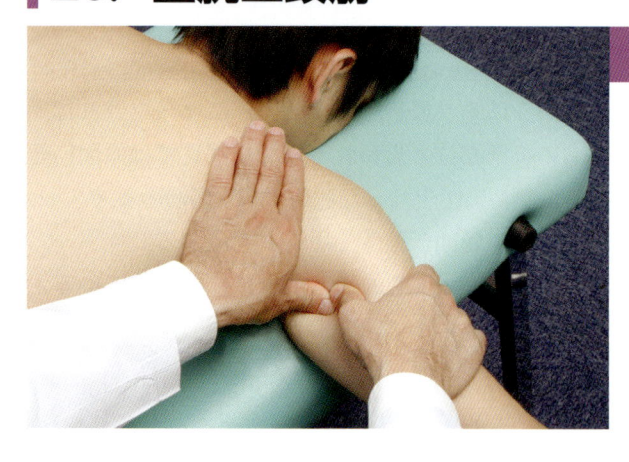

1) 原因筋線維を探す評価1

両母指で上腕三頭筋を骨の表面に対して直角に圧迫し，走行に対して直交するように刺激しながら触察する．痛み（以下，再現痛）の出現する部位を原因筋線維とする．

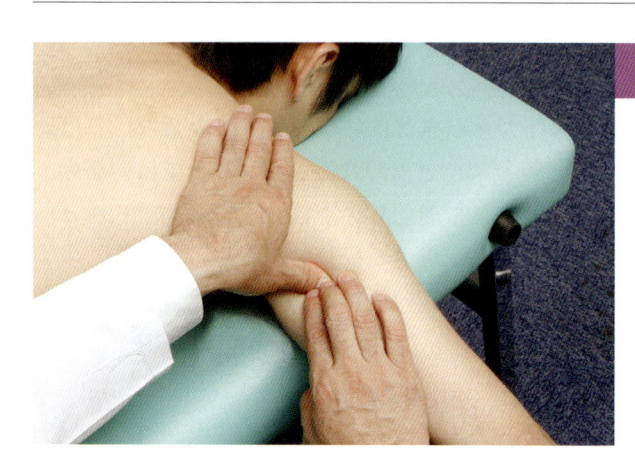

2) 原因筋線維を探す評価2

原因筋線維が確定したら，一方の手の母指の上に，もう一方の手の中指を置く．

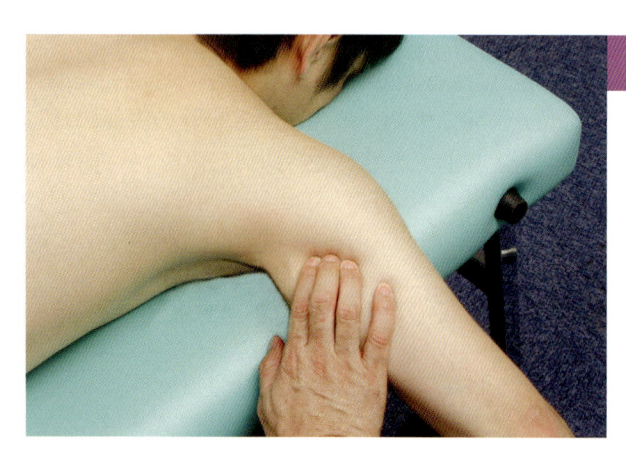

3) 原因筋線維を探す評価3

一方の手の母指を引き抜き，もう一方の手の示指〜環指に置き換えて，1)と同様の方向，範囲，強さで圧迫・刺激し，痛みの強さを確認する．
この時の痛みの強さを10とする．
示指〜環指による圧迫を，原因筋線維を見失わない程度に弱める．

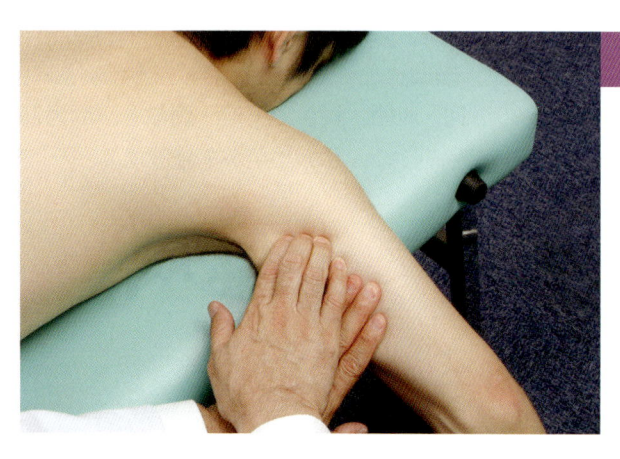

4) 抑制部位を確認する評価1

抑制部位と思われる場所（写真では原因筋線維の遠位部）に圧を加えた状態で，再び原因筋線維を3)と同様の方向，範囲，強さで圧迫・刺激する．
再現痛が5以下（理想的には消失）に改善しているか確認する．
抑制部位は，原因筋線維と同じ皮膚節の中で探すのが理想的である．

5) 抑制部位を確認する評価2

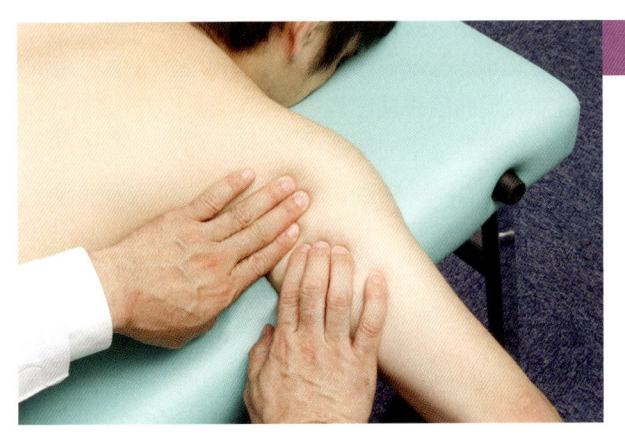

再現痛が5以下（理想的には消失）にならなければ，再度別の抑制部位と思われる場所（写真では上腕近位部）に圧を加えた状態で，原因筋線維を3）と同様の方向，範囲，強さで圧迫・刺激する．
再現痛が5以下（理想的には消失）に改善しているか確認する．

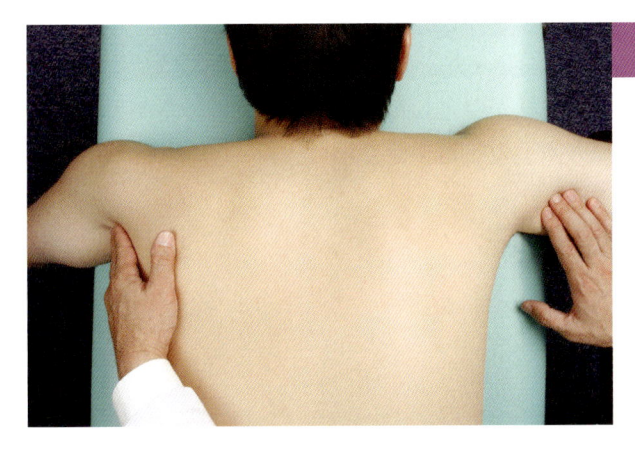

6) 抑制部位を確認する評価3

再現痛が5以下（理想的には消失）にならなければ，再度別の抑制部位と思われる場所（写真では原因筋線維の対側）に圧を加えた状態で，原因筋線維を3）と同様の方向，範囲，強さで圧迫・刺激する．
再現痛が5以下（理想的には消失）に改善しているか確認する．

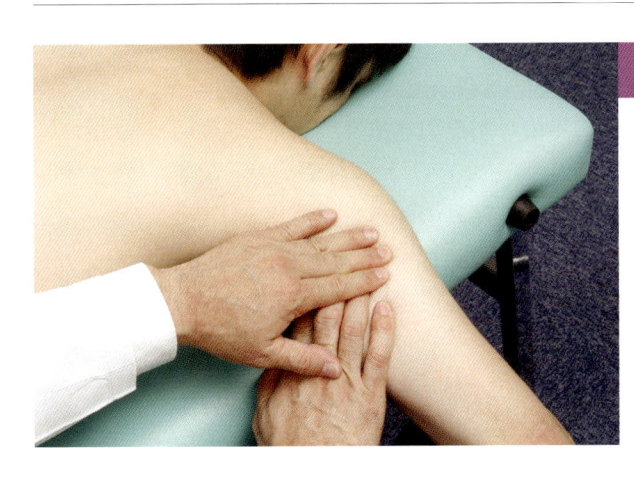

7) 治療

抑制部位が確定したら，原因筋線維を骨の表面に対して直角に軽く圧迫した状態で，抑制部位を10～15秒刺激する．
抑制部位への刺激は，圧迫のみでも良いが，1～2cm幅で振動させることにより，抑制効果が向上することが多い．

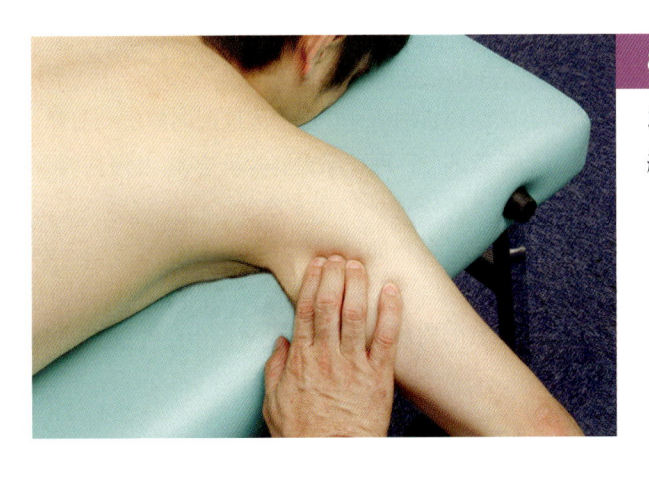

8) 治療効果を確認する評価

3）と同様の方向，範囲，強さで圧迫・刺激し，原因筋線維の痛みが改善しているかどうかを確認する．

21. 大腿筋膜張筋

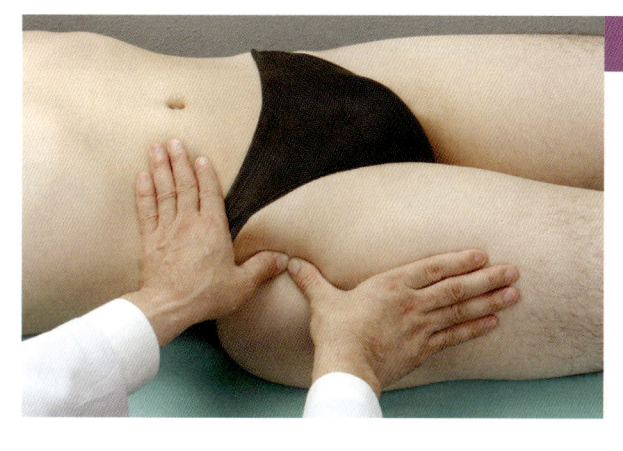

1) 原因筋線維を探す評価1

両母指で大腿筋膜張筋を骨の表面に対して直角に圧迫し，走行に対して直交するように刺激しながら触察する．

痛み（以下，再現痛）の出現する部位を原因筋線維とする．

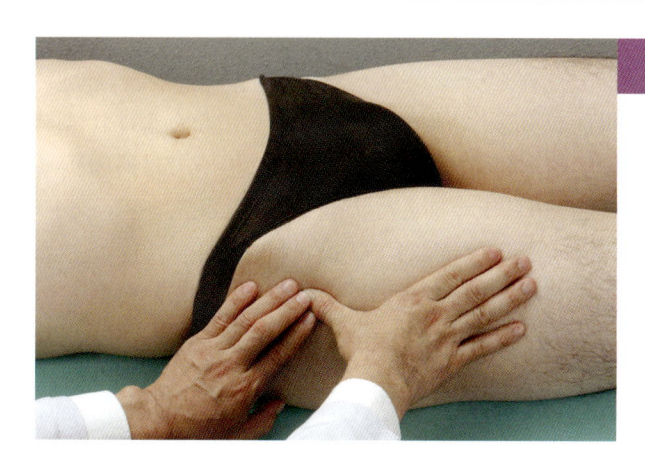

2) 原因筋線維を探す評価2

原因筋線維が確定したら，一方の手の母指の上に，もう一方の手の中指を置く．

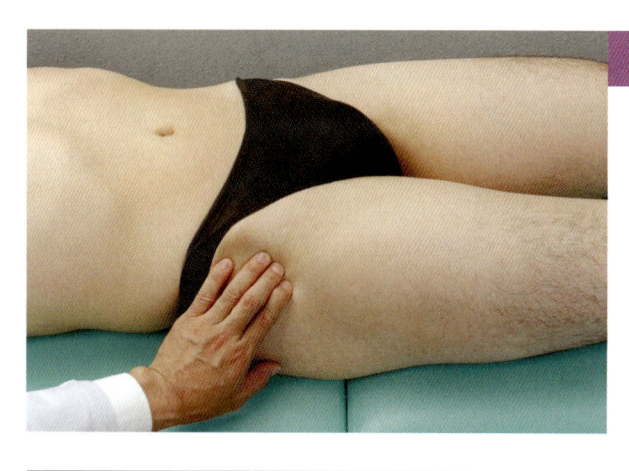

3) 原因筋線維を探す評価3

一方の手の母指を引き抜き，もう一方の手の示指～環指に置き換えて，1) と同様の方向，範囲，強さで圧迫・刺激し，痛みの強さを確認する．

この時の痛みの強さを10とする．

示指～環指による圧迫を，原因筋線維を見失わない程度に弱める．

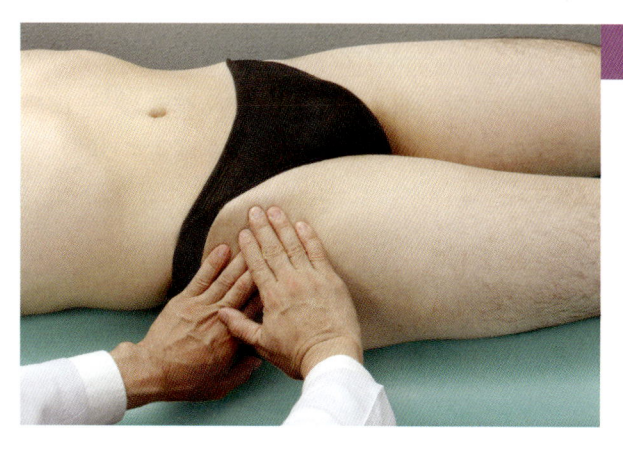

4) 抑制部位を確認する評価1

抑制部位と思われる場所（写真では原因筋線維の前部）に圧を加えた状態で，再び原因筋線維を3) と同様の方向，範囲，強さで圧迫・刺激する．

再現痛が5以下（理想的には消失）に改善しているか確認する．

抑制部位は，原因筋線維と同じ皮膚節の中で探すのが理想的である．

5）抑制部位を確認する評価2

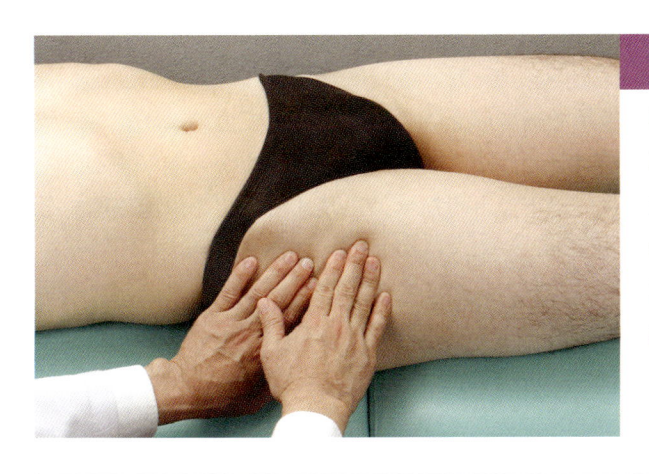

再現痛が5以下（理想的には消失）にならなければ，再度別の抑制部位と思われる場所（写真では原因筋線維の下部）に圧を加えた状態で，原因筋線維を3）と同様の方向，範囲，強さで圧迫・刺激する．
再現痛が5以下（理想的には消失）に改善しているか確認する．

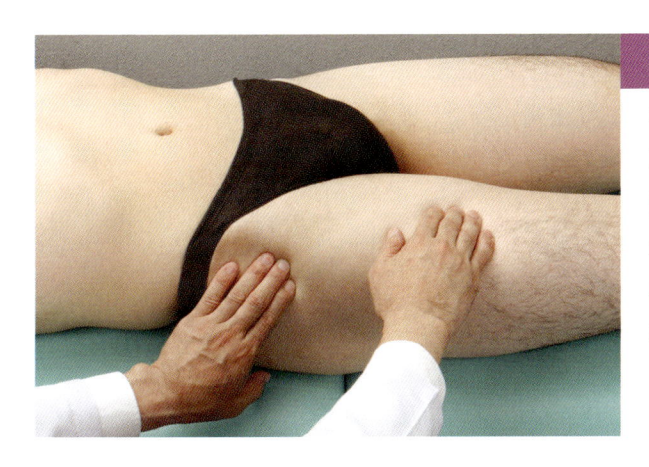

6）抑制部位を確認する評価3

再現痛が5以下（理想的には消失）にならなければ，再度別の抑制部位と思われる場所（写真では同側の大腿中央部）に圧を加えた状態で，原因筋線維を3）と同様の方向，範囲，強さで圧迫・刺激する．
再現痛が5以下（理想的には消失）に改善しているか確認する．

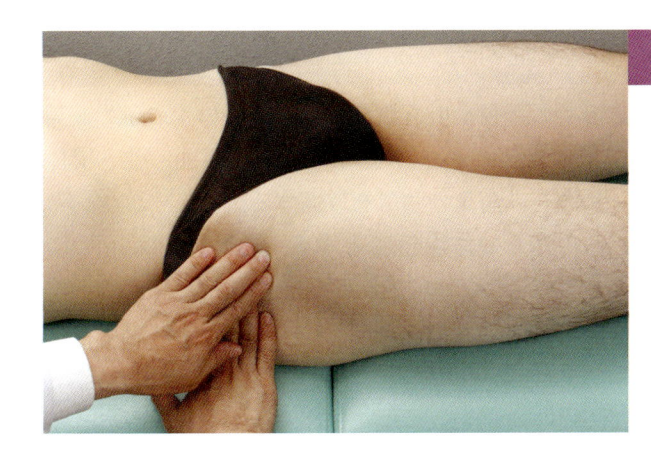

7）治療

抑制部位が確定したら，原因筋線維を骨の表面に対して直角に軽く圧迫した状態で，抑制部位を10～15秒刺激する．
抑制部位への刺激は，圧迫のみでも良いが，1～2cm幅で振動させることにより，抑制効果が向上することが多い．

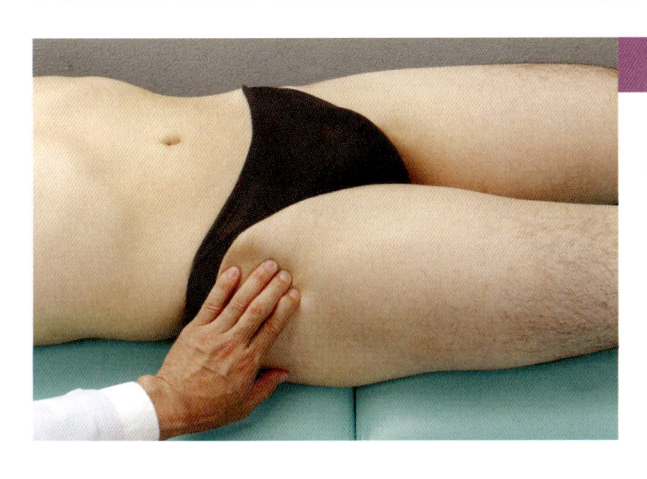

8）治療効果を確認する評価

3）と同様の方向，範囲，強さで圧迫・刺激し，原因筋線維の痛みが改善しているかどうかを確認する．

22. 縫工筋

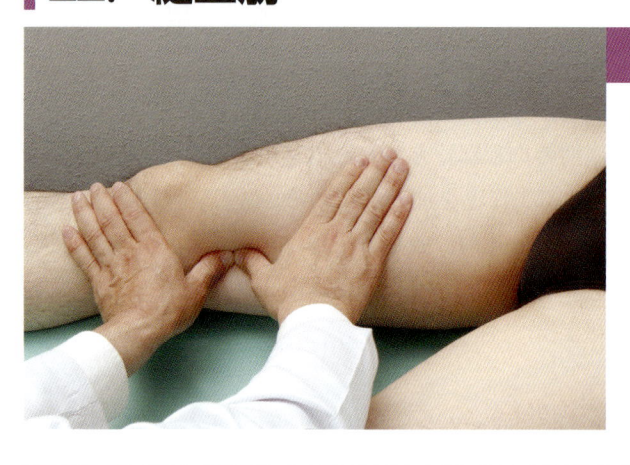

1）原因筋線維を探す評価1

両母指で縫工筋を骨の表面に対して直角に圧迫し，走行に対して直交するように刺激しながら触察する．
痛み（以下，再現痛）の出現する部位を原因筋線維とする．

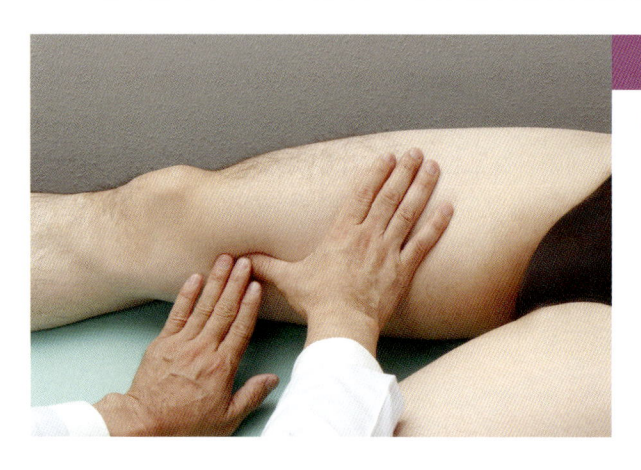

2）原因筋線維を探す評価2

原因筋線維が確定したら，一方の手の母指の上に，もう一方の手の中指を置く．

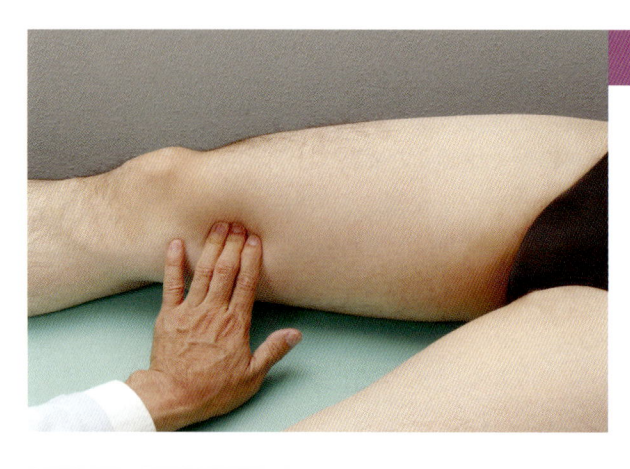

3）原因筋線維を探す評価3

一方の手の母指を引き抜き，もう一方の手の示指〜環指に置き換えて，1）と同様の方向，範囲，強さで圧迫・刺激し，痛みの強さを確認する．
この時の痛みの強さを10とする．
示指〜環指による圧迫を，原因筋線維を見失わない程度に弱める．

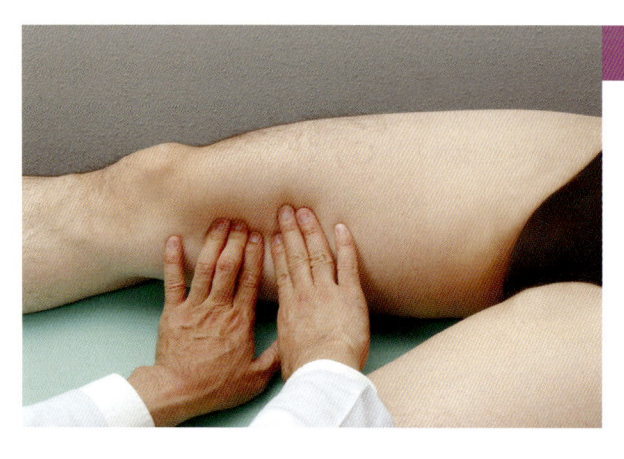

4）抑制部位を確認する評価1

抑制部位と思われる場所（写真では原因筋線維の上部）に圧を加えた状態で，再び原因筋線維を3）と同様の方向，範囲，強さで圧迫・刺激する．
再現痛が5以下（理想的には消失）に改善しているか確認する．
抑制部位は，原因筋線維と同じ皮膚節の中で探すのが理想的である．

5）抑制部位を確認する評価2

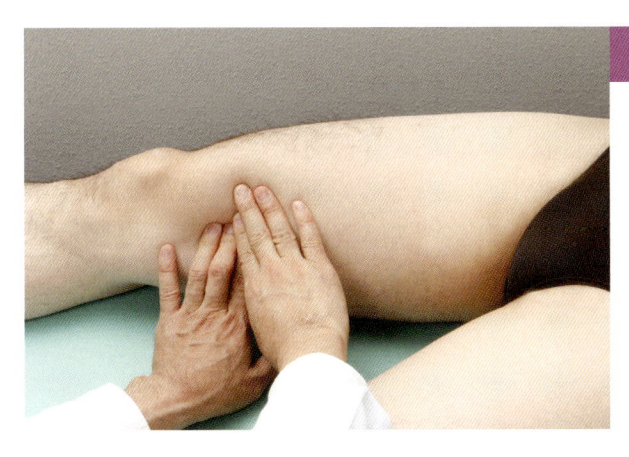

再現痛が5以下（理想的には消失）にならなければ，再度別の抑制部位と思われる場所（写真では原因筋線維の前部）に圧を加えた状態で，原因筋線維を3）と同様の方向，範囲，強さで圧迫・刺激する．
再現痛が5以下（理想的には消失）に改善しているか確認する．

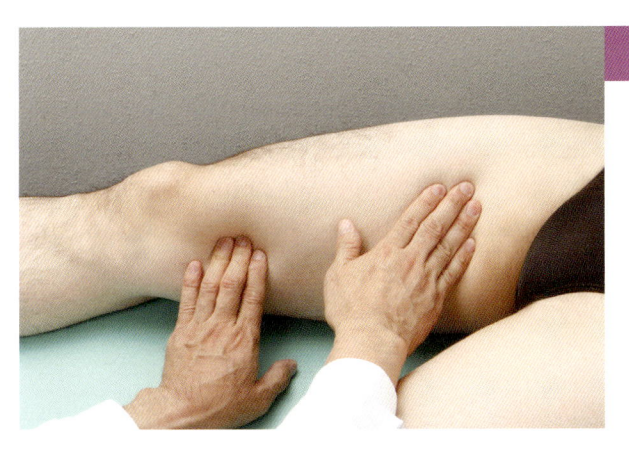

6）抑制部位を確認する評価3

再現痛が5以下（理想的には消失）にならなければ，再度別の抑制部位と思われる場所（写真では大腿前面中央内側部）に圧を加えた状態で，原因筋線維を3）と同様の方向，範囲，強さで圧迫・刺激する．
再現痛が5以下（理想的には消失）に改善しているか確認する．

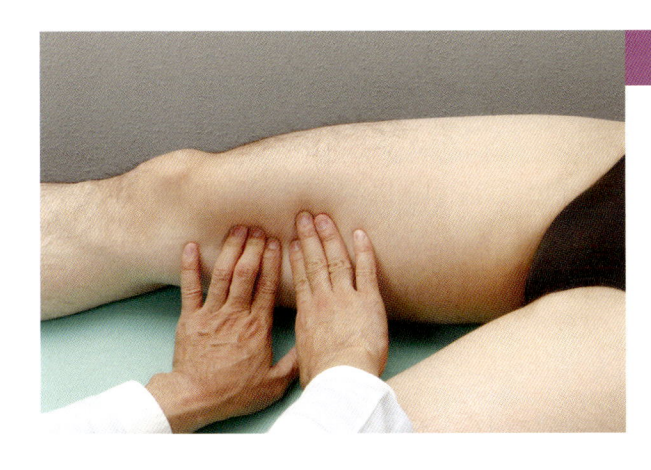

7）治療

抑制部位が確定したら，原因筋線維を骨の表面に対して直角に軽く圧迫した状態で，抑制部位を10～15秒刺激する．
抑制部位への刺激は，圧迫のみでも良いが，1～2cm幅で振動させることにより，抑制効果が向上することが多い．

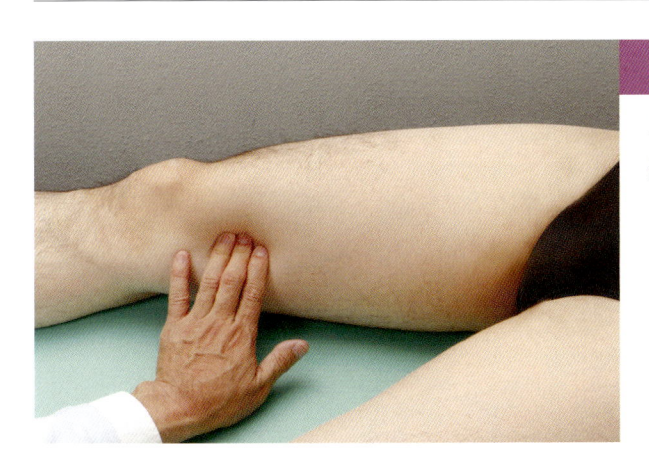

8）治療効果を確認する評価

3）と同様の方向，範囲，強さで圧迫・刺激し，原因筋線維の痛みが改善しているかどうかを確認する．

II. 基本手技——動的施行法

1. 安静時痛に対する動的施行法（肩甲挙筋による演習）

以下に，肩甲挙筋の痛みが原因で起こる安静時痛に対する動的施行法の演習手順を述べる．

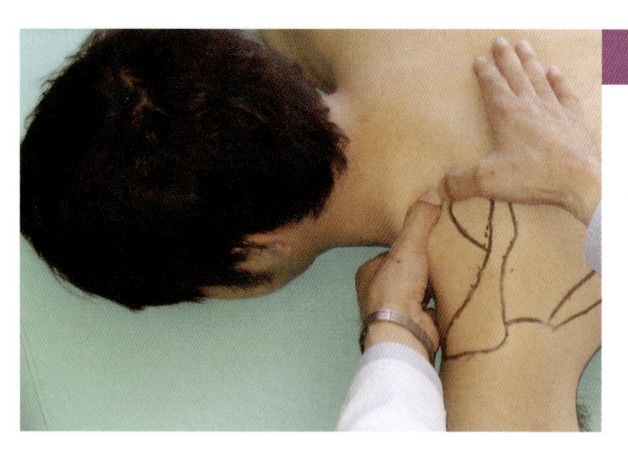

1）原因筋線維を探す評価1

両母指で肩甲挙筋を骨の表面に対して直角に圧迫し，走行に対して直交するように刺激する．再現痛が出現する部位を原因筋線維とする．

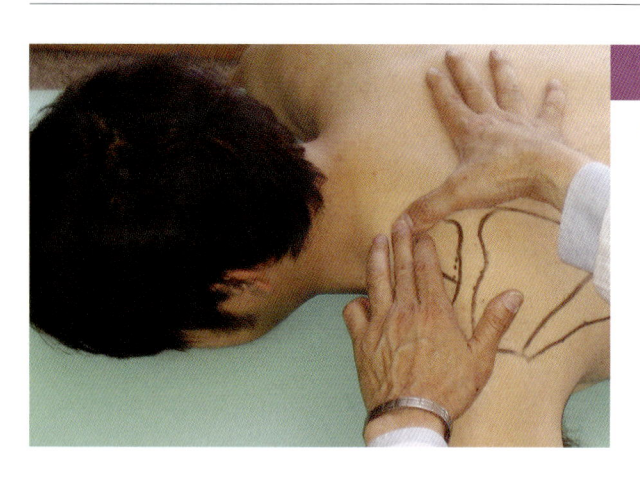

2）原因筋線維を探す評価2

原因筋線維が確定したら，一方の手の母指の上にもう一方の手の中指を置く．

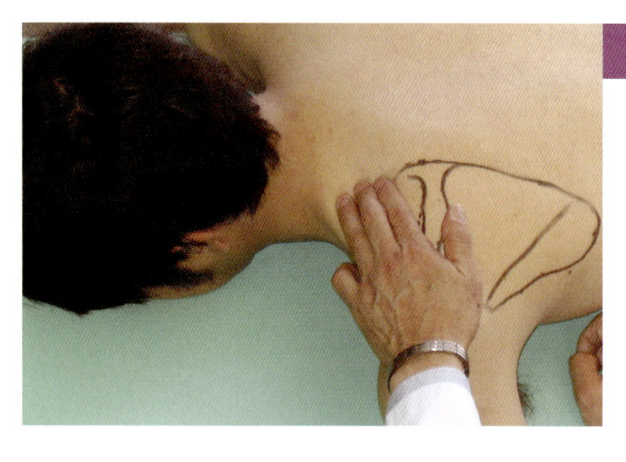

3）原因筋線維を探す評価3

一方の手の母指を引き抜き，もう一方の手の示指～環指に置き換えて，1）と同様の方向，範囲，強さで圧迫・刺激し，痛みの強さを確認する．
この時の痛みの強さを10とする．示指～環指による圧迫を，原因筋線維を見失わない程度に弱める．

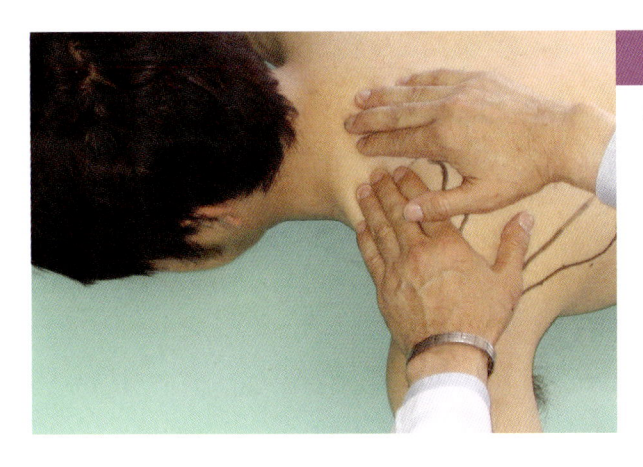

4）抑制部位を探す評価

抑制部位と思われる部位に圧を加えた状態で，再び原因筋線維を3）と同様の方向，範囲，強さで圧迫・刺激し抑制効果を確認する．
再現痛が5以下（理想的には消失）に改善していたらその部位を抑制部位とする．抑制部位は，原因筋線維と同じ皮膚節の中で探すのが理想的である．

＊再現痛が5以下（理想的には消失）に改善しなければ，再度別の抑制部位と思われる部位に圧を加えた状態で，原因筋線維を3）と同様の方向，範囲，強さで圧迫・刺激し，再現痛が5以下（理想的には消失）に改善する部位を探す．

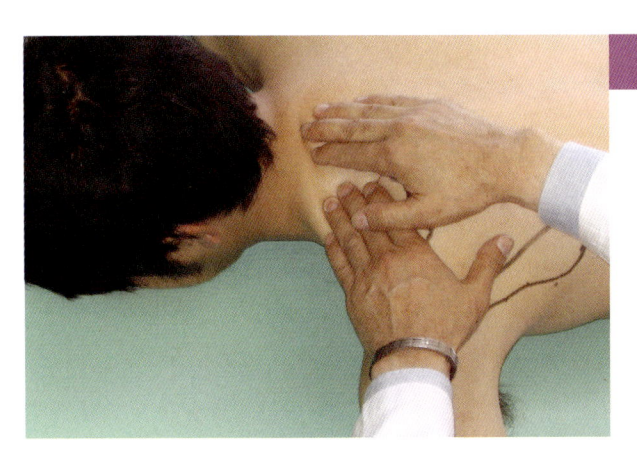

5）治療

抑制部位が確定したら，その部位と原因筋線維を骨の表面に対して直角に圧迫した状態で，原因筋線維の主動作と反対の動作を行わせ，その後，元の位置に戻し力を抜かせ原因筋線維の深部を軽く圧迫しながら，抑制部位に約3秒間圧刺激を加える．上記の手技を1セットとし，約10回行わせる．

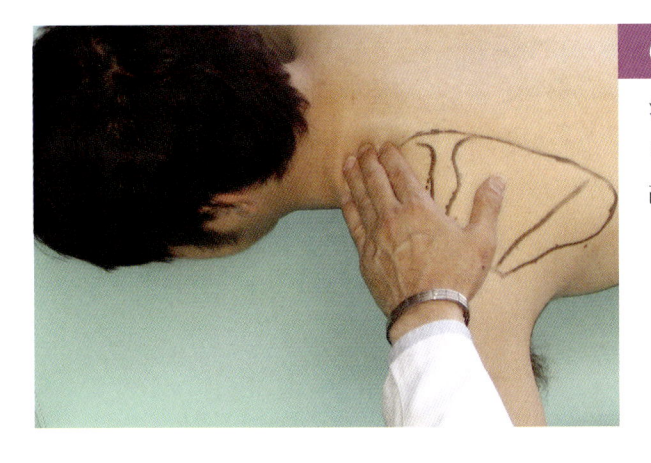

6）治療効果を確認する評価

治療が終了したら，抑制部位から手を放し原因筋線維を3）と同様の方向，範囲，強さで圧迫・刺激し痛みの改善状態を確認する．痛みが改善していたら終了する．

Ⅱ・基本手技—動的施行法

1・安静時痛に対する動的施行法（肩甲挙筋による演習）

183

2. 運動時痛に対する動的施行法

　安静時痛は静止時の痛みであり運動時の痛みではないため，動きを伴う動的評価を必要としない．しかし，運動時痛は運動によって起こる痛みであり，静的評価のみでは原因筋線維を正確に探すことができないため，動的評価も必要である．

　しかし，動的評価は，動きを伴う評価であるために施行が難しい．そこである程度，静的評価により安静状態で原因筋線維を確認した後，動的評価を施行することによって原因筋線維を確定し易くなる．その結果，治療効果が向上する．

　治療は，静的施行法が安静状態で行うのに対して，本施行法は症状が起こる動作によって行う．

A. 基本的な運動時痛に対する動的施行法

以下に，基本的な運動時痛に対する動的施行法の施行手順を述べる．

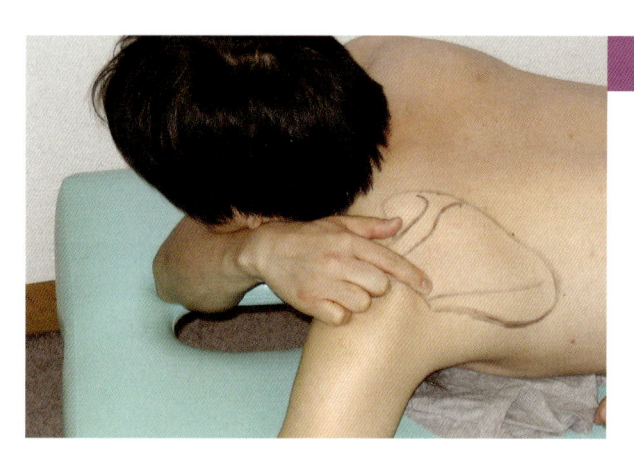

1) 原因筋線維を探す評価

①患者自身による確認

患者に再現痛が起こる動作を行わせ再現痛を起こした状態で，再現痛が起こる部位を1本指で指し示させる．

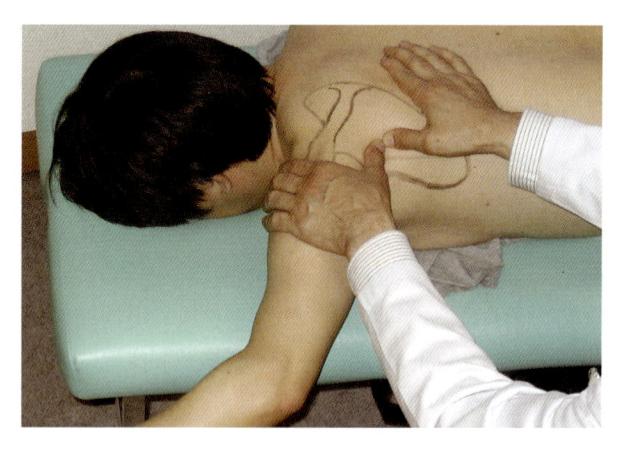

②筋触察による確認（静的評価）

再現痛が起こる動作を行わせ再現痛を起こした状態で，患者が指し示した部位の近くの筋線維を母指で触察する．筋触察により患者が訴えている痛みと同じ痛みが強くなり，明確に認識できるようになる筋線維（原因筋線維）を探す．

原因筋線維を探したら，母指を示指〜環指に置き換えて，原因筋線維を確定する．

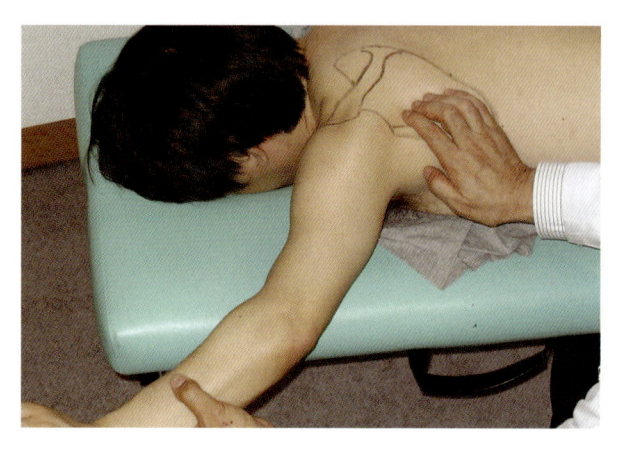

筋触察では，手指などで筋を骨の表面に対して直角に圧迫し，走行に対して直交するように筋束を刺激する．

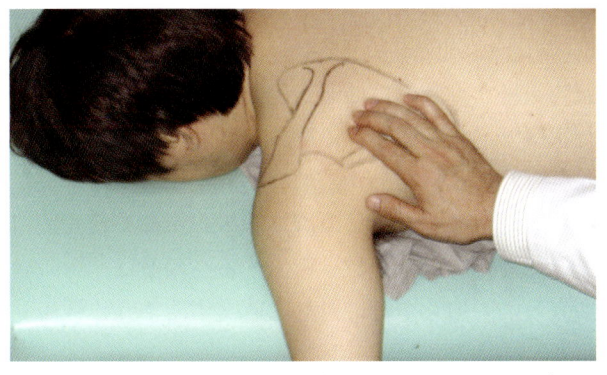

第6章　MTAの治療技術

③筋触察と運動時に起こる痛みの比較による確定（動的評価）

1）の②で痛みが出現した直後に再現痛が起こる動きを行わせ，2種類の痛みが同じであるかを比較する．筋触察により起こった痛みと運動時痛とが同じであればその痛みは再現痛であり，筋触察で刺激している筋線維が原因筋線維である．必要であれば，筋触察と運動時痛を交互に数回比較する．

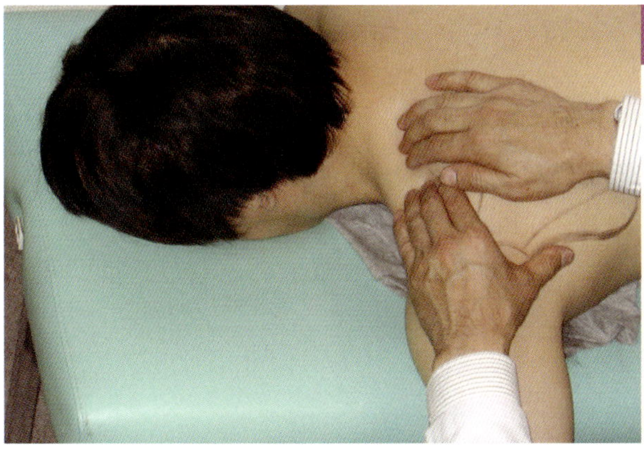

筋触察による再現痛の確認（原因筋線維を刺激する）

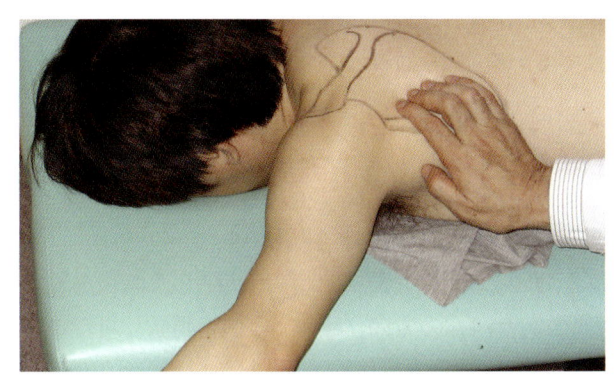

運動時に起こる再現痛の確認（原因筋線維を軽く圧迫する）

2）抑制部位を確認する評価

①筋触察による確認（静的評価）

原因筋線維の圧迫を弱め，抑制部位と思われる部位を軽く圧迫した状態で，原因筋線維を1）の②と同様の方向，範囲，強さで刺激し，再現痛の改善状態を確認する．これは，安静時に筋触察による侵害受容器の刺激によって生じる上向性痛覚神経線維のインパルスが，ゲートコントロール説による機序で遮断されたかどうかを確認する評価である．

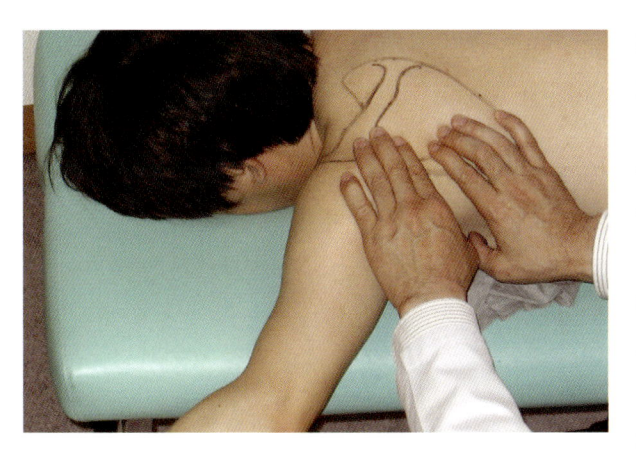

②運動時痛が起こる動作による確定（動的評価）

2）の①で再現痛が改善していたら，再現痛が起こる動きを行わせ再現痛の改善状態を確認する．再現痛が改善していたら触察していた筋線維を原因筋線維と確定する．

これは，運動時痛が起こる動作により侵害受容器を刺激することによって生じる上向性痛覚神経線維のインパルスが，ゲートコントロール説により遮断されたかどうかを確認する評価である．このときに，症状が消失していれば治療によって運動時痛が確実に改善できる．

Ⅱ・基本手技―動的施行法

2・運動時痛に対する動的施行法

185

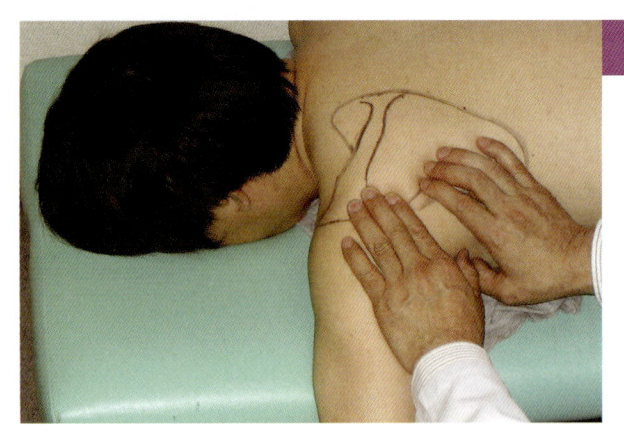

3）治療（動的治療）

原因筋線維と抑制部位が確定したら，両方を軽く圧迫した状態で，痛みが起こる動きを行わせた後，反対の動きを行わせる．その後，始めの肢位に戻り力を抜かせる．筋が弛緩したら，原因筋線維の深部を軽く圧迫した状態で抑制部位を数秒刺激する．刺激は，骨の表面に直角に圧迫し走行に対して直交するように触圧覚受容器に加える．

前記の治療（痛みが起こる動き→反対の動き→力を抜かせ，原因筋線維の深部を軽く圧迫し抑制部位を数秒刺激する）を約10回繰り返す．

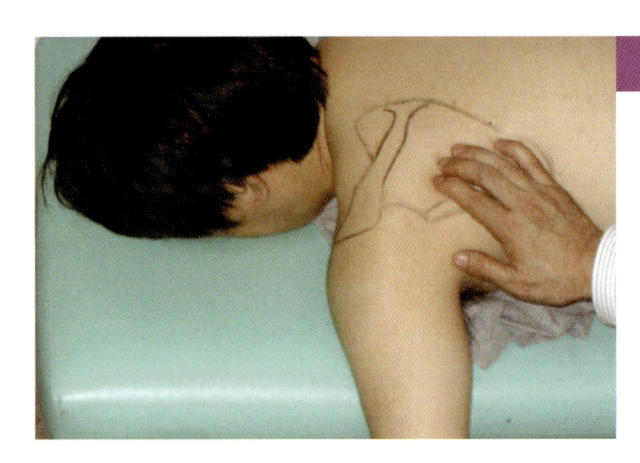

4）治療効果を確認する評価

①筋触察による確認（静的評価）

治療が終了したら抑制部位から指を放し，原因筋線維を1）の②と同様の方向，範囲，強さで刺激し再現痛の改善状態を確認する．

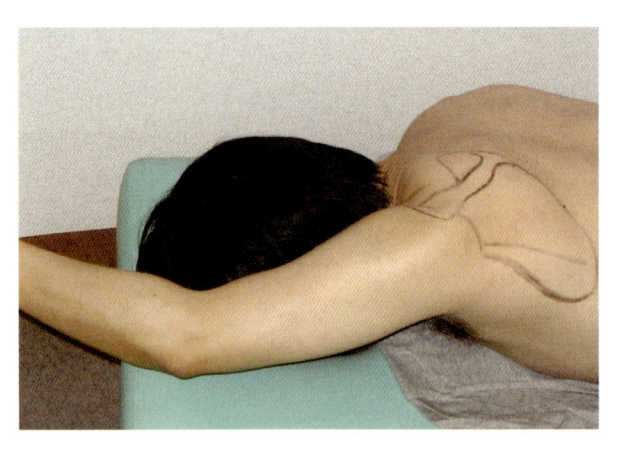

②運動時痛が起こる動作による確認（動的評価）

4）の①で症状が改善していたら，痛みが起こる動きを行わせ再現痛の改善状態を確認する．再現痛が改善していたら終了する．

■B. 上肢挙上時に生じる痛みに対する動的施行法の演習（座位での施行法）

以下に，上肢挙上時に生じる筋の痛みが阻害因子となって，動作およびROMが制限されている症例に対する座位での動的施行法の演習方法を述べる．ここでは，はじめから示指，中指，環指で施行する方法を紹介する．

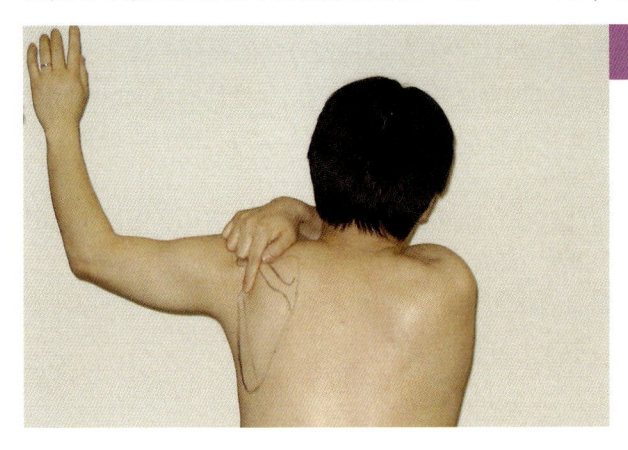

1) 原因筋線維を探す評価

①患者自身による確認

患者に「痛みが起こる動作をしてください」などと言い，再現痛が起こる動作を行わせ再現痛を起こした状態で，再現痛が起こる部位を1本指で指し示させる．その指の上に施行者の指を重ねた後，患者の指をその部位から引き抜かせ，患者が指し示した部位を圧迫する．

※Ⅱ-1を参照．

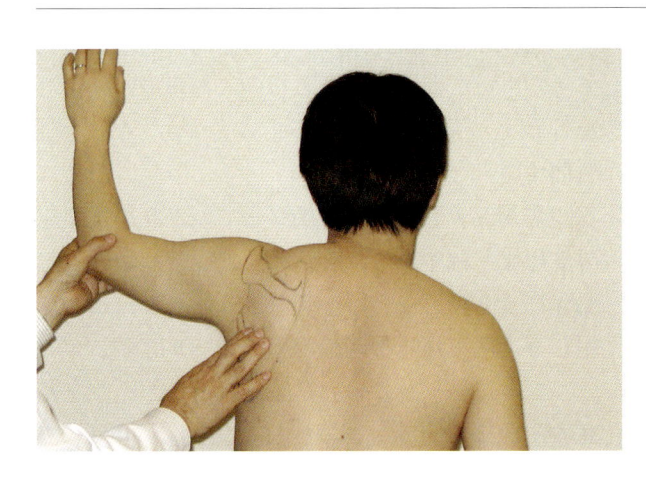

②筋触察による確認（静的評価）

患者に「痛みが起こる動きをしてください」などと言い，再現痛が起こる動きを行わせる．再現痛を起こした状態で，1)の①で圧迫した部位およびその近くの筋線維を触察し，患者が訴えている痛みと同じ痛み（再現痛）が強くなり，明確に認識できるようになる筋線維（原因筋線維）を探す．痛みが起こったら，「この痛みは，腕を挙げた時の痛みと同じですか」などと質問し，その痛みが再現痛であるかどうかを確認する．

※腕を挙上させ，原因筋線維の侵害受容器を刺激しながら行う．

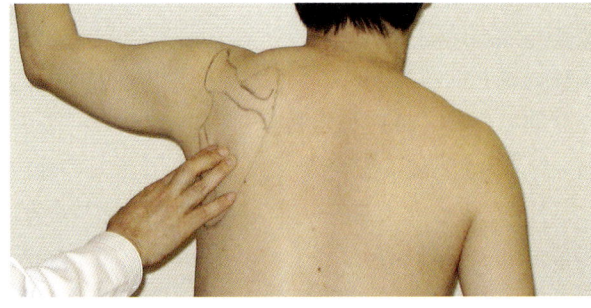

③筋触察と運動時に起こる痛みの比較による確定（動的評価）

1)の②で痛みを確認したら，「痛みが起こる動きをしてください」などと言い，再現痛が起こる動きを行わせる．再現痛が起こったら「この痛みと」と言い，その直後に腕を降ろし筋触察により1)の②と同じ痛みを起こし「この痛みは同じですか」と患者に質問し，痛みの種類が同じであるかどうかを比較する．

運動時に起こる再現痛の確認

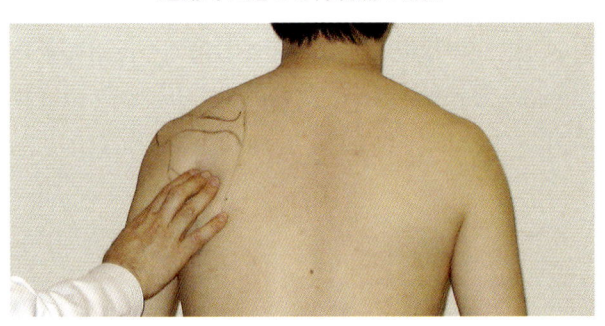

筋触察による再現痛の確認

＊筋触察により起こった痛みと運動時痛とが同じであれば，その痛みは再現痛であり筋触察で刺激している筋線維が原因筋線維である．必要であれば，筋触察と運動時痛を交互に数回比較する．重要なことは，運動により出現した再現痛と筋触察による痛みとを比較させることによって，同じ痛みであるかを患者に確認させることである．

2）抑制部位を確認する評価

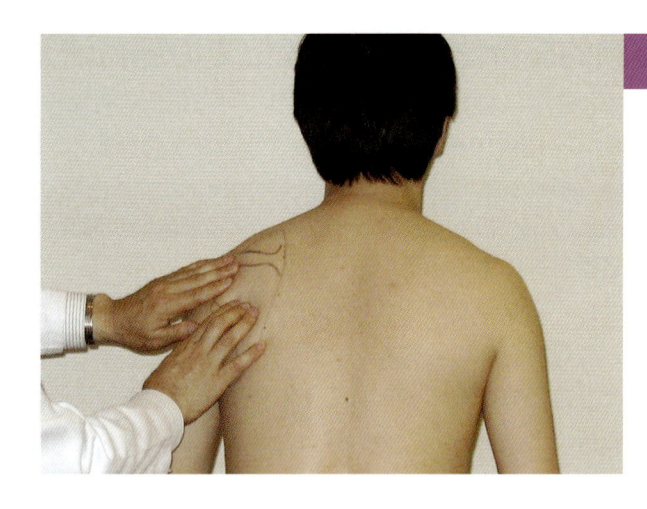

①筋触察による確認（静的評価）

抑制部位と思われる部位を軽く圧迫した状態で，原因筋線維を，1）の②と同様の方向，範囲，強さで刺激し，「最初の痛みを10として，この痛みは幾つ残っていますか」などと患者に質問し，再現痛の改善状態を確認する．

* これは，筋触察による侵害受容器の刺激によって生じる痛覚神経線維のインパルスが，ゲートコントロール説による機序で遮断されたかどうかを確認する評価である．

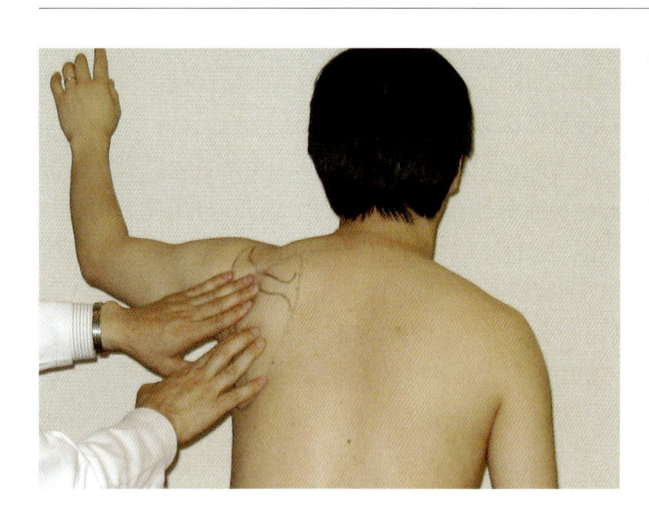

②運動時痛が起こる動作による確定（動的評価）

2）の①で痛みが改善していたら，「痛みが起こる動きをしてください」などと患者に言い，再現痛が起こる動作を行わせ，「痛みは幾つ残っていますか」などと患者に質問する．

* 再現痛が改善していたら触察していた筋線維を原因筋線維と確定する．これは，運動時痛が起こる動作により侵害受容器が刺激されることによって生じる上向性痛覚神経線維のインパルスが，ゲートコントロール説により遮断されたかどうかを確認する評価である．このときに，症状が消失していれば治療によって運動時痛が確実に改善できる．

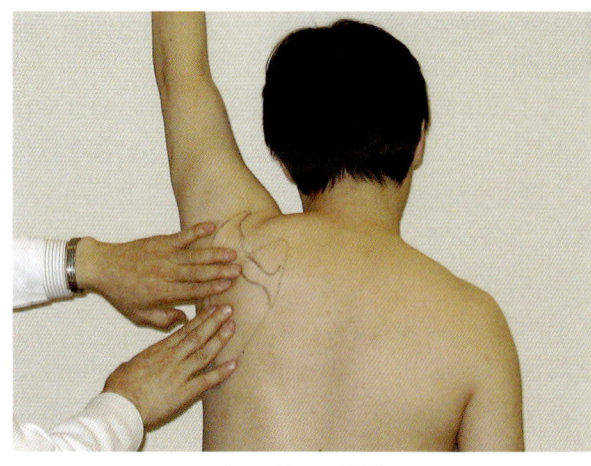

3）治療（動的治療）

原因筋線維と抑制部位が確定したら，両方を軽く圧迫した状態で，「痛みが起こる動きをしてください」などと言い，痛みが起こる動作を行わせた後，「反対の動きをしてください」などと言い，反対の動きを行わせる．その後，「始めの肢位に戻ってください」，「力を抜いてください」と言い，力を抜かせる．原因筋線維が弛緩したら，深部を軽く圧迫した状態で抑制部位を数秒刺激する．前記の治療（痛みが起こる動作→反対の動作→力を抜かせ，抑制部位を数秒刺激する）を約10回繰り返す．

痛みが起こる動作

第6章　MTAの治療技術

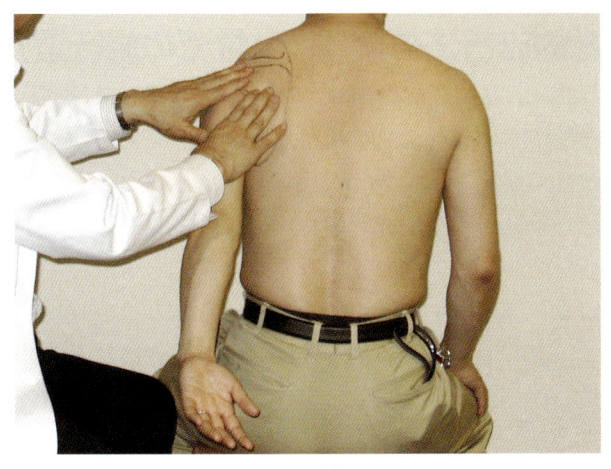

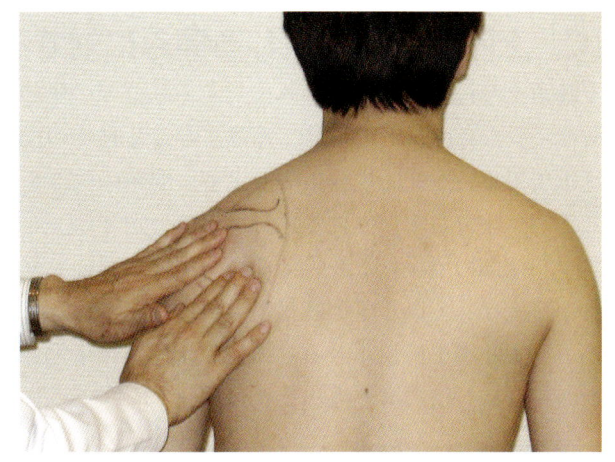

逆の動作　　　　　　　　　　　　　　　力を抜かせて抑制する

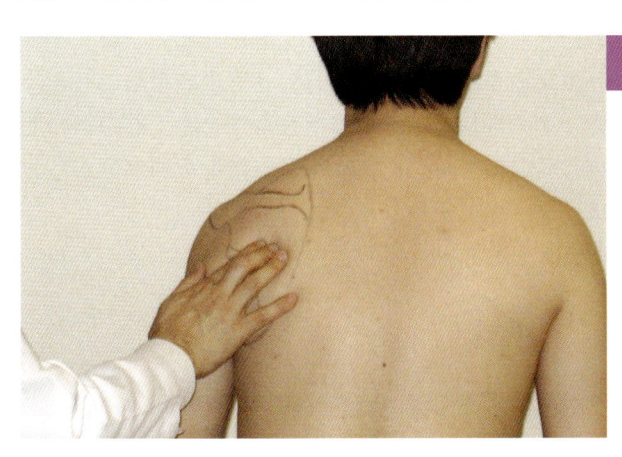

4) 治療効果を確認する評価

①筋触察による確認（静的評価）

治療が終了したら抑制部位から指を放し，原因筋線維を1）の①と同様の方向，範囲，強さで刺激し「痛みは幾つ残っていますか」などと言い，再現痛の改善状態を確認する．

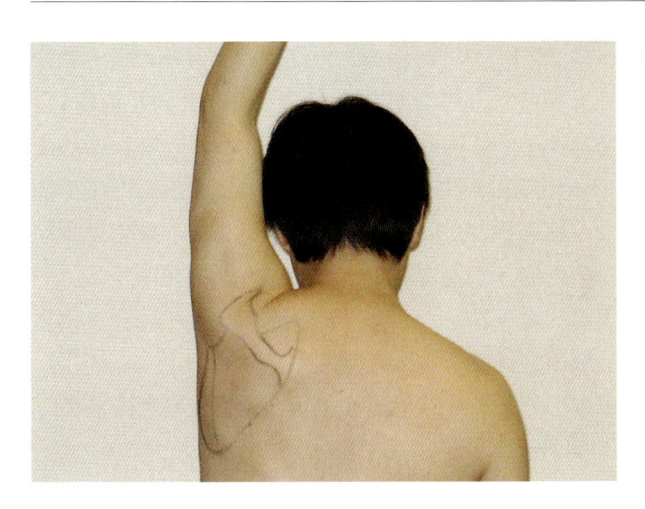

②運動時痛が起こる動作による確認（動的評価）

4）の①で症状が改善していたら，「痛みが起こる動きをしてください」などと言い，痛みが起こる動きを行わせ，「痛みは幾つ残っていますか」などと患者に質問する．再現痛が改善していたら終了する．

■C. 上肢挙上時に生じる痛みに対する動的施行法の演習（臥位での施行法）

　上肢挙上時に生じる筋の痛みに対する臥位での動的施行法は，Bで述べた座位での動的施行法とほぼ同様である．異なる点は，治療時に痛みが起こる動作の反対の動作を十分行えない場合が多いことである．

　臨床現場で治療する場合には，患者に問題の動作を行わせて症状を出現させながら評価することが重要であるため，座位および立位で施行することが多い．しかし，それらの肢位では筋を十分に弛緩させることができず，深部の治療を十分行えない．座位や立位で施行した場合には，施行後にリラックスできる臥位で深部および残存している原因筋線維の治療を再度行うことにより，効果を向上できると考えられる．

　以下に上肢挙上時に生じる筋の痛みが阻害因子となって，動作やROMが制限されている症例に対する臥位での動的施行法の演習方法を述べる．

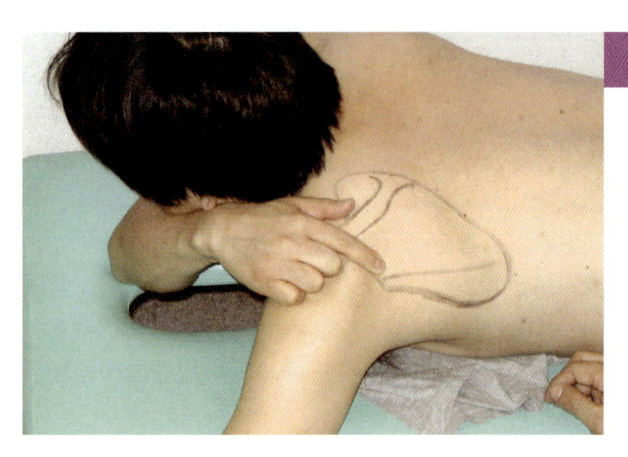

1) 原因筋線維を探す評価

①患者自身による確認

患者に「痛みが起こる動作をしてください」などと言い，再現痛が起こる動作を行わせ再現痛を起こした状態で，その部位を1本指で指し示させる．その指の上に施行者の指を重ねた後，患者の指をその部位から引き抜かせ，患者が指し示した部位を圧迫する．

　※Ⅱ-1を参照．

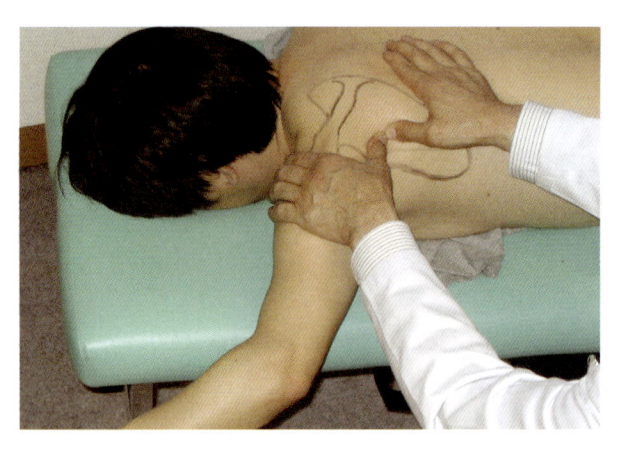

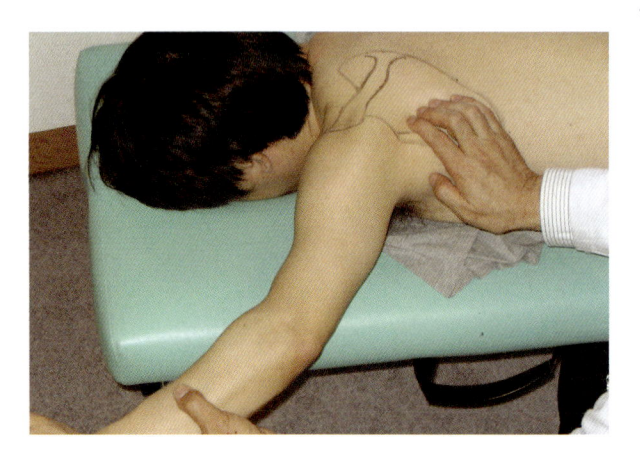

②筋触察による確認（静的評価）

患者に「痛みが起こる動きをしてください」などと言い，再現痛が起こる動きを行わせる．再現痛を起こした状態で，1)の①で圧迫した部位およびその近くの筋線維を触察し，患者が訴えている痛みと同じ痛み（再現痛）が強くなり，明確に認識できるようになる筋線維（原因筋線維）を探す．痛みが起こったら，「この痛みは，腕を挙げた時の痛みと同じですか」などと質問し，その痛みが再現痛であるかどうかを確認する．

原因筋線維を探したら，母指を示指～環指に置き換えて，原因筋線維を再度確定する．

　※腕を挙上させ，原因筋線維の侵害受容器を刺激しながら行う．

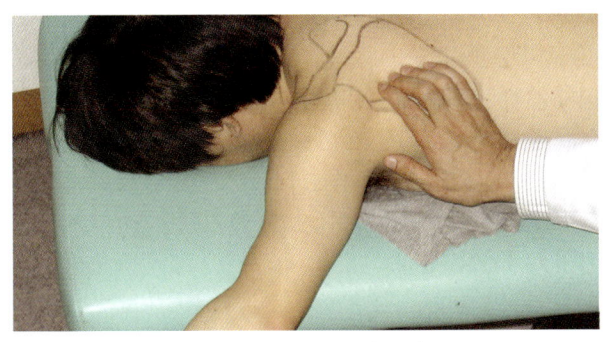

③筋触察と運動時に起こる痛みの比較による確定（動的評価）

1）の②で痛みを確認したら，「痛みが起こる動きをしてください」などと言い，再現痛が起こる動きを行わせる．再現痛が起こったら「この痛みと」と言い，その直後に腕を降ろし筋触察により1）の②と同じ痛みを起こし「この痛みは同じですか」と患者に質問し，痛みの種類が同じであるかどうかを比較する．

＊筋触察により起こった痛みと運動時痛とが同じであれば，その痛みは再現痛であり筋触察で刺激している筋線維が原因筋線維である．必要であれば，筋触察と運動時痛を交互に数回比較する．重要なことは，運動により出現した再現痛と筋触察による痛みとを比較させることによって，同じ痛みであるかを患者に確認させることである．

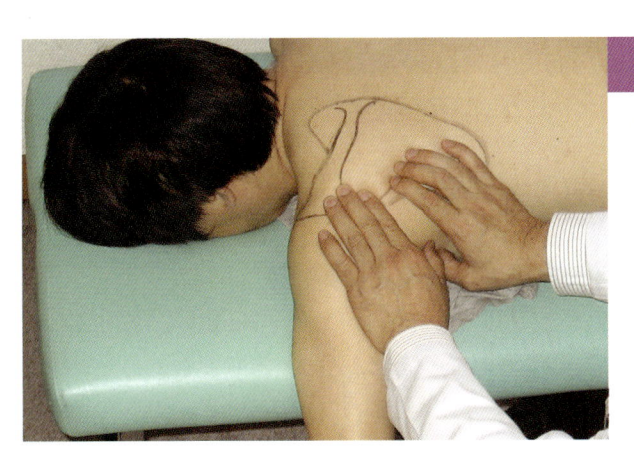

運動時に起こる再現痛の確認

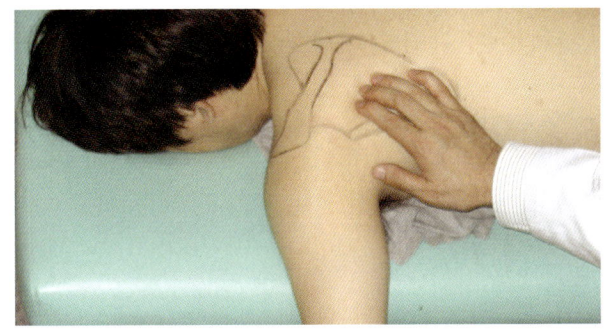

筋触察による再現痛の確認

2）抑制部位を確認する評価

①筋触察による確認（静的評価）

抑制部位と思われる部位を軽く圧迫した状態で，原因筋線維を，1）の②と同様の方向，範囲，強さで刺激し，「最初の痛みを10として，この痛みは幾つ残っていますか」などと患者に質問し，再現痛の改善状態を確認する．

＊これは，筋触察による侵害受容器の刺激によって生じる痛覚神経線維のインパルスが，ゲートコントロール説による機序で遮断されたかどうかを確認する評価である．

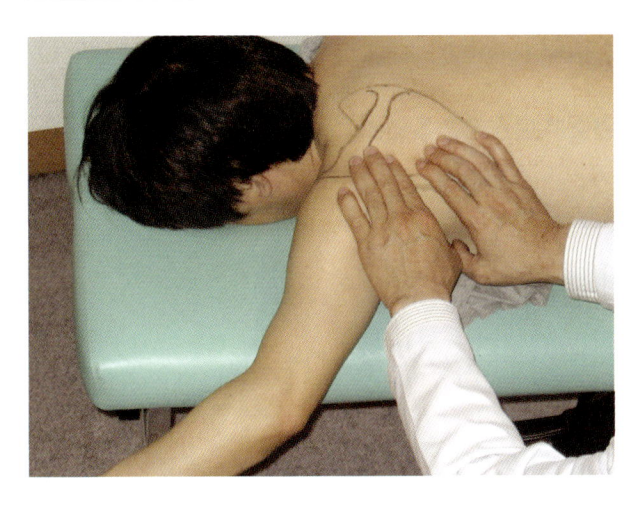

②運動時痛が起こる動作による確定（動的評価）

2）の①で痛みが改善していたら，「痛みが起こる動きをしてください」などと患者に言い，再現痛が起こる動作を行わせ，「痛みは幾つ残っていますか」などと患者に質問する．

＊再現痛が改善していたら触察していた筋線維を原因筋線維と確定する．これは，運動時痛が起こる動作により侵害受容器が刺激されることによって生じる上向性痛覚神経線維のインパルスが，ゲートコントロール説により遮断されたかどうかを確認する評価である．このときに，症状が消失していれば治療によって運動時痛が確実に改善できる．

3）治療（動的治療）

原因筋線維と抑制部位が確定したら，両方を軽く圧迫した状態で，「痛みが起こる動きをしてください」などと言い，痛みが起こる動作を行わせた後，「反対の動きをしてください」などと言い，反対の動きを行わせる．その後，「始めの肢位に戻ってください」，「力を抜いてください」と言い，力を抜かせる．原因筋線維が弛緩したら，深部を軽く圧迫した状態で抑制部位を数秒刺激する．前記の治療（痛みが起こる動作→反対の動作→力を抜かせ，抑制部位を数秒刺激する）を約10回繰り返す．

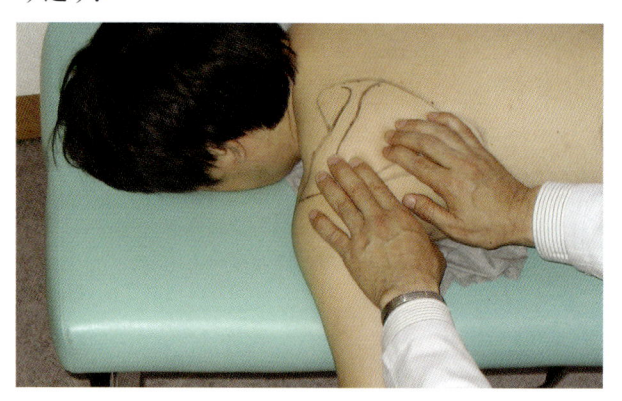

痛みが起こる動作

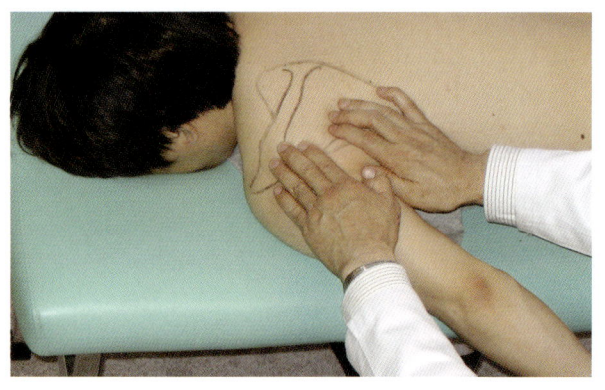

逆の動作

力を抜かせて抑制する

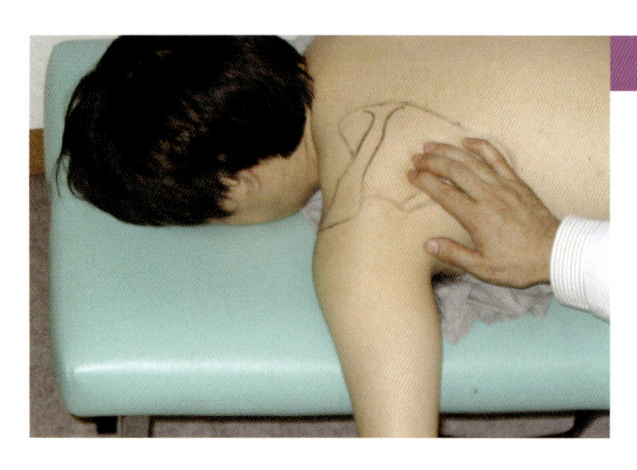

4）治療効果を確認する評価

①筋触察による確認（静的評価）

治療が終了したら抑制部位から指を放し，原因筋線維を1）の①と同様の方向，範囲，強さで刺激し「痛みは幾つ残っていますか」などと言い，再現痛の改善状態を確認する．

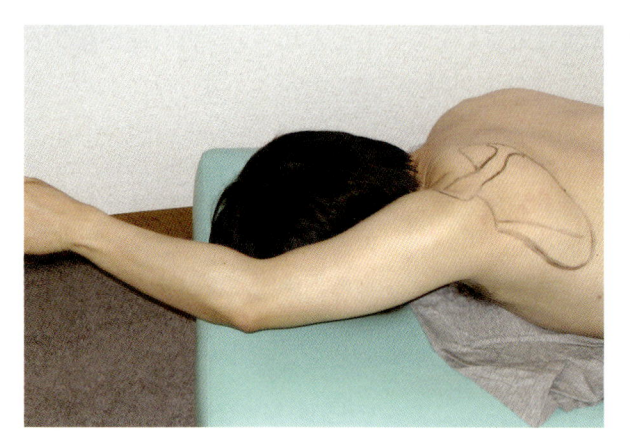

②運動時痛が起こる動作による確認（動的評価）

4）の①で症状が改善していたら，「痛みが起こる動きをしてください」などと言い，痛みが起こる動きを行わせ，「痛みは幾つ残っていますか」などと患者に質問する．再現痛が改善していたら終了する．

第6章　MTAの治療技術

■ D．頸部の伸展時に生じる痛みに対する動的施行法の演習（臥位での施行法）

以下に頸部伸展時に生じる筋の痛みが阻害因子となって，動作およびROMが制限されている症例に対する臥位での動的施行法の演習方法を述べる．ここでは，はじめから示指，中指，環指で施行する方法を紹介する．

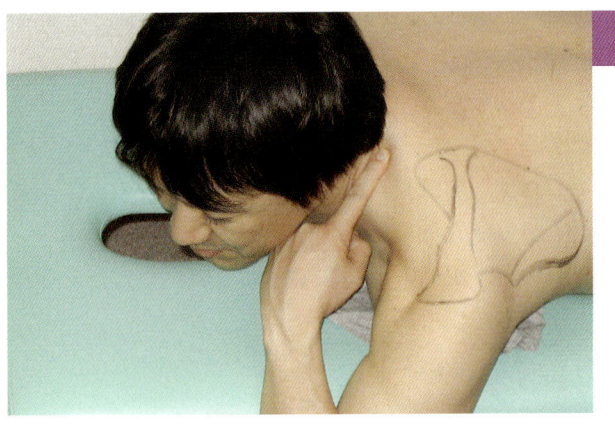

1）原因筋線維を探す評価

①患者自身による確認

患者に「痛みが起こる動作をしてください」などと言い，再現痛が起こる動作を行わせ再現痛を起こした状態で，再現痛が起こる部位を1本指で指し示させる．その指の上に施行者の中指を重ねた後，患者の指をその部位から引き抜かせ，患者が指し示した部位を圧迫する．

※Ⅱ-1を参照．

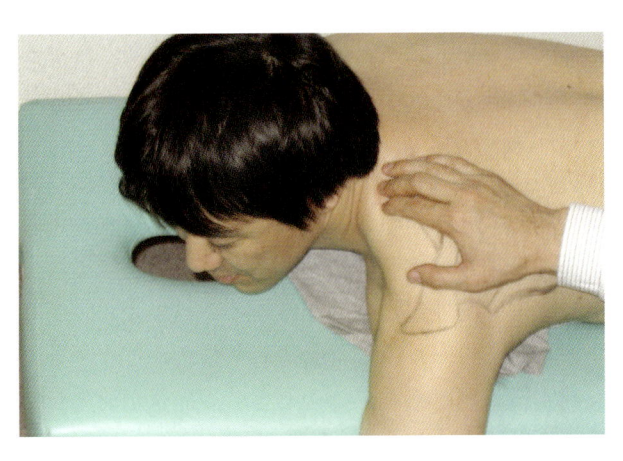

②筋触察による確認（静的評価）

患者に「痛みが起こる動きをしてください」などと言い，再現痛が起こる動きを行わせる．再現痛を起こした状態で，1）の①で圧迫した部位およびその近くの筋線維を触察し，患者が訴えている痛みと同じ痛み（再現痛）が強くなり，明確に認識できるようになる筋線維（原因筋線維）を探す．痛みが起こったら，「この痛みは，頭を挙げた時の痛みと同じですか」などと質問し，その痛みが再現痛であるかどうかを確認する．

※頸部を伸展させ，原因筋線維の侵害受容器を刺激しながら行う．

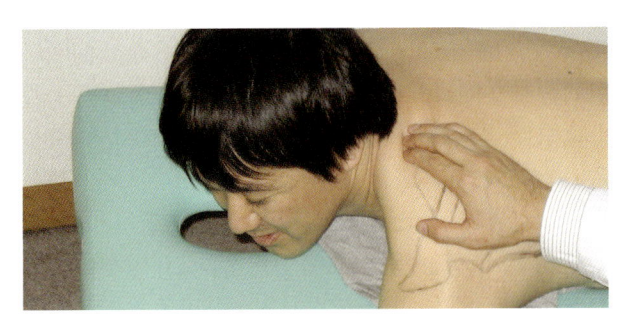

③筋触察と運動時に起こる痛みの比較による確定（動的評価）

1）の②で痛みを確認したら，「痛みが起こる動きをしてください」などと言い，再現痛が起こる動きを行わせる．再現痛が起こったら「この痛みと」と言い，その直後に頸部を降ろし筋触察により1）の②と同じ痛みを起こし「この痛みは同じですか」と患者に質問し，痛みの種類が同じであるかどうかを比較する．

運動時に起こる再現痛の確認

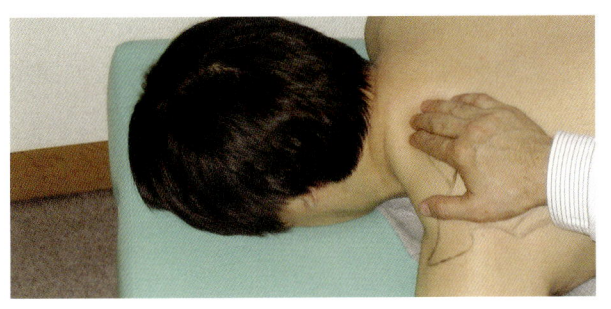

筋触察による再現痛の確認

＊筋触察により起こった痛みと運動時痛とが同じであれば，その痛みは再現痛であり筋触察で刺激している筋線維が原因筋線維である．必要であれば，筋触察と運動時痛を交互に数回比較する．重要なことは，運動により出現した再現痛と筋触察による痛みとを比較させることによって，同じ痛みであるかを患者に確認させることである．

2）抑制部位を確認する評価

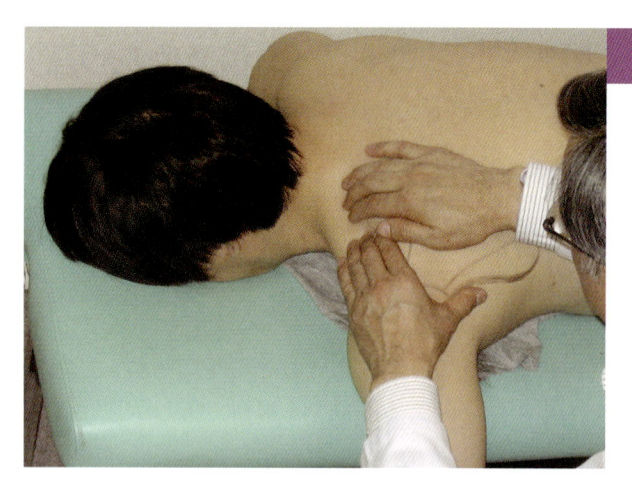

①筋触察による確認（静的評価）

抑制部位と思われる部位を軽く圧迫した状態で，原因筋線維を，1）の②と同様の方向，範囲，強さで刺激し，「最初の痛みを10として，この痛みは幾つ残っていますか」などと患者に質問し，再現痛の改善状態を確認する．

　＊これは，筋触察による侵害受容器の刺激によって生じる痛覚神経線維のインパルスが，ゲートコントロール説による機序で遮断されたかどうかを確認する評価である．

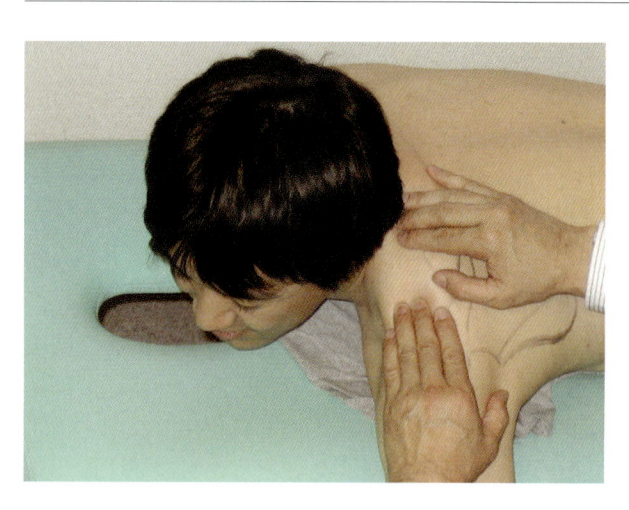

②運動時痛が起こる動作による確定（動的評価）

2）の①で痛みが改善していたら，「痛みが起こる動きをしてください」などと患者に言い，再現痛が起こる動作を行わせ，「痛みは幾つ残っていますか」などと患者に質問する．

　＊再現痛が改善していたら触察していた筋線維を原因筋線維と確定する．これは，運動時痛が起こる動作により侵害受容器が刺激されることによって生じる上向性痛覚神経線維のインパルスが，ゲートコントロール説により遮断されたかどうかを確認する評価である．このときに，症状が消失していれば治療によって運動時痛が確実に改善できる．

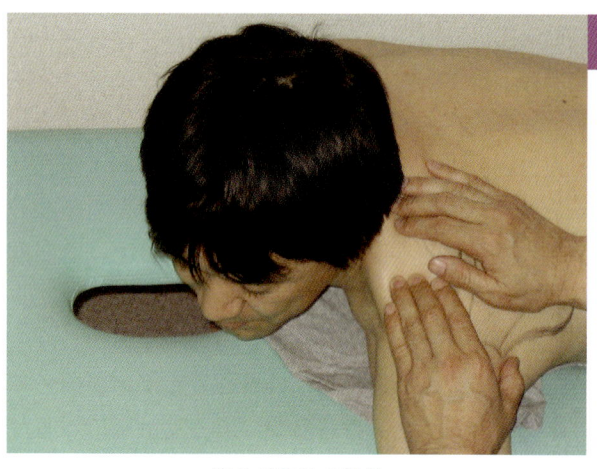

3）治療（動的治療）

原因筋線維と抑制部位が確定したら，両方を軽く圧迫した状態で，「痛みが起こる動きをしてください」などと言い，痛みが起こる動作を行わせた後，「反対の動きをしてください」などと言い，反対の動きを行わせる．その後，「始めの肢位に戻ってください」，「力を抜いてください」と言い，力を抜かせる．原因筋線維が弛緩したら，深部を軽く圧迫した状態で抑制部位を数秒刺激する．前記の治療（痛みが起こる動作→反対の動作→力を抜かせ，抑制部位を数秒刺激する）を約10回繰り返す．

痛みが起こる動作

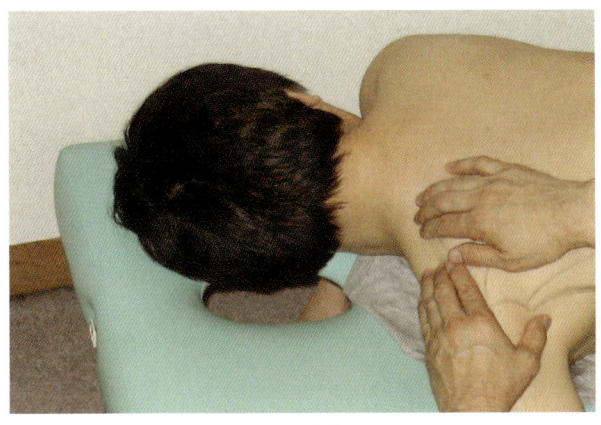

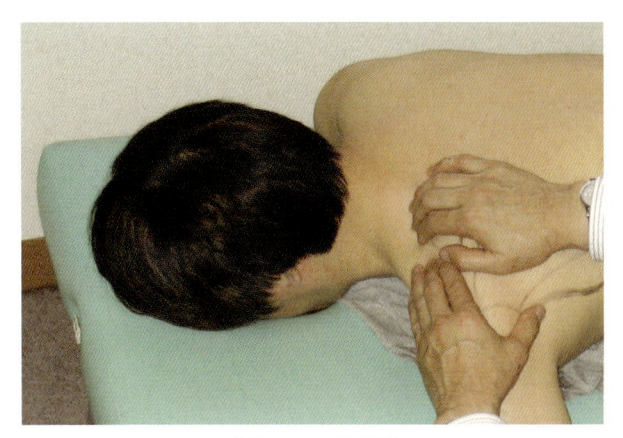

逆の動作　　　　　　　　　　　　力を抜かせて抑制する

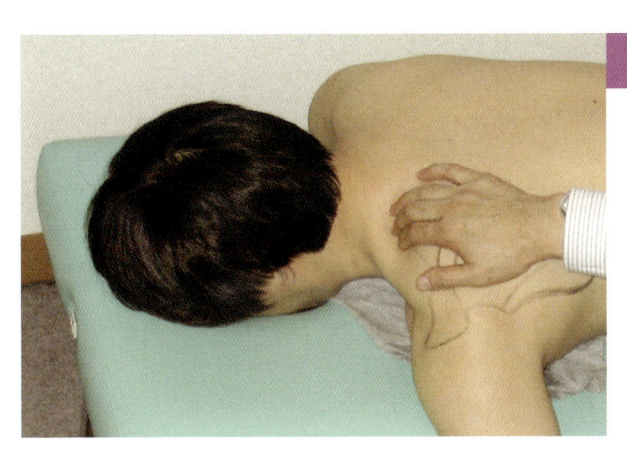

4）治療効果を確認する評価

①筋触察による確認（静的評価）
治療が終了したら抑制部位から指を放し，原因筋線維を1）の①と同様の方向，範囲，強さで刺激し「痛みは幾つ残っていますか」などと言い，再現痛の改善状態を確認する．

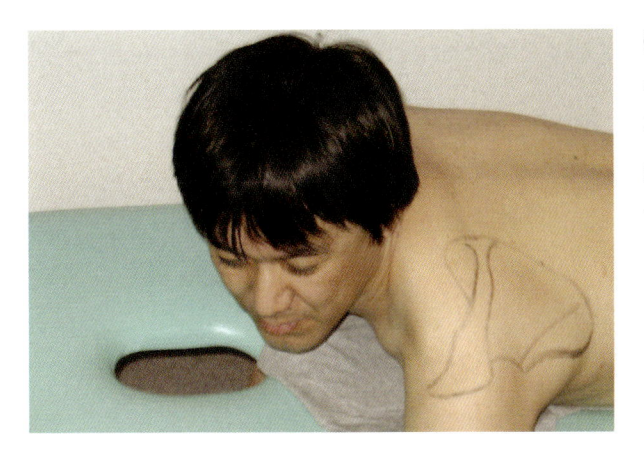

②運動時痛が起こる動作による確認（動的評価）
4）の①で症状が改善していたら，「痛みが起こる動きをしてください」などと言い，痛みが起こる動きを行わせ，「痛みは幾つ残っていますか」などと患者に質問する．再現痛が改善していたら終了する．

3. 結帯動作障害に対する動的施行法

以下に，結帯動作で生じる筋の痛みが阻害因子となって，結帯動作が障害されている症例に対する座位での動的施行法の演習方法を述べる．

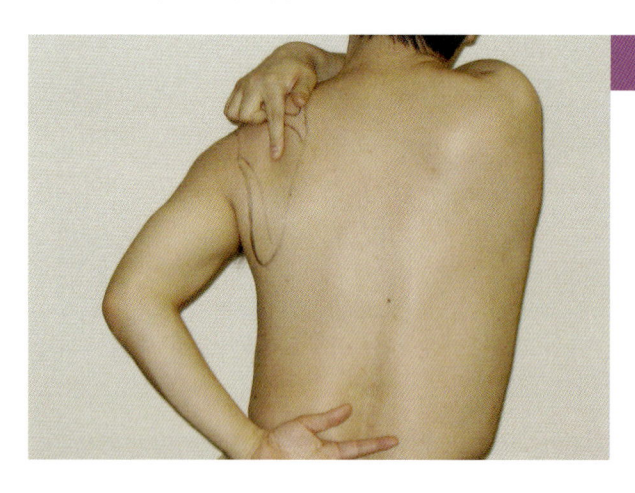

1）原因筋線維を探す評価

①患者自身による確認

患者に「痛みが起こる動作をしてください」などと言い，再現痛が起こる動作を行わせ再現痛を起こした状態で，再現痛が起こる部位を1本指で指し示させる．その指の上に施行者の中指を重ねた後，患者の指をその部位から引き抜かせ，患者が指し示した部位を示指～環指で圧迫する．

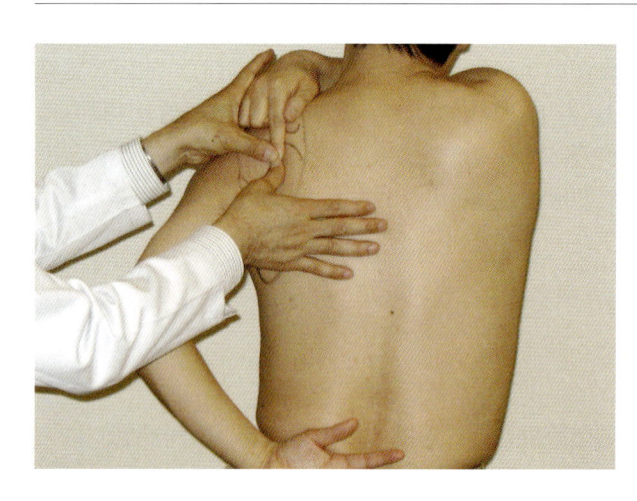

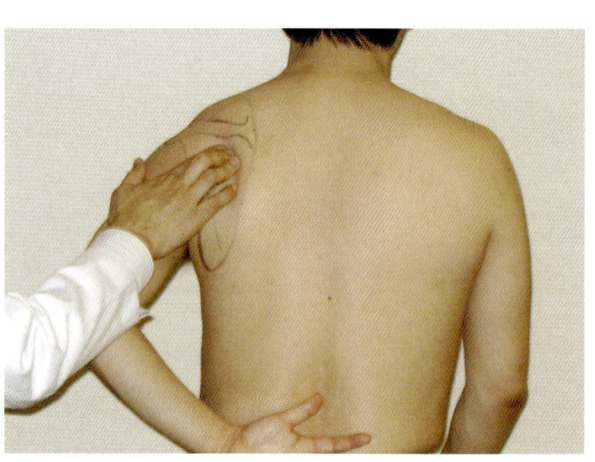

②筋触察による確認（静的評価）

患者に「痛みが起こる動きをしてください」などと言い，再現痛が起こる動きを行わせる．再現痛を起こした状態で，1）の①で圧迫した部位およびその近くの筋線維を触察し，患者が訴えている痛みと同じ痛み（再現痛）が強くなり，明確に認識できるようになる筋線維（原因筋線維）を探す．

痛みが起こったら，母指を示指～環指に置き換え，母指で刺激した部位と同じ部位を刺激し，「この痛みは，腕を後ろに挙げた時の痛みと同じですか」などと質問し，その痛みが再現痛であるかどうかを再度確定する．

※結帯動作を行わせ，原因筋線維の侵害受容器を刺激しながら行う．

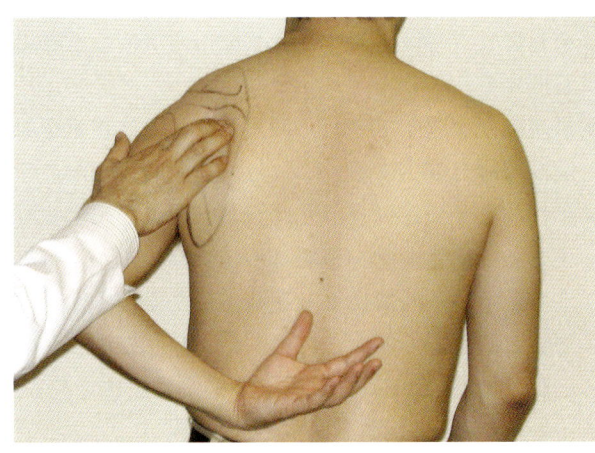

第6章　MTAの治療技術

③筋触察と運動時に起こる痛みの比較による確定（動的評価）

1)の②で痛みを確認したら，「痛みが起こる動きをしてください」などと言い，再現痛が起こる動きを行わせる．再現痛が起こったら「この痛みと」と言い，その直後に腕を元の位置に戻し，筋触察により1)の②と同じ痛みを起こし「この痛みは同じですか」と患者に質問し，痛みの種類が同じであるかどうかを比較する．

＊筋触察により起こった痛みと運動時痛とが同じであれば，その痛みは再現痛であり筋触察で刺激している筋線維が原因筋線維である．必要であれば，筋触察と運動時痛を交互に数回比較する．重要なことは，運動により出現した再現痛と筋触察による痛みとを比較させることによって，同じ痛みであるかを患者に確認させることである．

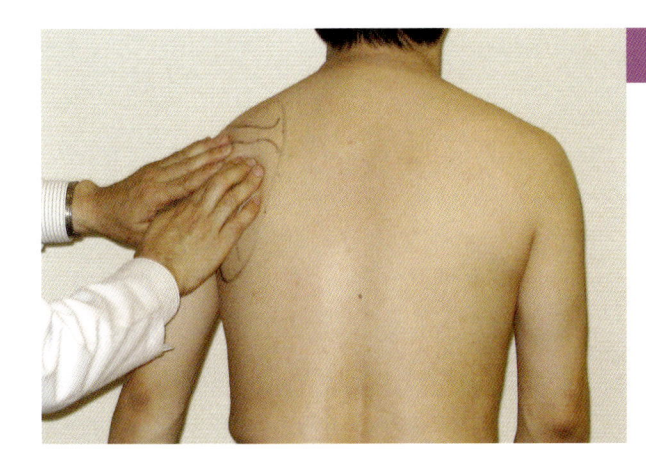

運動時に起こる再現痛の確認

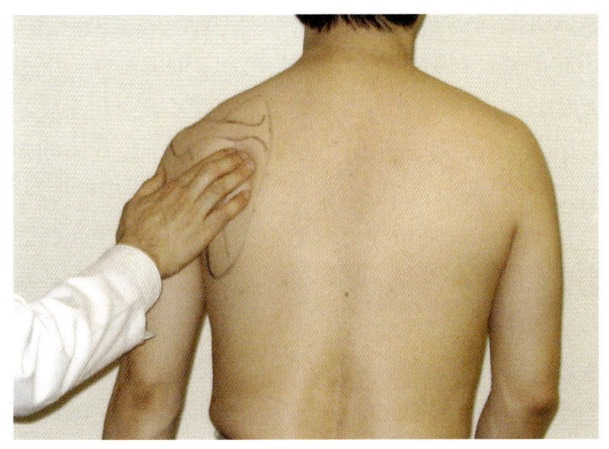

筋触察による再現痛の確認

2) 抑制部位を確認する評価

①筋触察による確認（静的評価）

抑制部位と思われる部位を軽く圧迫した状態で，原因筋線維を，1)の②と同様の方向，範囲，強さで刺激し，「最初の痛みを10として，この痛みは幾つ残っていますか」などと患者に質問し，再現痛の改善状態を確認する．

＊これは，筋触察による侵害受容器の刺激によって生じる上向性痛覚神経線維のインパルスが，ゲートコントロール説による機序で遮断されたかどうかを確認する評価である．

Ⅱ・基本手技—動的施行法

3・結帯動作障害に対する動的施行法

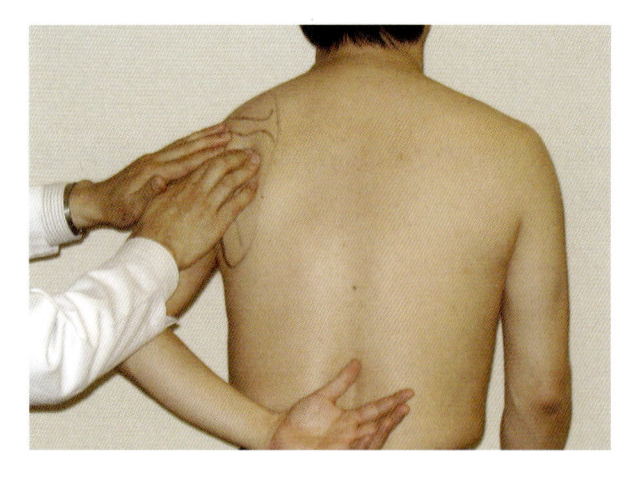

②**運動時痛が起こる動作による確定（動的評価）**

2）の①で痛みが改善していたら，「痛みが起こる動きをしてください」などと患者に言い，再現痛が起こる動作を行わせ，「痛みは幾つ残っていますか」などと患者に質問する．

* 再現痛が改善していたら触察していた筋線維を原因筋線維と確定する．これは，運動時痛が起こる動作により侵害受容器が刺激されることによって生じる上向性痛覚神経線維のインパルスが，ゲートコントロール説により遮断されたかどうかを確認する評価である．このときに，症状が消失していれば治療によって運動時痛が確実に改善できる．

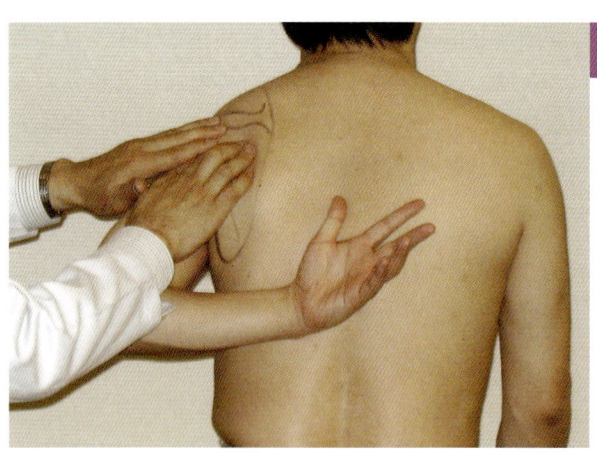

3）治療（動的治療）

原因筋線維と抑制部位が確定したら，両方を軽く圧迫した状態で，「痛みが起こる動きをしてください」などと言い，痛みが起こる動作を行わせた後，「反対の動きをしてください」などと言い，反対の動きを行わせる．その後，「始めの肢位に戻ってください」，「力を抜いてください」と言い，力を抜かせる．原因筋線維が弛緩したら，深部を軽く圧迫した状態で抑制部位を数秒刺激する．前記の治療（痛みが起こる動作→反対の動作→力を抜かせ，抑制部位を数秒刺激する）を約10回繰り返す．

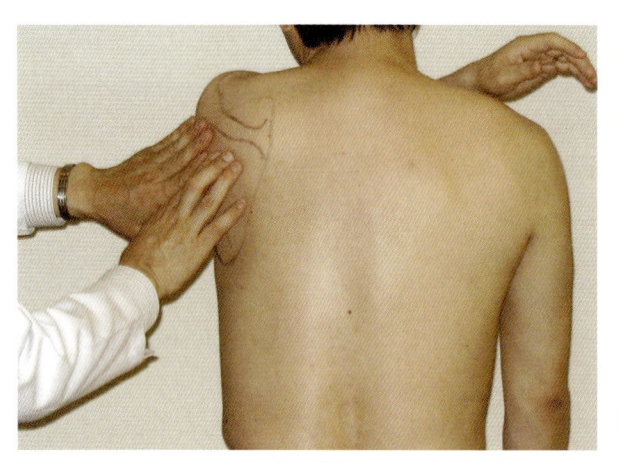

痛みが起こる動作

逆の動作

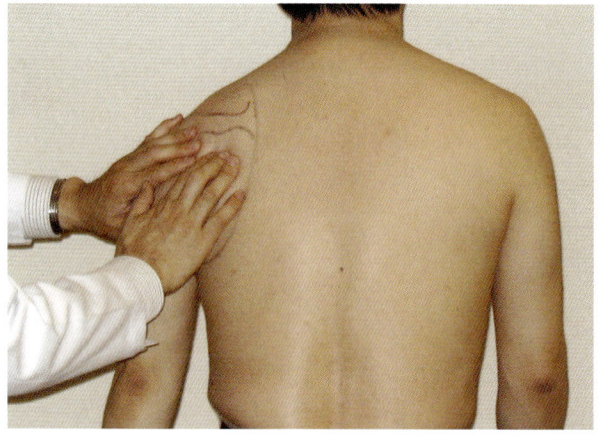

力を抜かせて抑制する

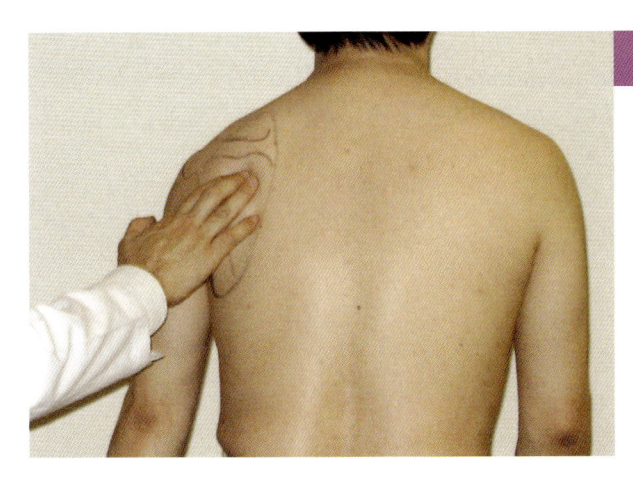

4）治療効果を確認する評価

①筋触察による確認（静的評価）
治療が終了したら抑制部位から指を放し，原因筋線維を1）の①と同様の方向，範囲，強さで刺激し「痛みは幾つ残っていますか」などと言い，再現痛の改善状態を確認する．

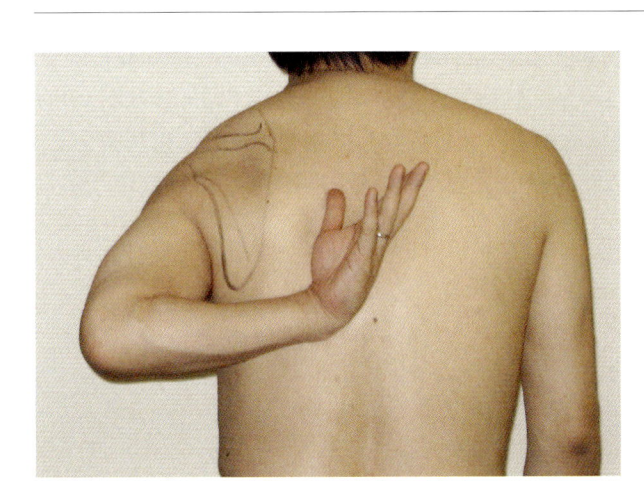

②運動時痛が起こる動作による確認（動的評価）
4）の①で症状が改善していたら，「痛みが起こる動きをしてください」などと言い，痛みが起こる動きを行わせ，「痛みは幾つ残っていますか」などと患者に質問する．再現痛が改善していたら終了する．

III. MTAストレッチング

1. 僧帽筋（頸部屈曲により僧帽筋に伸張痛が起きる場合の施行方法）

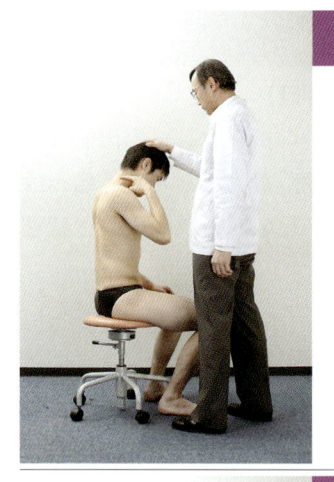

1）患者自身による原因筋線維の確認

頸部屈曲で起こる再現痛を基に，患者に人差し指で痛みの起こる部位を指し示させ，原因筋線維を確認させる．

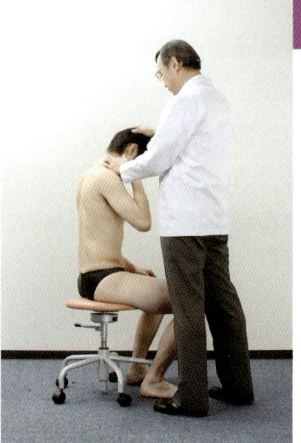

2）筋触察による原因筋線維の確定

頸部を屈曲させて再現痛を起こした状態で，患者が指し示した部位の近くの筋線維を骨の表面に対して直角に圧迫し，走行に対して直交するように刺激する．患者が訴えている痛みと同じ痛みが出現したら，その部位を原因筋線維と確定する．

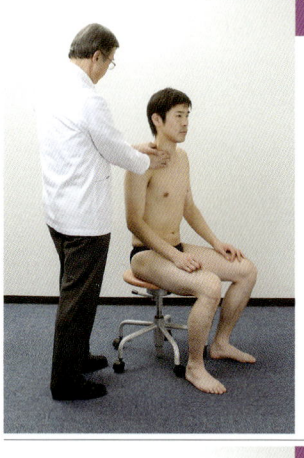

3）抑制部位を確定する評価

原因筋線維の圧迫を緩め，抑制部位と思われる部位，および拮抗筋を軽く圧迫した状態で，原因筋線維を走行に対して直交するように刺激して痛みの改善状態を確認し，再現痛が消失する部位を抑制部位と確定する．

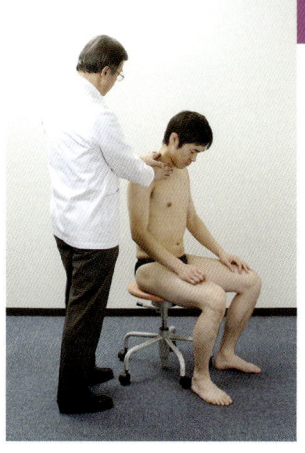

4）原因筋線維のセルフストレッチング1

原因筋線維，抑制部位および拮抗筋に圧を加えた状態で，数回屈伸運動を行わせ，再現症状の改善状態を確認する．

ゆっくりと息を吐かせながら，頸部を屈曲させて数秒保持させる．この時点で痛みが残存している場合は，別の部位に原因筋線維があるので，痛みを基に別の原因筋線維を探して同様のアプローチを施行する．

第6章　MTAの治療技術

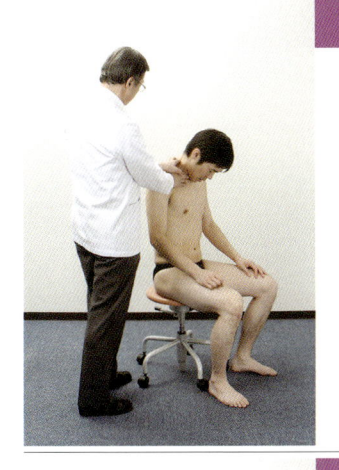

5）原因筋線維のセルフストレッチング2

息を吸わせた後，ゆっくりと吐かせながら，さらに頸部を屈曲させ，約10秒セルフストレッチングを行わせる．

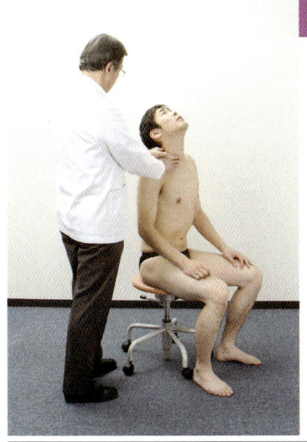

6）原因筋線維の収縮1

息を吸わせた後，ゆっくりと吐かせながら頸部を伸展させる．

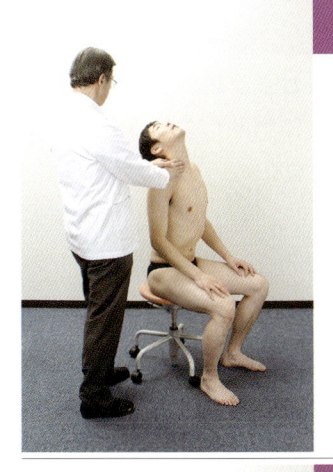

7）原因筋線維の収縮2

息を吸わせた後，ゆっくりと吐かせながら，さらに頸部を伸展させる．

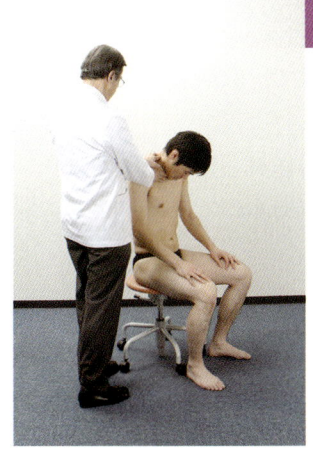

8）原因筋線維のセルフストレッチングと収縮

4）〜7）のセルフストレッチングと収縮を5〜10回繰り返す．

Ⅲ・MTAストレッチング

1・僧帽筋（頸部屈曲により僧帽筋に伸張痛が起きる場合の施行方法）

201

2. 僧帽筋（頸部伸展により僧帽筋に収縮痛が起きる場合の施行方法）

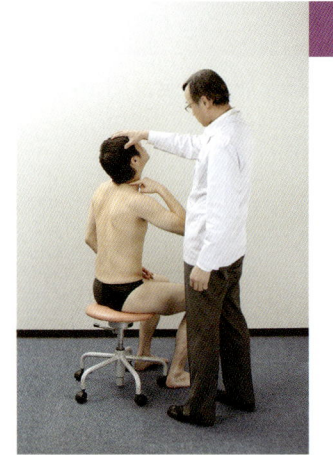

1）患者自身による原因筋線維の確認

頸部伸展で起こる再現痛を基に，患者に人差し指で痛みの起こる部位を指し示させ，原因筋線維を確認させる．

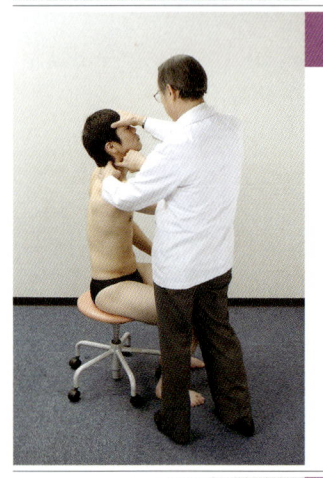

2）筋触察による原因筋線維の確定

頸部を伸展させて再現痛を起こした状態で，患者が指し示した部位の近くの筋線維を骨の表面に対して直角に圧迫し，走行に対して直交するように刺激する．患者が訴えている痛みと同じ痛みが出現したら，その部位を原因筋線維と確定する．

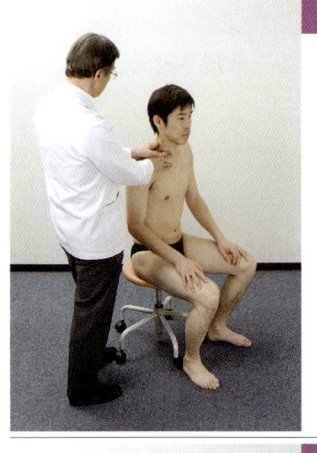

3）抑制部位を確定する評価

原因筋線維の圧迫を緩め，抑制部位と思われる部位，および拮抗筋を軽く圧迫した状態で，原因筋線維を走行に対して直交するように刺激して痛みの改善状態を確認し，再現痛が消失する部位を抑制部位と確定する．

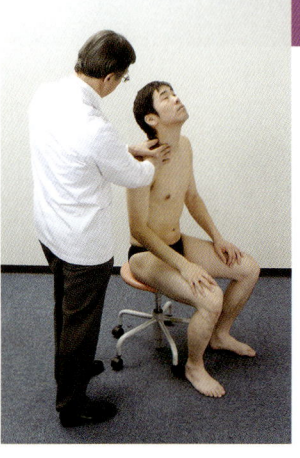

4）原因筋線維の収縮1

原因筋線維，抑制部位および拮抗筋に圧を加えた状態で，数回屈伸運動を行わせ，再現症状の改善状態を確認する．
ゆっくりと息を吐かせながら，頸部を伸展させて数秒保持させる．この時点で痛みが残存している場合は，別の部位に原因筋線維があるので，痛みを基に別の原因筋線維を探して同様のアプローチを施行する．

第6章　MTAの治療技術

III・MTAストレッチング

2・僧帽筋（頸部伸展により僧帽筋に収縮痛が起きる場合の施行方法）

5）原因筋線維の収縮2

息を吸わせた後，ゆっくりと吐かせながら，さらに頸部を伸展させ，約10秒保持させる．

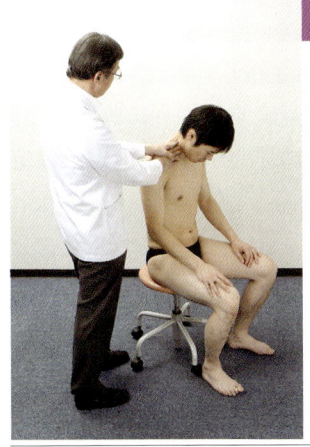

6）原因筋線維のセルフストレッチング1

ゆっくりと息を吐かせながら，頸部を屈曲させて原因筋線維のセルフストレッチングを数秒行わせる．

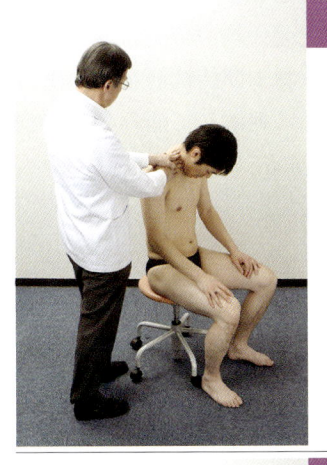

7）原因筋線維のセルフストレッチング2

息を吸わせた後，ゆっくりと吐かせながら，さらに頸部を屈曲させ，約10秒セルフストレッチングを行わせる．

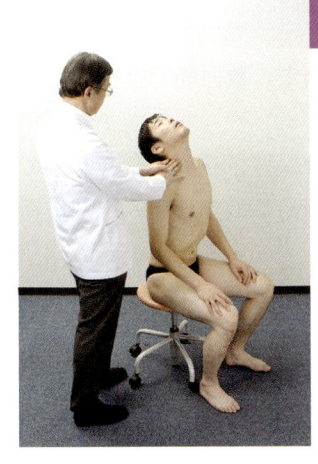

8）原因筋線維の収縮とセルフストレッチング

4）〜7）の収縮とセルフストレッチングを5〜10回繰り返す．

3. 最長筋（体幹屈曲により最長筋に伸張痛が起きる場合の施行方法）

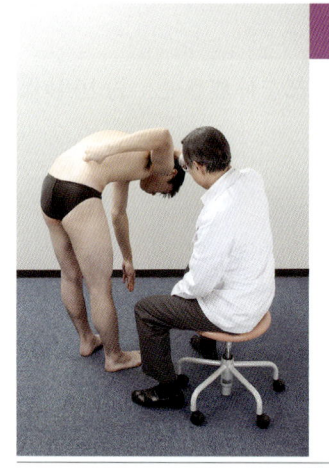

1）患者自身による原因筋線維の確認

体幹屈曲で起こる再現痛を基に，患者に人差し指で痛みの起こる部位を指し示させ，原因筋線維を確認させる．

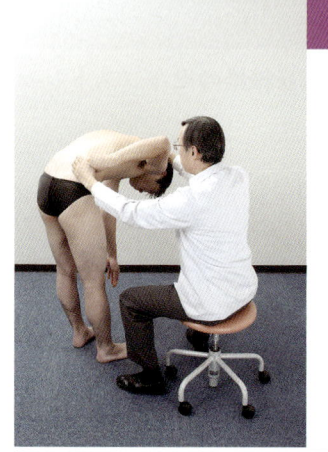

2）筋触察による原因筋線維の確定

体幹を屈曲させて再現痛を起こした状態で，患者が指し示した部位の近くの筋線維を骨の表面に対して直角に圧迫し，走行に対して直交するように刺激する．患者が訴えている痛みと同じ痛みが出現したら，その部位を原因筋線維と確定する．

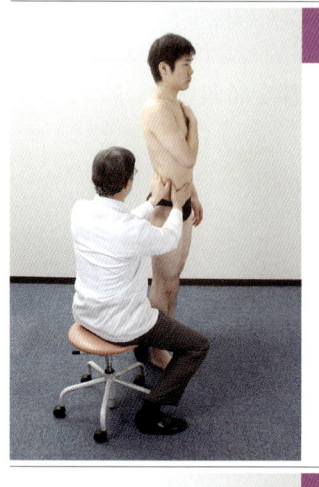

3）抑制部位を確定する評価

原因筋線維の圧迫を緩め，抑制部位と思われる部位，および拮抗筋を軽く圧迫した状態で，原因筋線維を走行に対して直交するように刺激して痛みの改善状態を確認し，再現痛が消失する部位を抑制部位と確定する．

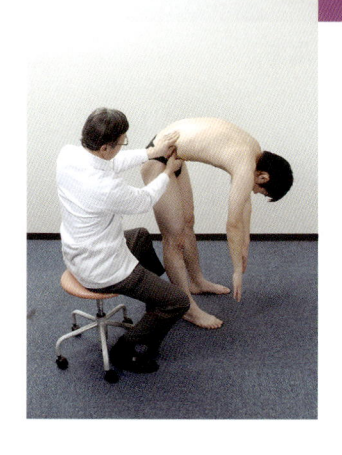

4）原因筋線維のセルフストレッチング1

原因筋線維，抑制部位および拮抗筋に圧を加えた状態で，数回屈伸運動を行わせ，再現症状の改善状態を確認する．
ゆっくりと息を吐かせながら，体幹を屈曲させて数秒保持させる．この時点で痛みが残存している場合は，別の部位に原因筋線維があるので，痛みを基に別の原因筋線維を探して同様のアプローチを施行する．

第6章　MTAの治療技術

Ⅲ・MTAストレッチング

3・最長筋（体幹屈曲により最長筋に伸張痛が起きる場合の施行方法）

5）原因筋線維のセルフストレッチング2

息を吸わせた後，ゆっくりと吐かせながら，さらに体幹を屈曲させ，約10秒セルフストレッチングを行わせる．

6）原因筋線維の収縮1

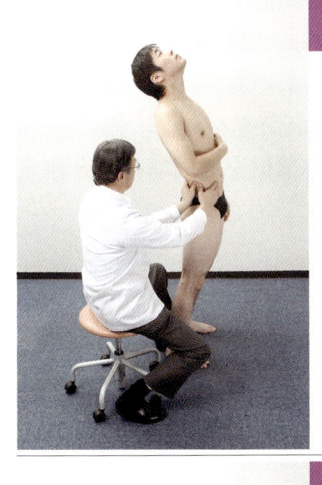

息を吸わせた後，ゆっくりと吐かせながら体幹を伸展させる．

7）原因筋線維の収縮2

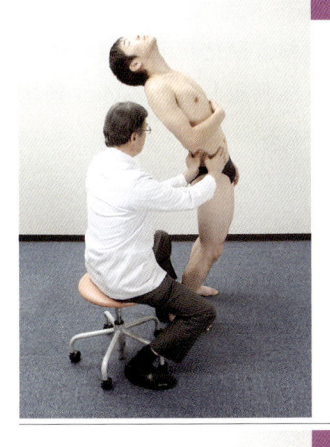

息を吸わせた後，ゆっくりと吐かせながら，さらに体幹を伸展させる．

8）原因筋線維のセルフストレッチングと収縮

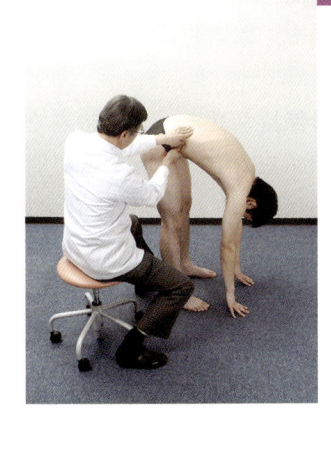

4）～7）のセルフストレッチングと収縮を5～10回繰り返す．

205

4. 腸肋筋（体幹伸展により腸肋筋に収縮痛が起きる場合の施行方法）

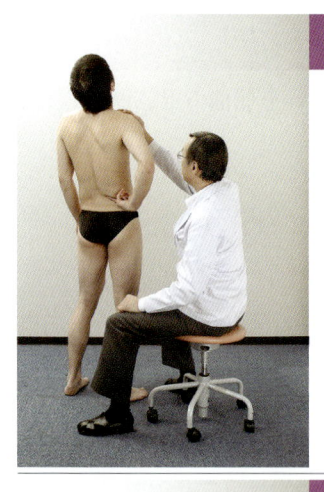

1）患者自身による原因筋線維の確認

体幹伸展で起こる再現痛を基に，患者に人差し指で痛みの起こる部位を指し示させ，原因筋線維を確認させる．

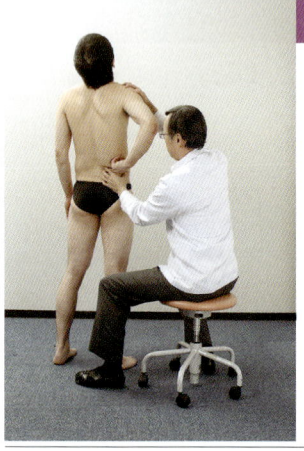

2）筋触察による原因筋線維の確定

体幹を伸展させて再現痛を起こした状態で，患者が指し示した部位の近くの筋線維を骨の表面に対して直角に圧迫し，走行に対して直交するように刺激する．患者が訴えている痛みと同じ痛みが出現したら，その部位を原因筋線維と確定する．

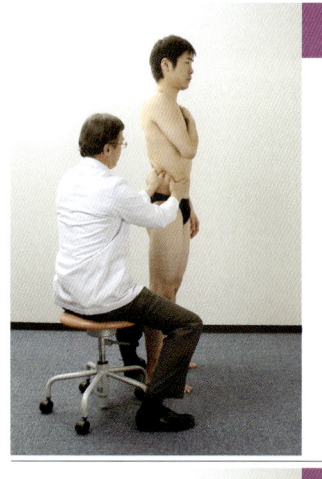

3）抑制部位を確定する評価

原因筋線維の圧迫を緩め，抑制部位と思われる部位，および拮抗筋を軽く圧迫した状態で，原因筋線維を走行に対して直交するように刺激して痛みの改善状態を確認し，再現痛が消失する部位を抑制部位と確定する．

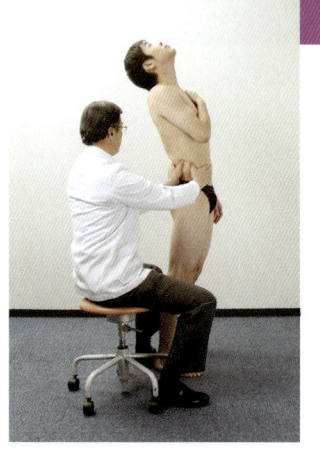

4）原因筋線維の収縮1

原因筋線維，抑制部位および拮抗筋に圧を加えた状態で，数回屈伸運動を行わせ，再現症状の改善状態を確認する．
ゆっくりと息を吐かせながら，体幹を伸展させて数秒保持させる．この時点で痛みが残存している場合は，別の部位に原因筋線維があるので，痛みを基に別の原因筋線維を探して同様のアプローチを施行する．

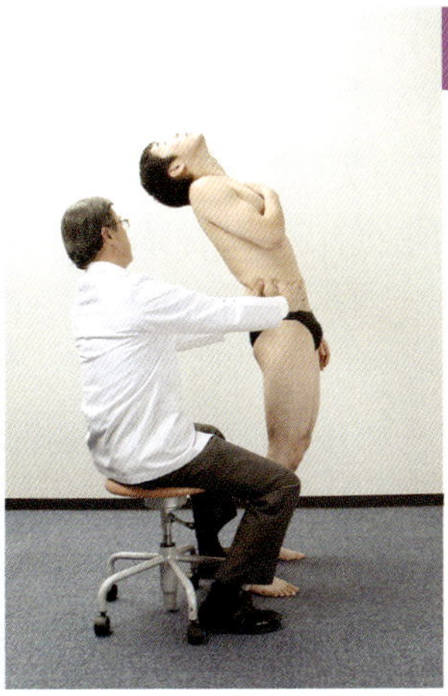

第6章　MTAの治療技術

5）原因筋線維の収縮2

息を吸わせた後，ゆっくりと吐かせながら，さらに体幹を伸展させる．

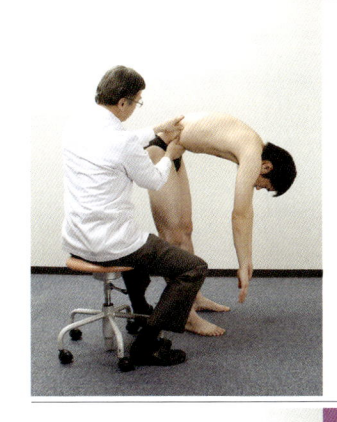

6）原因筋線維のセルフストレッチング1

ゆっくりと息を吐かせながら，体幹を屈曲させて原因筋線維のセルフストレッチングを数秒行わせる．

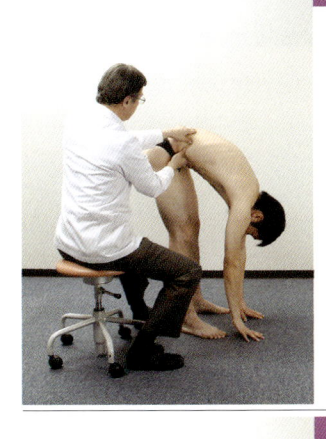

7）原因筋線維のセルフストレッチング2

息を吸わせた後，ゆっくりと吐かせながら，さらに体幹を屈曲させ，約10秒セルフストレッチングを行わせる．

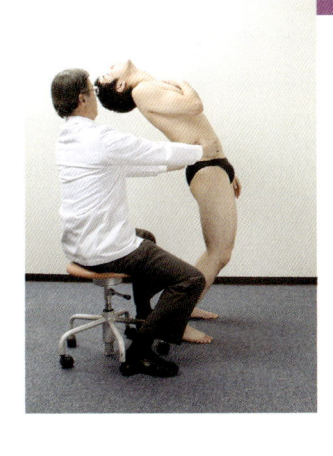

8）原因筋線維の収縮とセルフストレッチング

4）〜7）の収縮とセルフストレッチングを5〜10回繰り返す．

Ⅲ・MTAストレッチング

4・腸肋筋（体幹伸展により腸肋筋に収縮痛が起きる場合の施行方法）

207

IV. 症例

脳血管障害後遺症による運動麻痺に対する治療

　本症例は，70歳代の女性，平成17年5月に右大脳基底核出血（図6-1）により左片麻痺となった患者である．同年5月27日より某院にてリハ開始し，同年11月2日退院した．その後，H19年5月末まで週1回の外来にてリハを継続していた．同年6月2日より当院にて外来リハを開始し，MTAを導入した患者である．

　本症例は，MTA初回施行時には坐位・立位ともに足関節背屈・内外反運動・拇指以外の足指の随意運動が不能であった．脳梗塞発症後約2年が経過し，麻痺の回復がプラトーと考えられていた片麻痺患者の，麻痺側足関節背屈筋群および足指伸展筋に対してMTAを施行した結果を紹介する．

　MTAは，初めに筋触察によって下腿部の痛みなどの症状を基本手技で改善し，その後，足関節背屈筋群および足指伸展筋に対する固有受容器の直接刺激法にて随意運動を誘発した．

　MTA施行結果は，1セット施行時に軽度の背屈運動が出現し，回数を重ねる度に足指の伸展，内外反を伴う背屈運動が可能となり随意運動の可動域が拡大した．本症例において，MTAが慢性期の症例に対しても随意性を誘発する可能性が示唆されている．本稿では，初回施行時の固有受容器の直接刺激法による，施行前・施行中・施行後の変化をDVDで紹介する

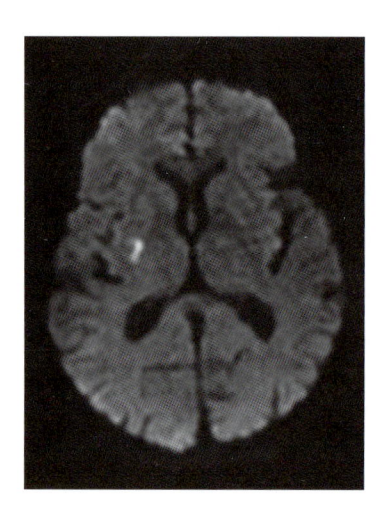

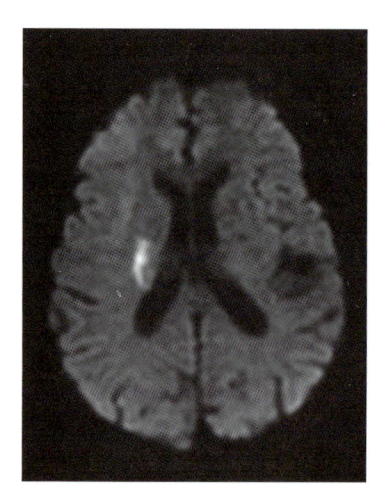

図6-1 ▶ MRI

あとがき

　痛みは，人間の体を守る危険信号であり生きていくには必要不可欠なものです．しかし，痛みが持続すれば苦しみに変化します．人間には，それを回避するために痛みを抑制する仕組みが作られています．アヘンは強力な鎮痛物質ですが，体内で作られる化学物質ではないため，理想的な鎮痛物質とは言えません．それに対して，生体内にある疼痛抑制機構は，副作用がほとんどなく理想的な仕組みであると考えられます．MTAは，体内に備わっているそれらの機構を活性化させ，正常な状態に戻る手助けをする理想的な治療的アプローチです．運動療法の阻害因子である痛みなどが即効的に改善し，運動機能がMTA施行中から劇的に改善した時には患者自身が驚きの声をあげます．しかし，解決すべき多くの問題が残っており，MTAだけですべての痛み，痺れなどを改善できるものではありません．読者の皆様には，他の治療法と併用し効果を最大限に高めていただきたいと考えています．

　本書を作成するにあたり，多くのご助言と新しいアイデアをいただきました多くの先生方に深く感謝申し上げます．このように関わっていただきましたことは，私にとって身に余る光栄です．日本MTA研究会役員の有田俊三先生（山口リハビリテーション病院），金澤信幸先生（独立行政法人国立病院機構　さいがた病院），佐藤成登志先生（新潟医療福祉大学医療技術学部理学療法学科），立石学先生（新潟リハビリテーション病院リハビリテーション科），中野昭二先生（アメニティライフ研究所），三島善一先生（島田脳神経外科病院），宗村和幸先生（済生会新潟第二病院リハビリテーション科）には，本書の内容に関する問題提議などを含め貴重なアドバイスをいただき大変感謝しています（所属施設五十音順）．

　症例研究報告では，くらた病院リハビリテーション室の芹田透先生，山口僚子先生，クロス病院の大澤明人先生，福島健士先生，増本整形外科クリニックの今牧悟先生，小笠原聖子先生，高橋真一先生，山田記念病院理学療法室の下河辺雅也先生，瀬戸口恵莉先生，臨床福祉専門学校の川上陽子先生にご協力いただき治療効果の検証を行うことができました．本当にありがとうございました（所属施設・氏名五十音順）．モデルとしてご協力頂きました辻内科循環器科歯科クリニックリハビリテーション科の斉藤弘先生，臨床福祉専門学校の村井敦士先生には，改めてお礼を申し上げます．また，本書作成企画の段階からDVD作成まで多大なご協力をいただきました協同医書出版社の川端忠博氏には，大変お世話になりました．ありがとうございました．

　最後に，本書の基になった理学療法士養成課程用「MTAテキスト」の作成から本書作成まで，貴重な時間を頂きご協力くださいましたセコメディック病院の坂本雄先生，臨床福祉専門学校の石垣栄司先生，江口英範先生，神田太郎先生，臨床福祉専門学校のすべての先生方に特に深く感謝申し上げます（所属施設・氏名五十音順）．

2009年5月
高田治実

著者略歴

高田治実（たかだ はるみ）

昭和50年3月	高知リハビリテーション学院卒業
昭和50年4月	中央鉄道病院リハビリテーション室 （現：JR東京総合病院リハビリテーション室）
昭和50年6月	理学療法士免許取得
平成5年3月	法政大学文学部日本文学科卒業（文学士）
平成13年3月	昭和大学医学部にて博士（医学）取得
平成15年5月	臨床福祉専門学校 教務部長
平成15年5月	福祉保健医療系 専門職大学院設立準備室
平成22年4月	帝京科学大学 医療科学部 東京理学療法学科 教授

現在に至る．

平成12年より日本マイオチューニングアプローチ研究会会長．
平成23年より日本マイオチューニングアプローチ学会会長．

●日本マイオチューニングアプローチ学会（JSMTA）
　事務局：〒135-0043　東京都江東区塩浜2-22-10
　　　　　Tel. 03-6272-5651　Fax. 03-6272-5653
　HPアドレス：
　　　http://myotuning.net/
　メールアドレス：
　　　myotuning@myotuning.net

マイオチューニングアプローチ入門
痛みと麻痺に対する治療的手技

2009年5月28日　第1刷発行
2016年2月20日　第5刷発行

著　者　　高田治実 ©

発行者　　中村三夫

発行所　　株式会社 協同医書出版社
　　　　　東京都文京区本郷 3-21-10　〒113-0033
　　　　　電話(03)3818-2361　ファックス(03)3818-2368
　　　　　郵便振替 00160-1-148631
　　　　　URL　http://www.kyodo-isho.co.jp/

印　刷
製　本　　横山印刷株式会社

ISBN978-4-7639-1055-4　　　　　　　　　定価はカバーに表示してあります

JCOPY 〈(社)出版者著作権管理機構 委託出版物〉

本書の無断複写は著作権法上での例外を除き禁じられています．複写される場合は，そのつど事前に，(社)出版者著作権管理機構（電話 03-3513-6969，FAX 03-3513-6979，e-mail: info@jcopy.or.jp）の許諾を得てください．
本書を無断で複製する行為（コピー，スキャン，デジタルデータ化など）は，「私的使用のための複製」など著作権法上の限られた例外を除き禁じられています．大学，病院，企業などにおいて，業務上使用する目的（診療，研究活動を含む）で上記の行為を行うことは，その使用範囲が内部的であっても，私的使用には該当せず，違法です．また私的使用に該当する場合であっても，代行業者等の第三者に依頼して上記の行為を行うことは違法となります．